\限界/

ズボラゆるトレ大全

疲れた体と心をリセット!

いしかわ ひろこ
Hiroko Ishikawa

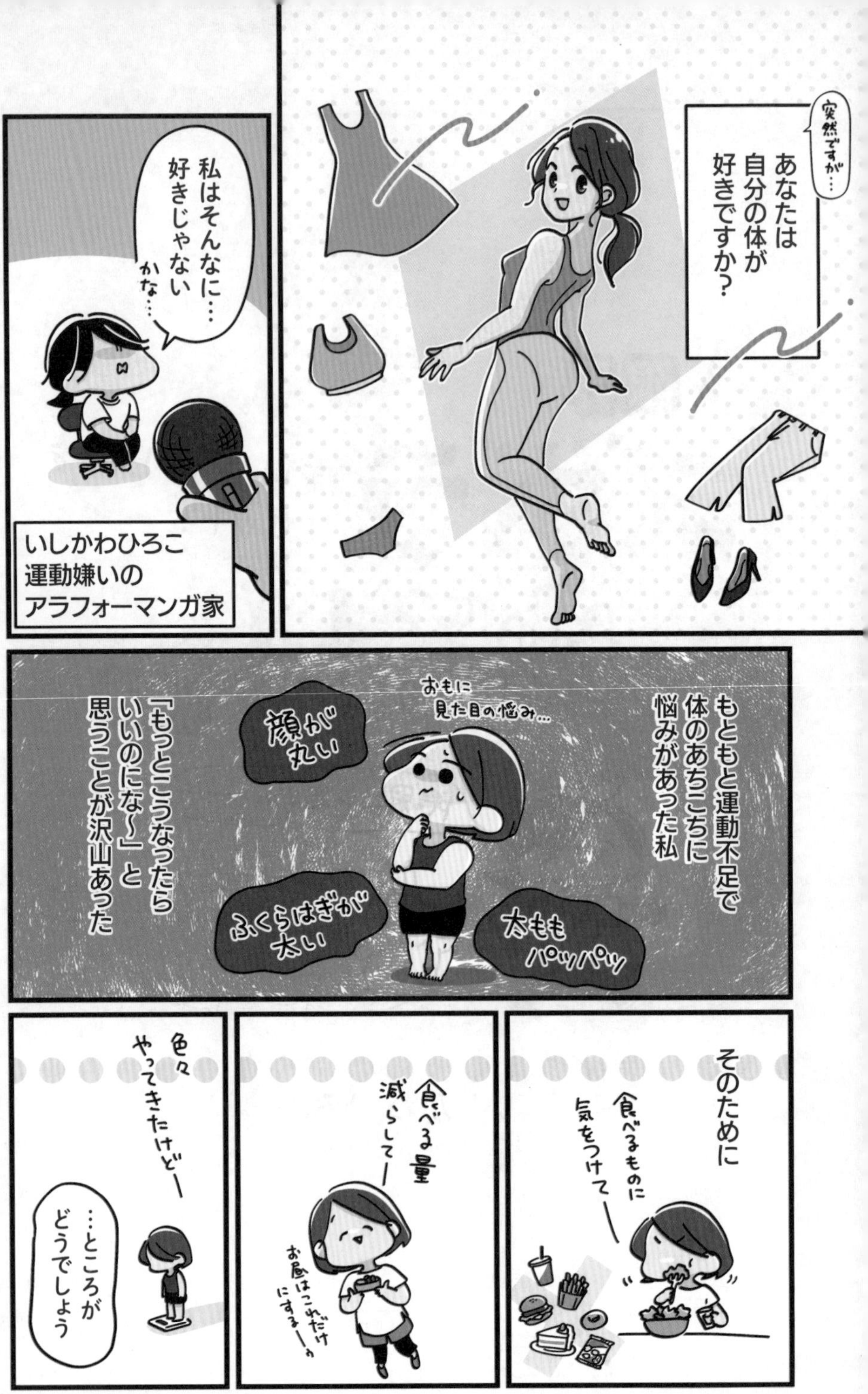
突然ですが…
あなたは自分の体が好きですか？
私はそんなに…好きじゃないかな…
いしかわひろこ
運動嫌いの
アラフォーマンガ家
もともと運動不足で体のあちこちに悩みがあった私
おもに見た目の悩み…
顔が丸い
太ももパツパツ
ふくらはぎが太い
「もっとこうなったらいいのにな〜」と思うことが沢山あった
そのために
食べるものに気をつけてー
食べる量減らしてー
お昼はこれだけにするー♪
色々やってきたけどー
…ところがどうでしょう

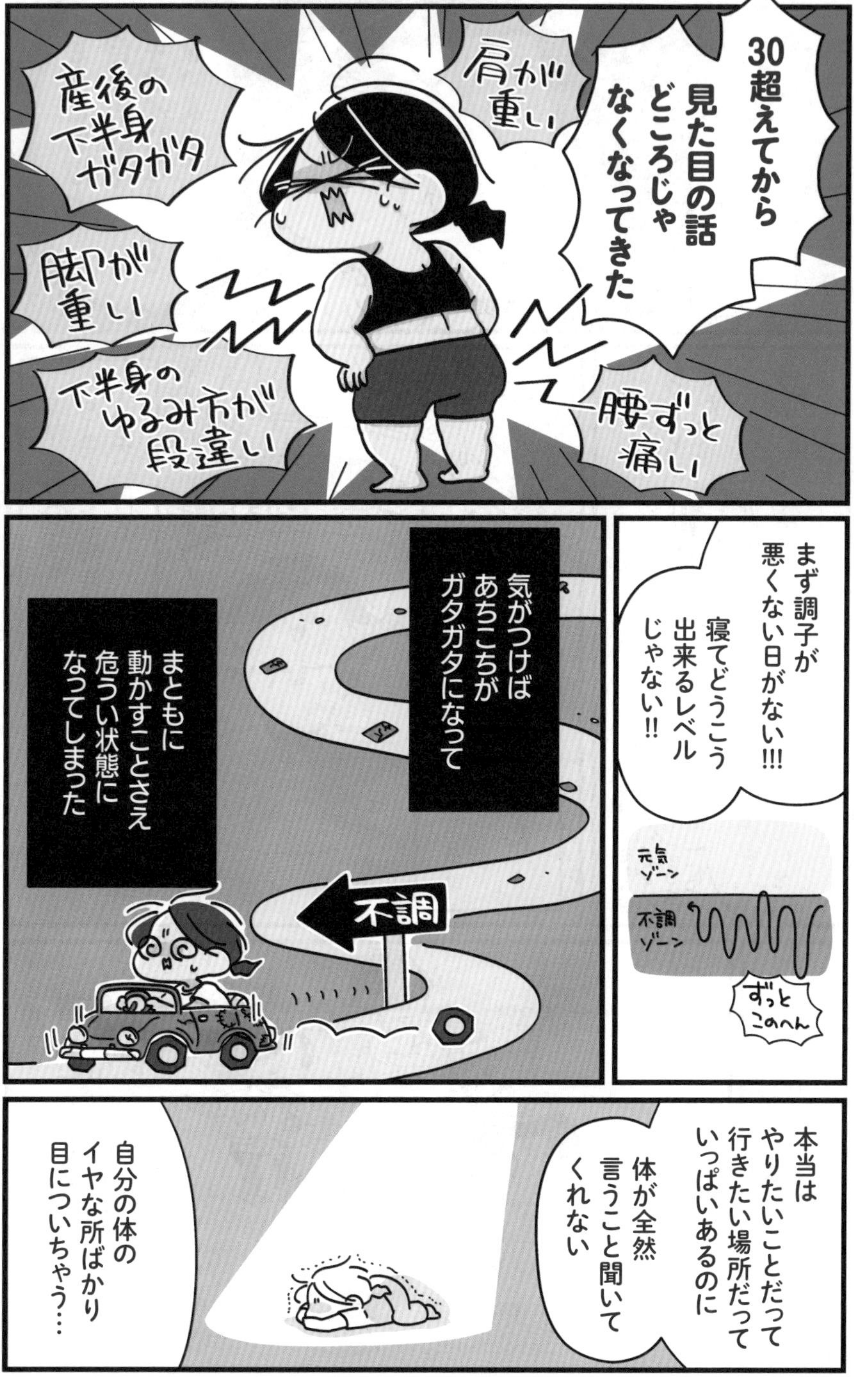

30超えてから見た目の話どころじゃなくなってきた
肩が重い
産後の下半身ガタガタ
腰ずっと痛い
脚が重い
下半身のゆるみ方が段違い
まず調子が悪くない日がない!!!
寝てどうこう出来るレベルじゃない!!
元気ゾーン
不調ゾーン
ずっとこのへん
気がつけばあちこちがガタガタになって
まともに動かすことさえ危うい状態になってしまった
不調
本当はやりたいことだって行きたい場所だっていっぱいあるのに
体が全然言うこと聞いてくれない
自分の体のイヤな所ばかり目についちゃう…

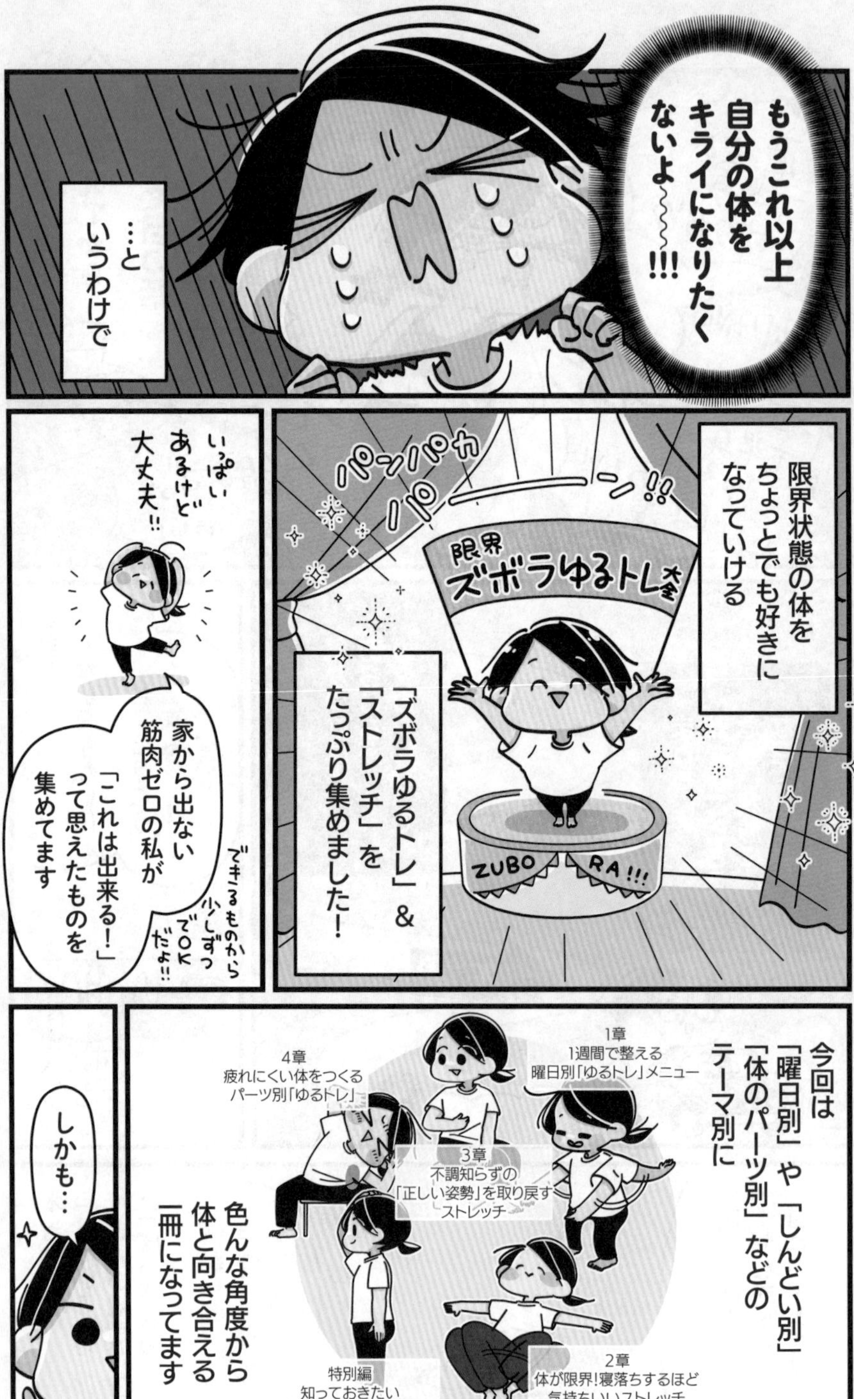
もうこれ以上
自分の体を
キライになりたく
ないよ〜〜〜!!!
…と
いうわけで
限界状態の体を
ちょっとでも好きに
なっていける
パンパカパーーーン!!
限界ズボラゆるトレ大全
ZUBORA!!!
「ズボラゆるトレ」&
「ストレッチ」を
たっぷり集めました!
いっぱいあるけど大丈夫!!
家から出ない
筋肉ゼロの私が
「これは出来る!」
って思えたものを
集めてます
できるものから少しずつでOKだよ!!
今回は
「曜日別」や「体のパーツ別」「しんどい別」などの
テーマ別に
1章
1週間で整える
曜日別「ゆるトレ」メニュー
2章
体が限界!寝落ちするほど
気持ちいいストレッチ
3章
不調知らずの
「正しい姿勢」を取り戻す
ストレッチ
4章
疲れにくい体をつくる
パーツ別「ゆるトレ」
特別編
知っておきたい
産後の体と心の「トリセツ」
色んな角度から
体と向き合える
一冊になってます
しかも…

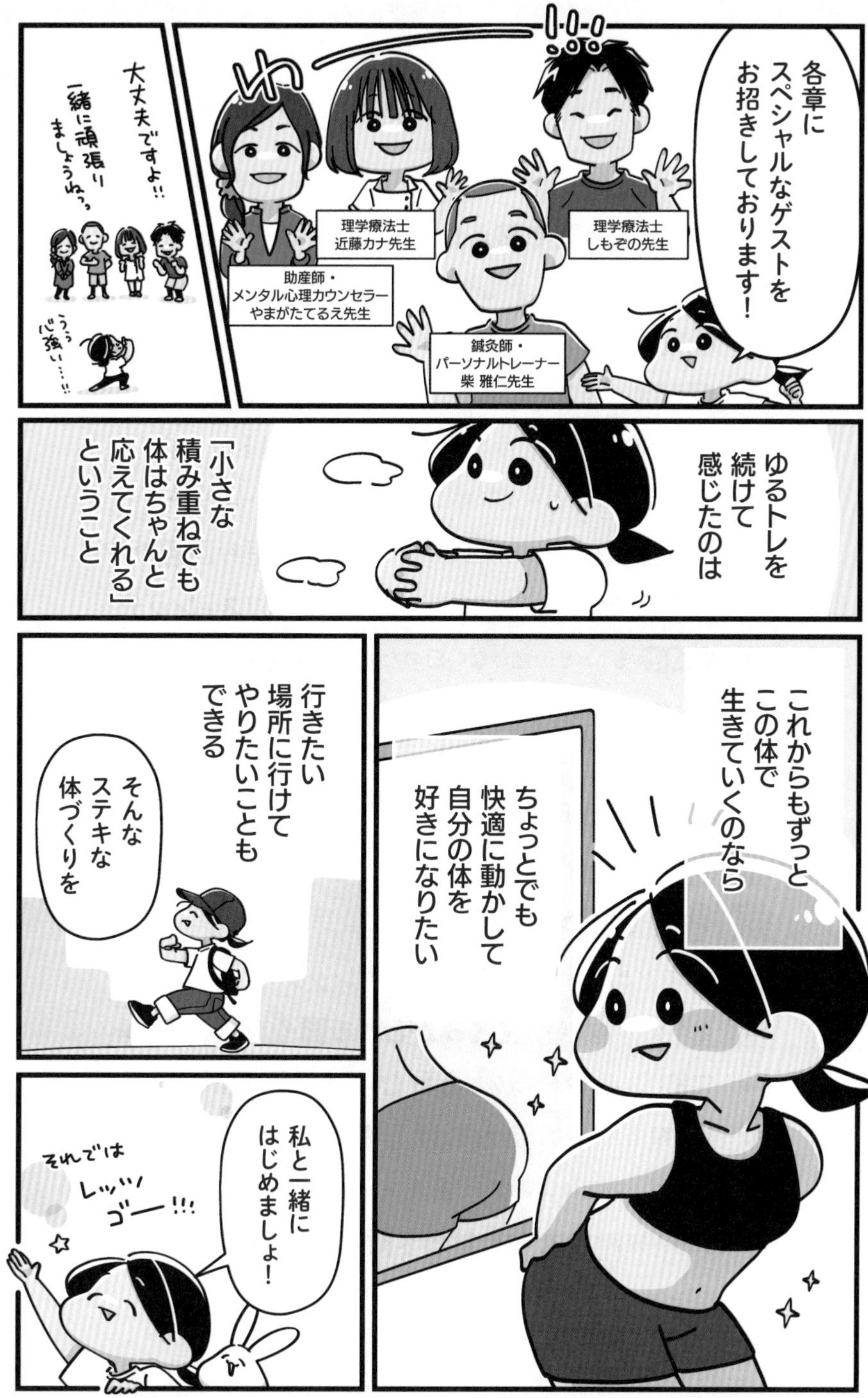
各章にスペシャルなゲストをお招きしております！
理学療法士 しもぞの先生
理学療法士 近藤カナ先生
助産師・メンタル心理カウンセラー やまがたてるえ先生
鍼灸師・パーソナルトレーナー 柴 雅仁先生
わ
大丈夫ですよ!!
一緒に頑張りましょうねっっ
うぅ心強い…!!
ゆるトレを続けて感じたのは
「小さな積み重ねでも体はちゃんと応えてくれる」ということ
これからもずっとこの体で生きていくのなら
ちょっとでも快適に動かして自分の体を好きになりたい
行きたい場所に行けてやりたいこともできる
そんなステキな体づくりを
私と一緒にはじめましょ！
それでは
レッツゴー!!!

CONTENTS

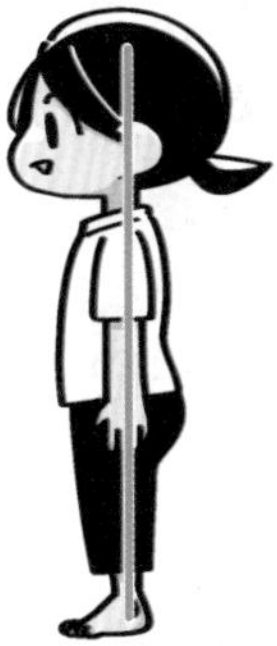

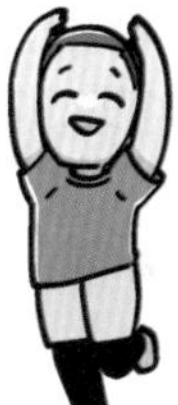

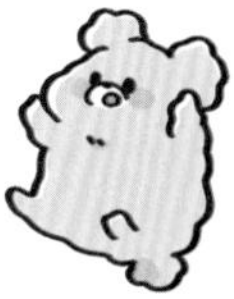

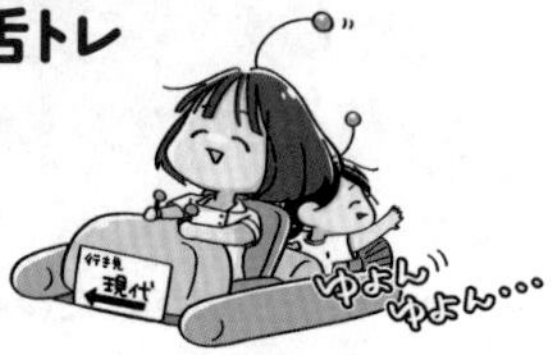

特別編 ＞＞＞ 知っておきたい
産後の体と心の「トリセツ」

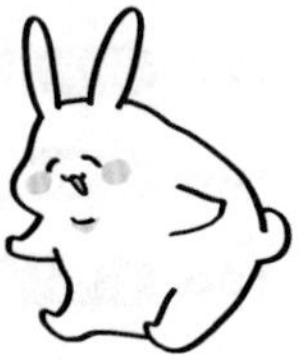

第1章

＼1週間で整える／

曜日別「ゆるトレ」メニュー

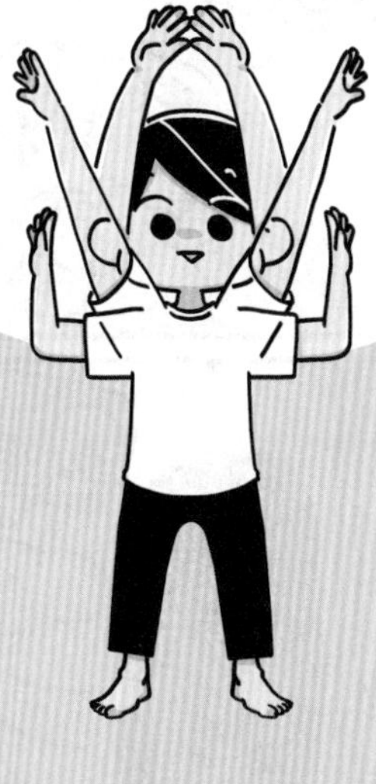

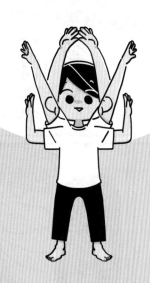

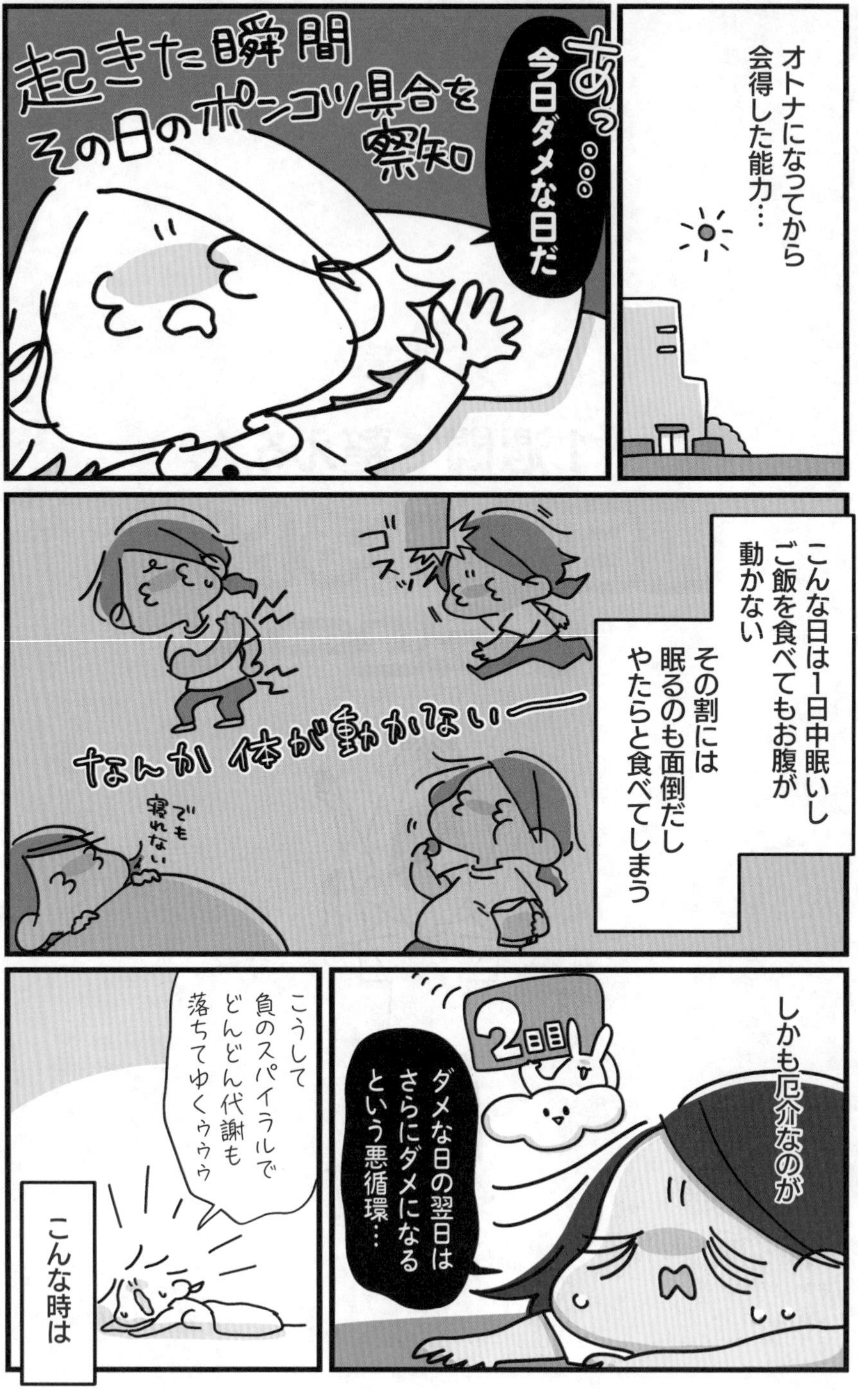
オトナになってから
会得した能力…
起きた瞬間
その日のポンコツ具合を察知
あっ…
今日ダメな日だ
こんな日は1日中眠いし
ご飯を食べてもお腹が
動かない
その割には
眠るのも面倒だし
やたらと食べてしまう
ゴスッ
なんか 体が動かないー
でも寝れない
しかも厄介なのが
2日目
ダメな日の翌日は
さらにダメになる
という悪循環…
こうして
負のスパイラルで
どんどん代謝も
落ちてゆくウウウ
こんな時は

週はじめもぼちぼちでいこ〜!

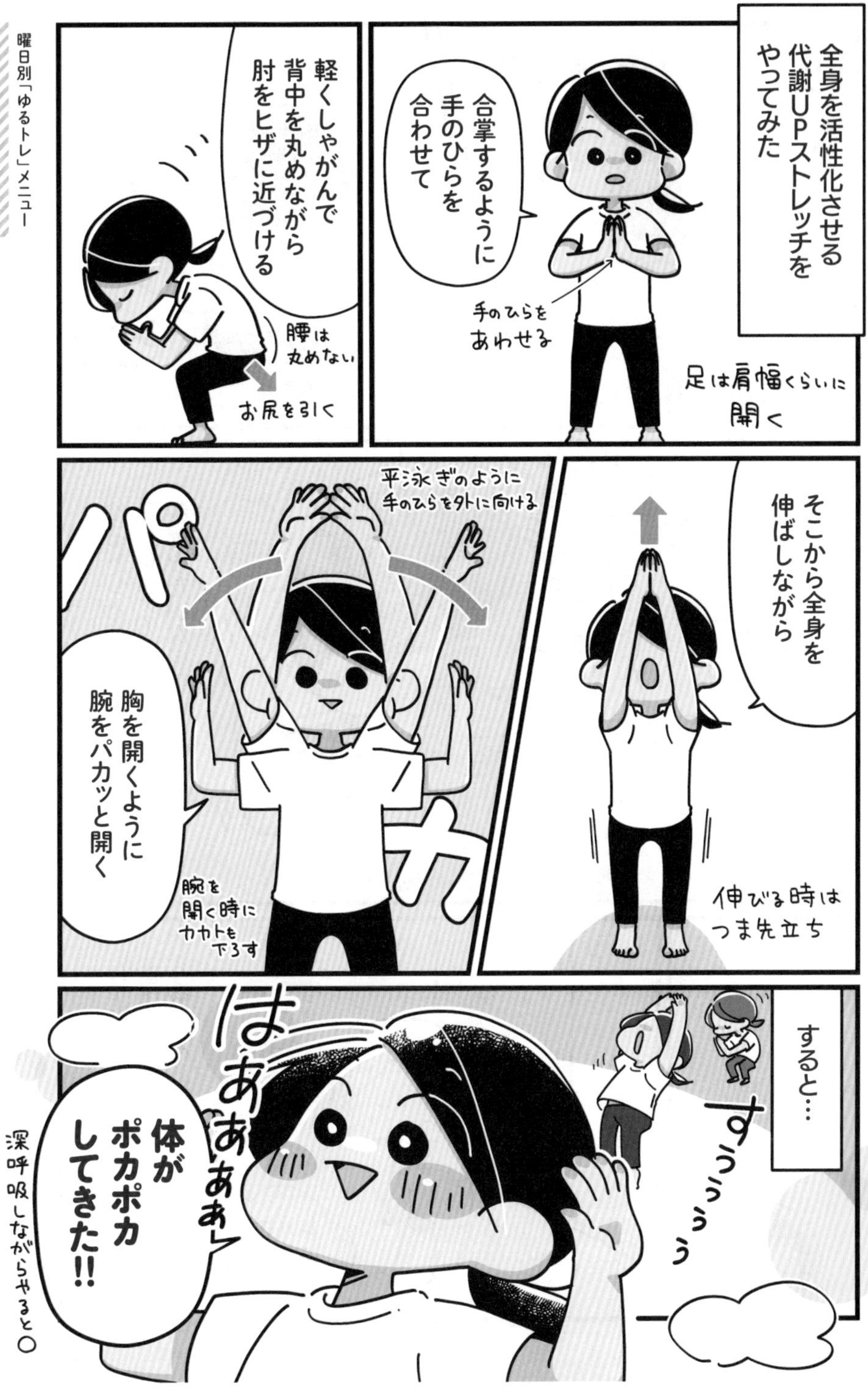
全身を活性化させる代謝UPストレッチをやってみた
合掌するように手のひらを合わせて
手のひらをあわせる
足は肩幅くらいに開く
軽くしゃがんで背中を丸めながら肘をヒザに近づける
腰は丸めない
お尻を引く
そこから全身を伸ばしながら
伸びる時はつま先立ち
平泳ぎのように手のひらを外に向ける
パ
カ
胸を開くように腕をパカッと開く
腕を開く時にカカトも下ろす
すると…
すうううう
はあああぁ
体がポカポカしてきた!!
深呼吸しながらやると〇

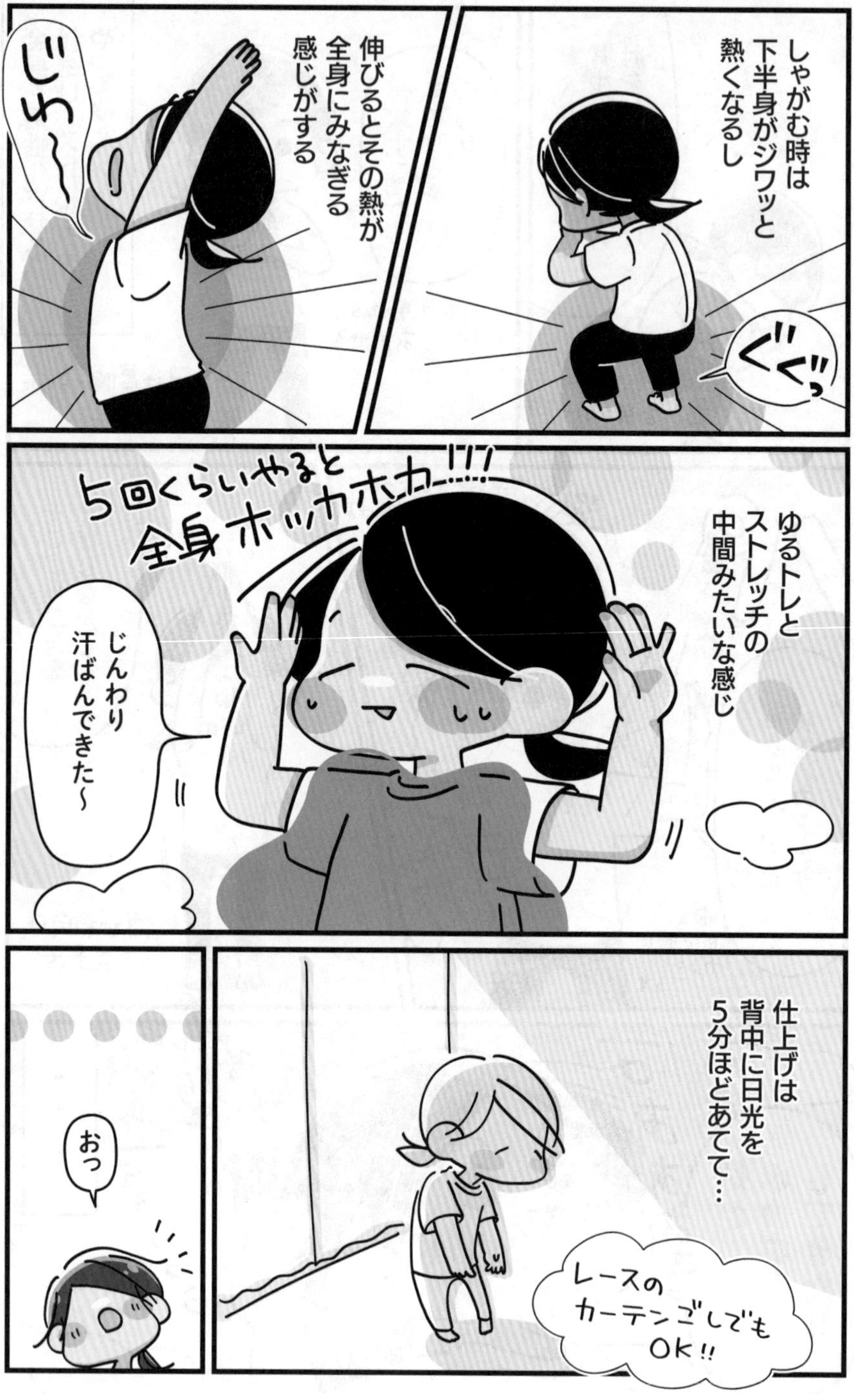
しゃがむ時は
下半身がジワッと
熱くなるし
ぐぐっ
伸びるとその熱が
全身にみなぎる
感じがする
じわ〜
ゆるトレと
ストレッチの
中間みたいな感じ
5回くらいやると
全身ホッカホカ!!!
じんわり
汗ばんできた〜
仕上げは
背中に日光を
5分ほどあてて…
レースの
カーテンごしでも
OK!!
おっ

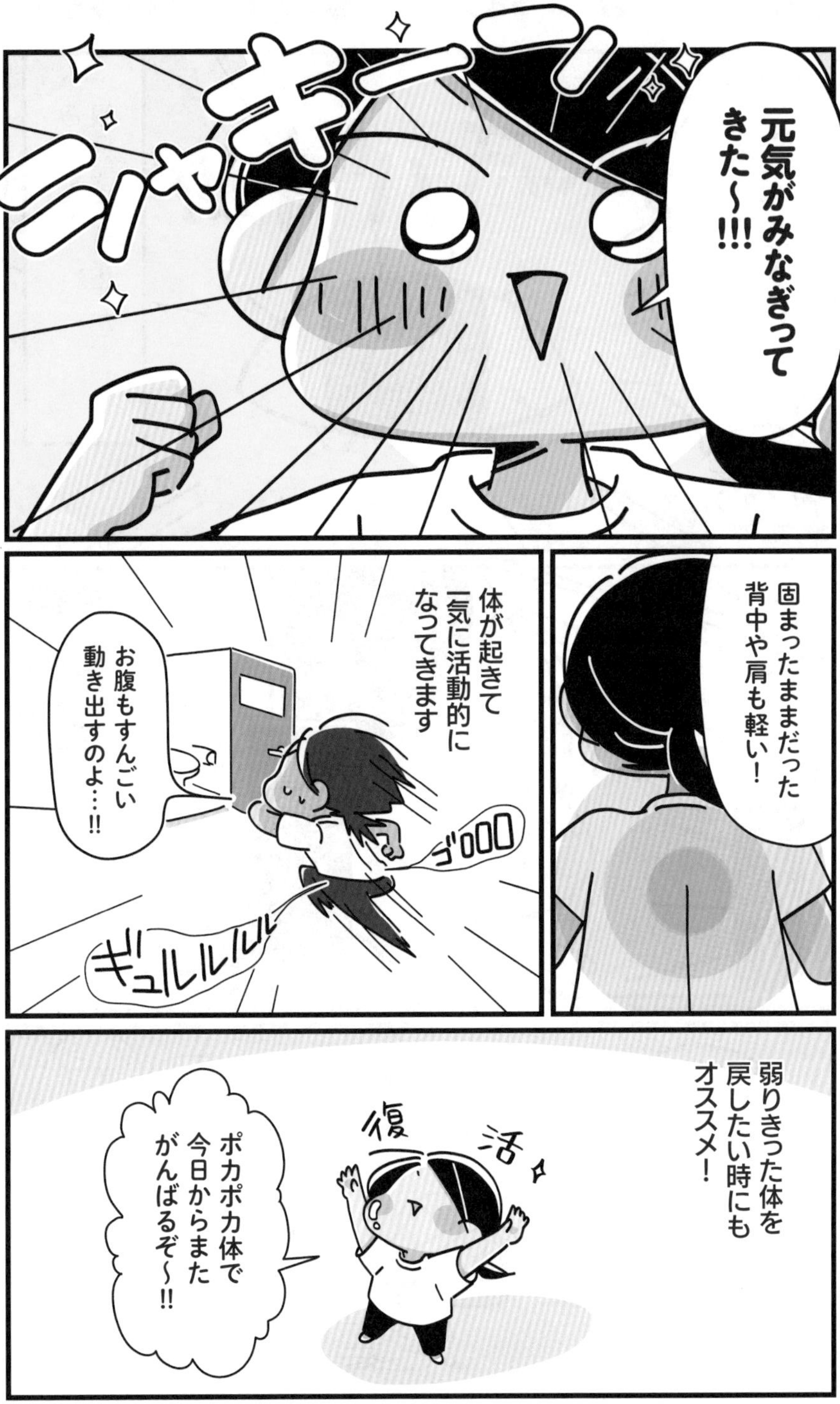
シャキーーン
元気がみなぎってきた〜!!!
固まったままだった背中や肩も軽い!
体が起きて一気に活動的になってきます
お腹もすんごい動き出すのよ…!!
ゴロロロ
ギュルルルル
弱りきった体を戻したい時にもオススメ!
復活
ポカポカ体で今日からまたがんばるぞ〜!!

体はもちろん、心がお疲れの時にも! 背中に日光を当てるだけでも元気が出てきます。

火曜日 疲れ目・ドライアイに！ 後頭部ストレッチ

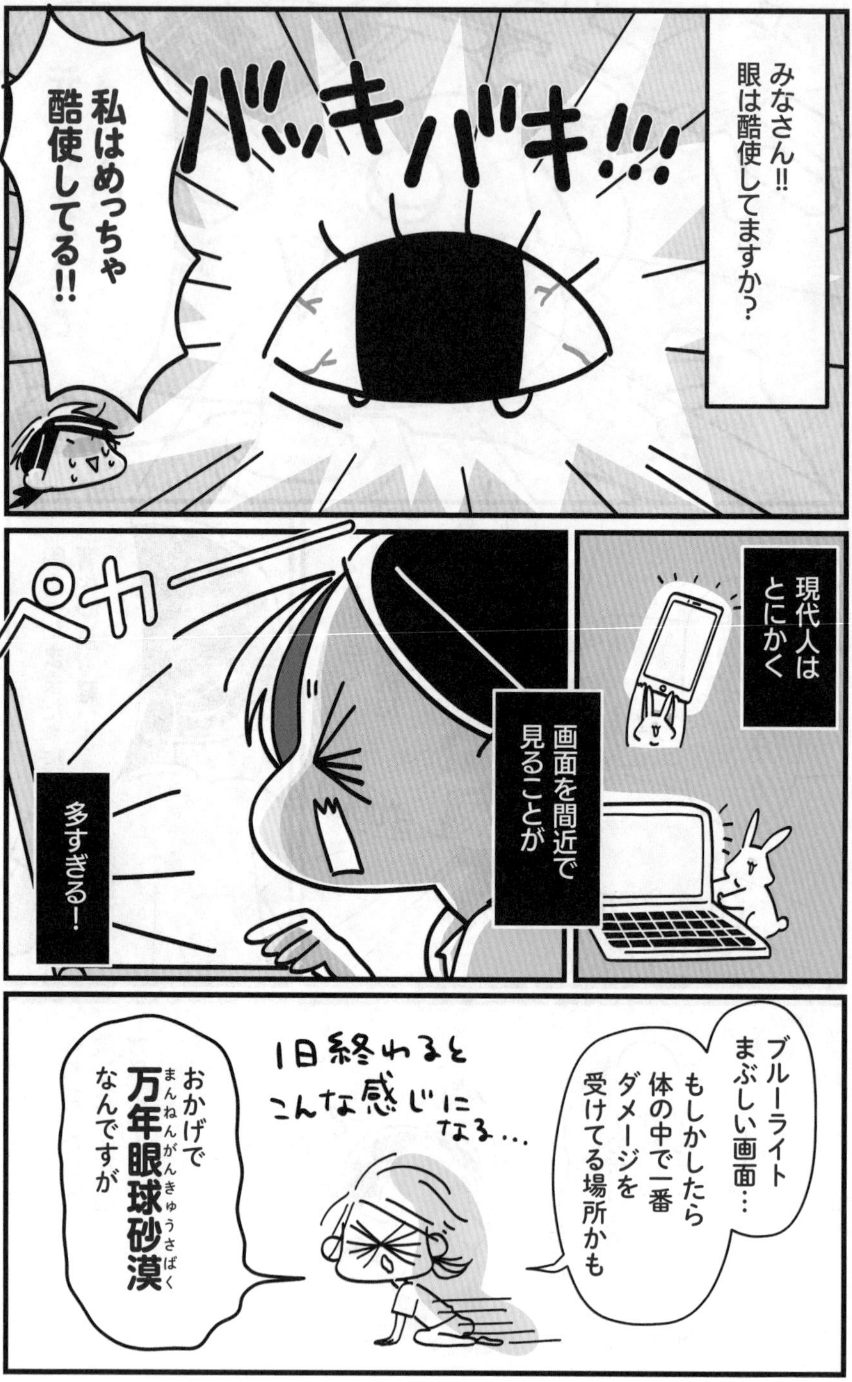
みなさん‼ 眼は酷使してますか？
バッキバキ!!!
私はめっちゃ酷使してる!!
現代人はとにかく
画面を間近で見ることが
ペカー
多すぎる！
ブルーライト まぶしい画面… もしかしたら体の中で一番ダメージを受けてる場所かも
1日終わるとこんな感じになる…
おかげで万年眼球砂漠《まんねんがんきゅうさばく》なんですが

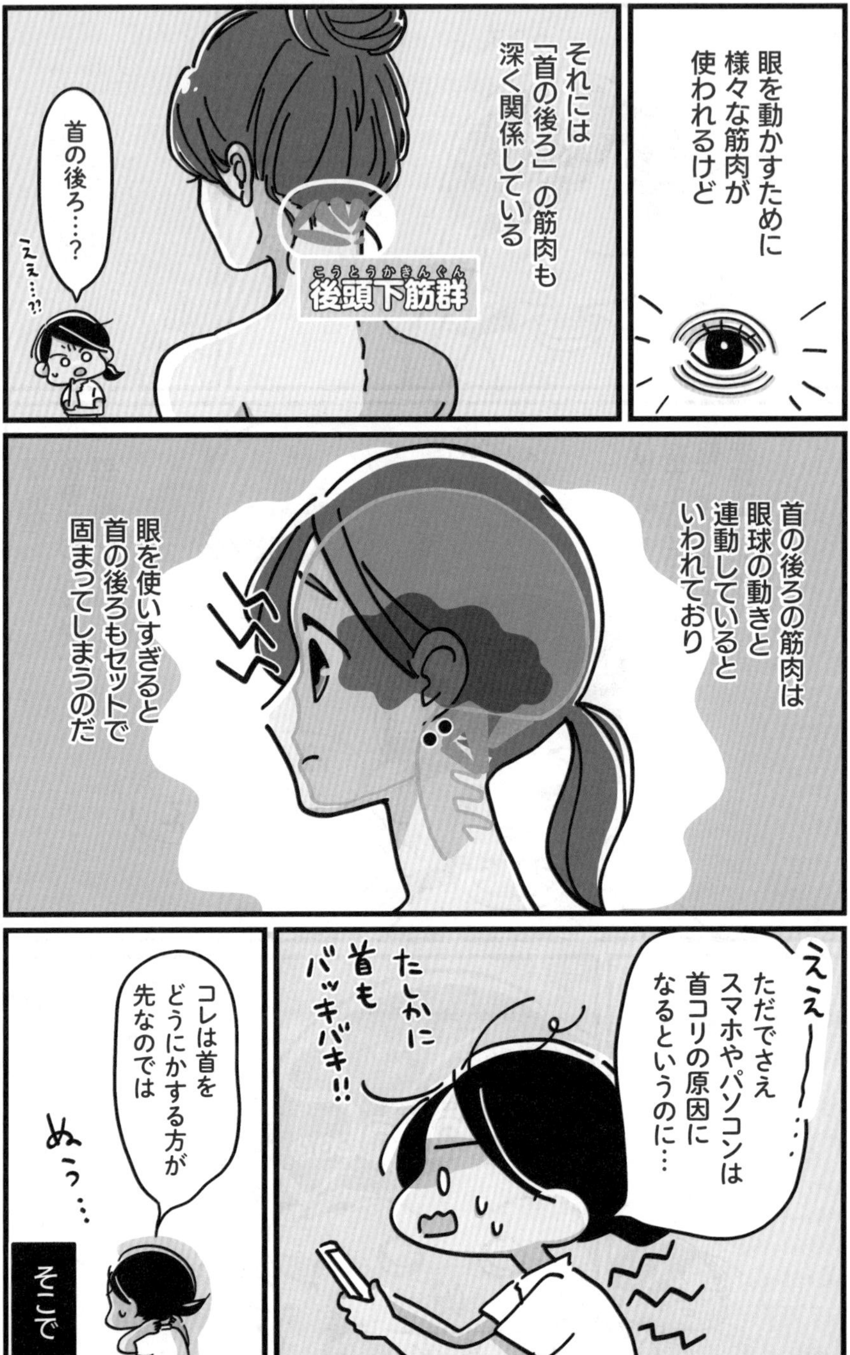
眼を動かすために
様々な筋肉が
使われるけど
それには
「首の後ろ」の筋肉も
深く関係している
後頭下筋群《こうとうかきんぐん》
首の後ろ…？
えぇ…??
首の後ろの筋肉は
眼球の動きと
連動していると
いわれており
眼を使いすぎると
首の後ろもセットで
固まってしまうのだ
えぇ～…
ただでさえ
スマホやパソコンは
首コリの原因に
なるというのに…
たしかに
首も
バッキバキ!!
コレは首を
どうにかする方が
先なのでは
ぬぅ…
そこで

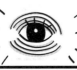

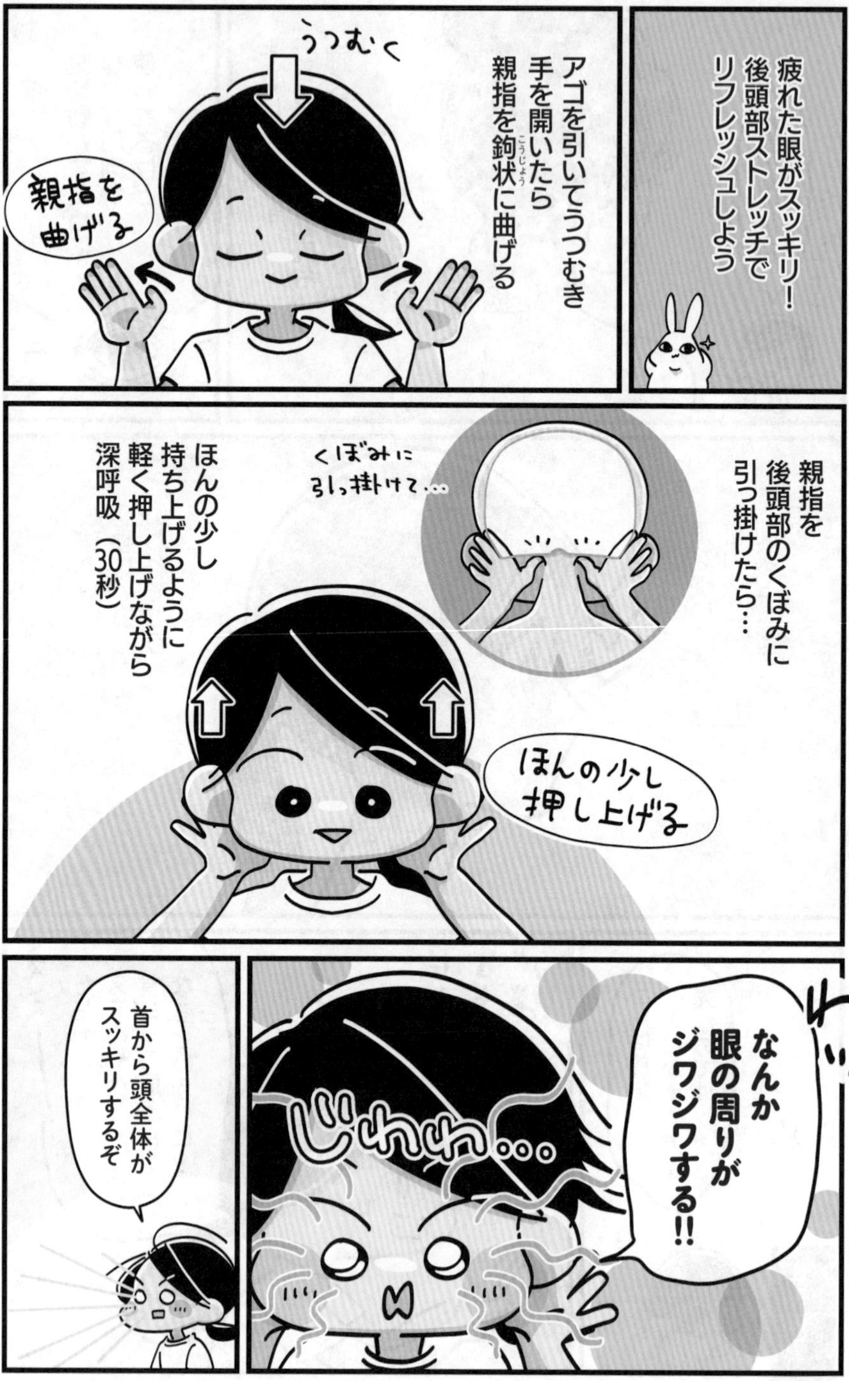
疲れた眼がスッキリ！
後頭部ストレッチで
リフレッシュしよう
うつむく
アゴを引いてうつむき
手を開いたら
親指を鉤状《こうじょう》に曲げる
親指を曲げる
親指を
後頭部のくぼみに
引っ掛けたら…
くぼみに
引っ掛けて…
ほんの少し
持ち上げるように
軽く押し上げながら
深呼吸（30秒）
ほんの少し
押し上げる
わッ
なんか
眼の周りが
ジワジワする!!
じわわ…
首から頭全体が
スッキリするぞ

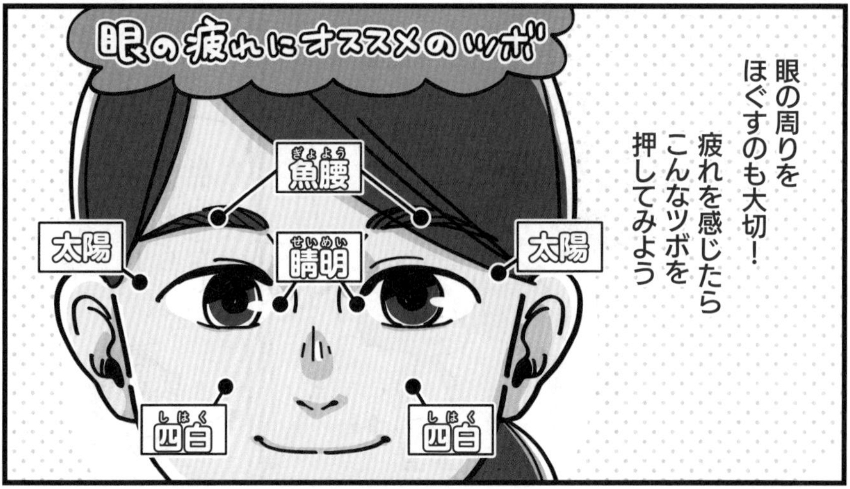
眼の疲れにオススメのツボ
眼の周りを
ほぐすのも大切!
疲れを感じたら
こんなツボを
押してみよう
魚腰《ぎょよう》
太陽
睛明《せいめい》
太陽
四白《しはく》
四白《しはく》

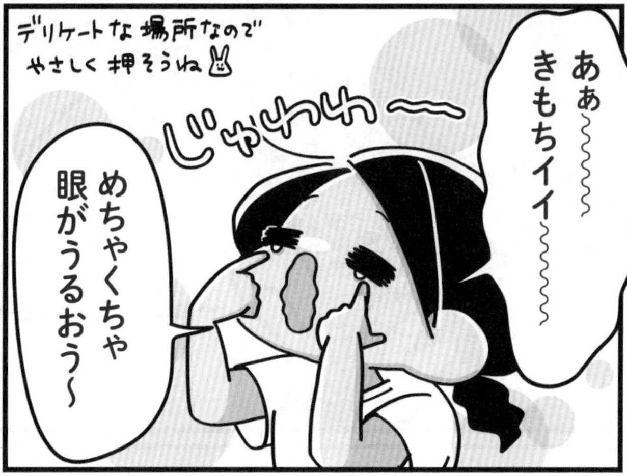
あぁ〰〰
きもちイイ〰〰
デリケートな場所なので
やさしく押そうね
じゅわわ〜〜
めちゃくちゃ
眼がうるおう〜

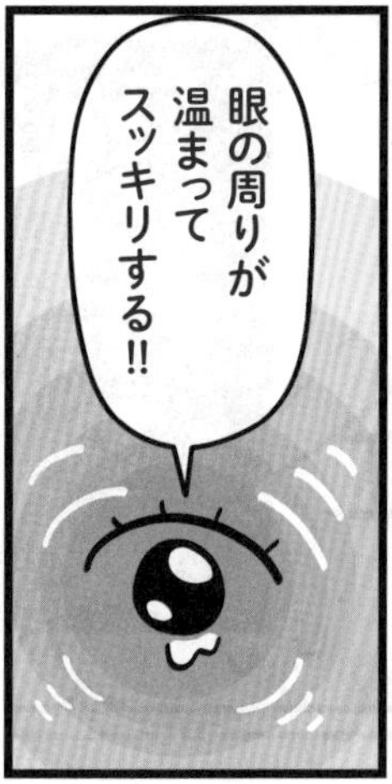
眼の周りが
温まって
スッキリする!!

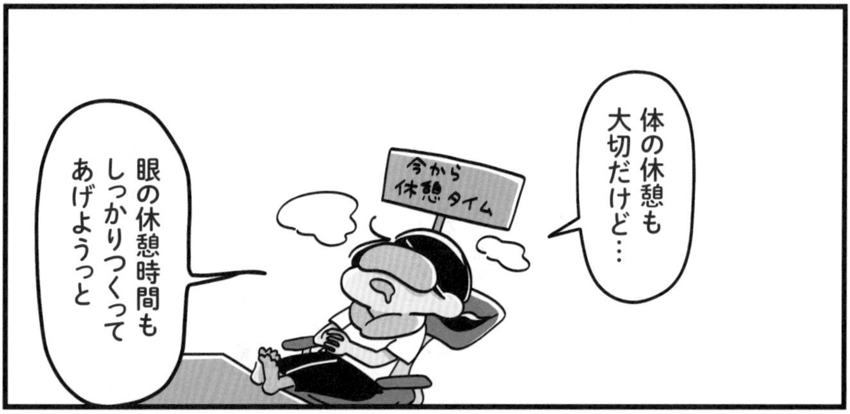
体の休憩も
大切だけど…
今から
休憩タイム
眼の休憩時間も
しっかりつくって
あげようっと

眼の疲れには温めるのもオススメ! 手の平を眉間に当てるだけでもラクになるよ。

水曜日 ゴチゴチ背中スッキリ! 三角座りストレッチ

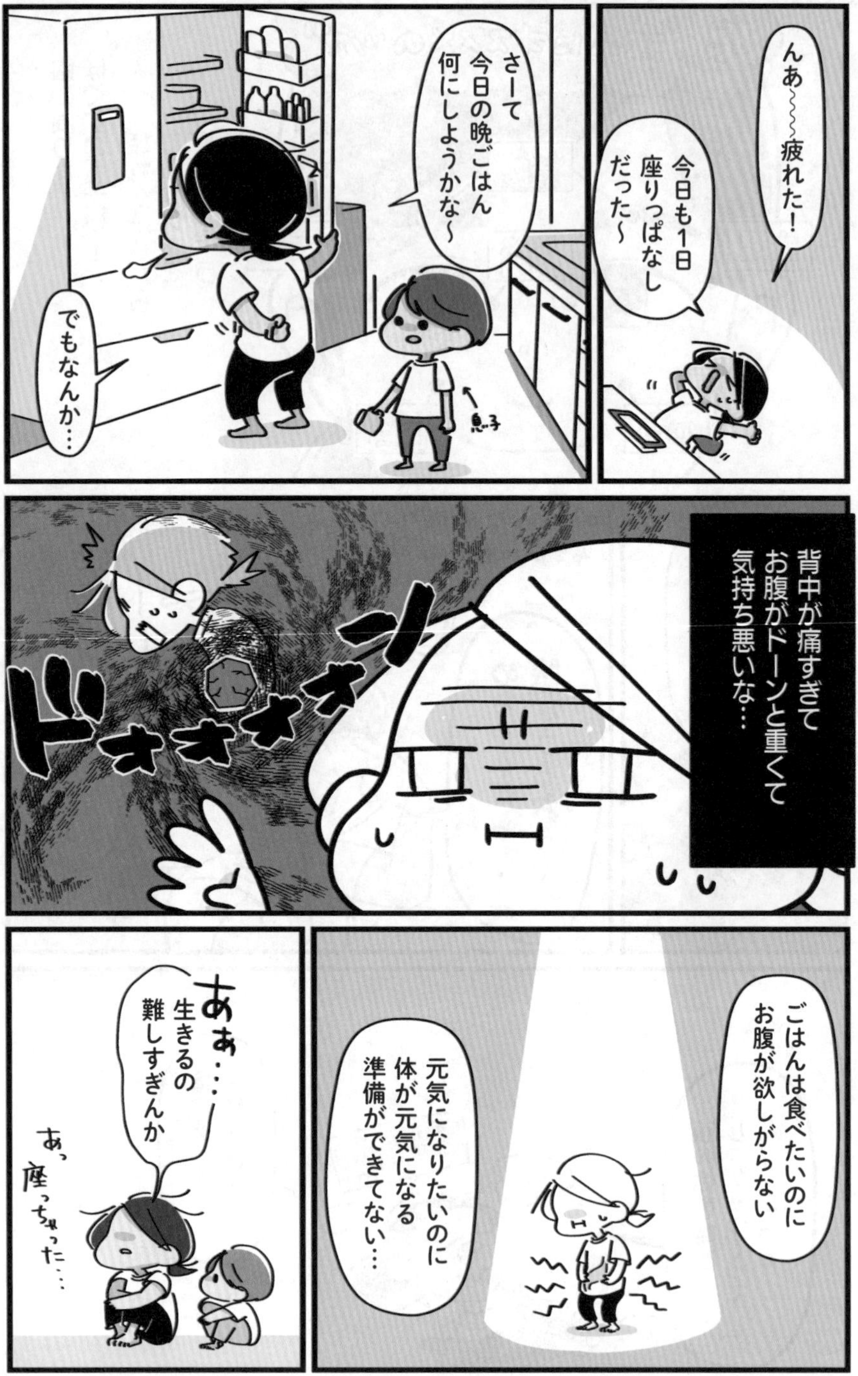
んあ〜〜〜疲れた!
今日も1日座りっぱなしだった〜
さーて今日の晩ごはん何にしようかな〜
息子
でもなんか…
背中が痛すぎてお腹がドーンと重くて気持ち悪いな…
ドォォォーン
ごはんは食べたいのにお腹が欲しがらない
元気になりたいのに体が元気になる準備ができてない…
ああ…生きるの難しすぎんか
あっ座っちゃった…

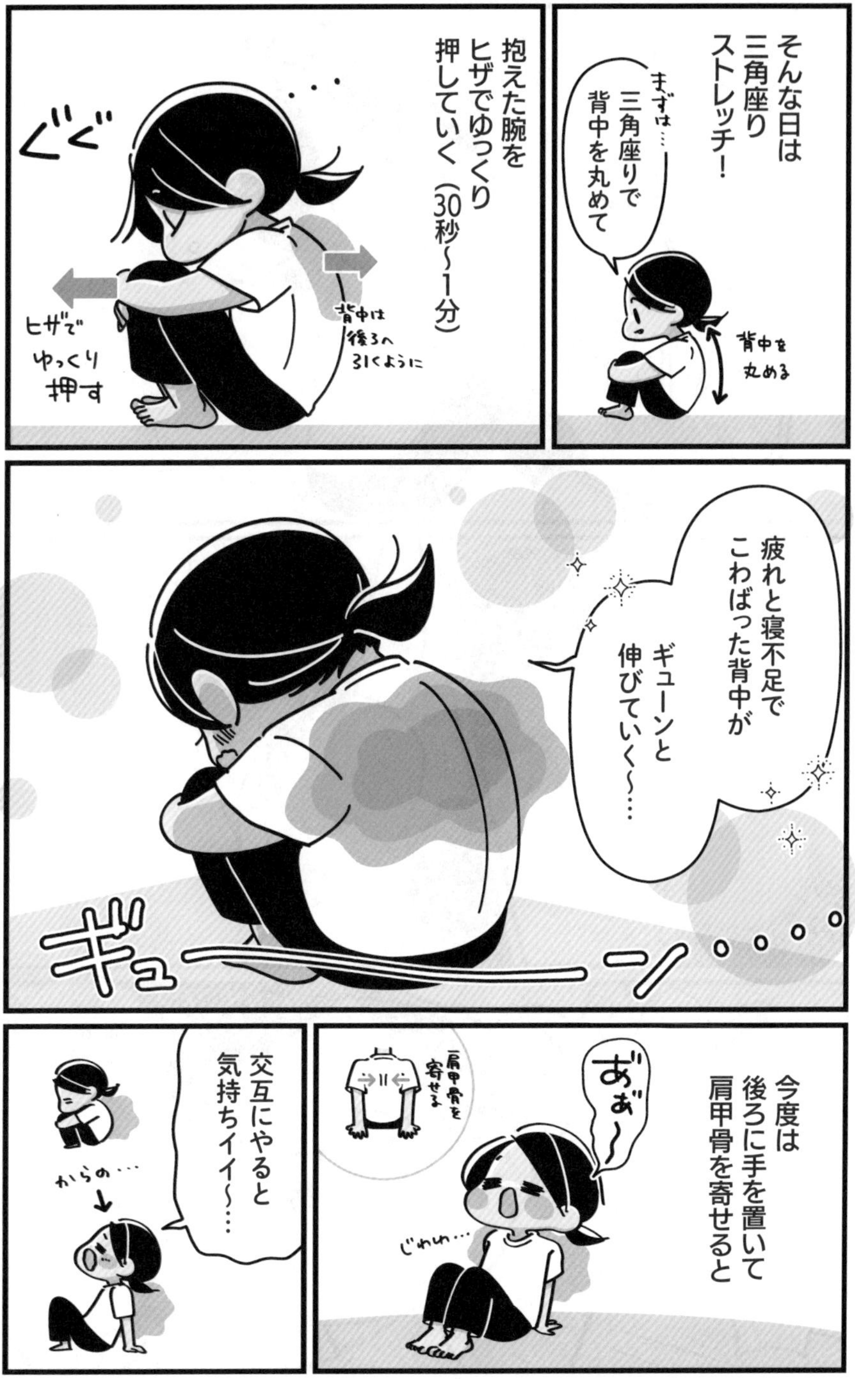
そんな日は
三角座りストレッチ!
まずは…
三角座りで
背中を丸めて
背中を
丸める
抱えた腕を
ヒザでゆっくり
押していく(30秒~1分)
・・・
ぐぐ
ヒザで
ゆっくり
押す
背中は
後ろへ
引くように
疲れと寝不足で
こわばった背中が
ギューンと
伸びていく~…
ギューーーーン・・・・
今度は
後ろに手を置いて
肩甲骨を寄せると
あぁ~
肩甲骨を
寄せる
じわわ…
交互にやると
気持ちイイ~…
からの…

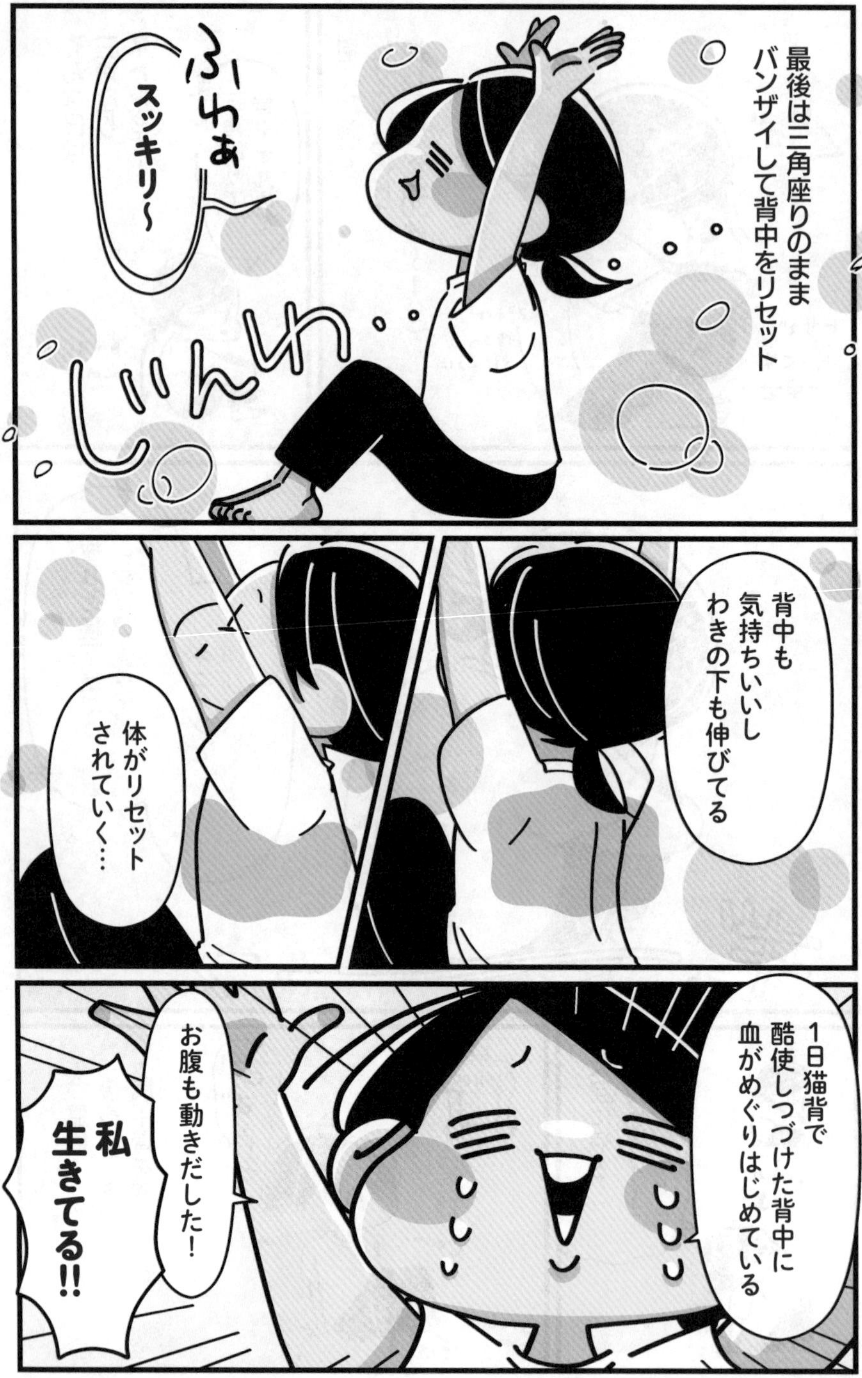
最後は三角座りのまま
バンザイして背中をリセット
ふわぁ
スッキリ～
じんわ…
背中も
気持ちいいし
わきの下も伸びてる
体がリセット
されていく…
1日猫背で
酷使しつづけた背中に
血がめぐりはじめている
お腹も動きだした！
私
生きてる!!

たべてないとナーバスになりがち

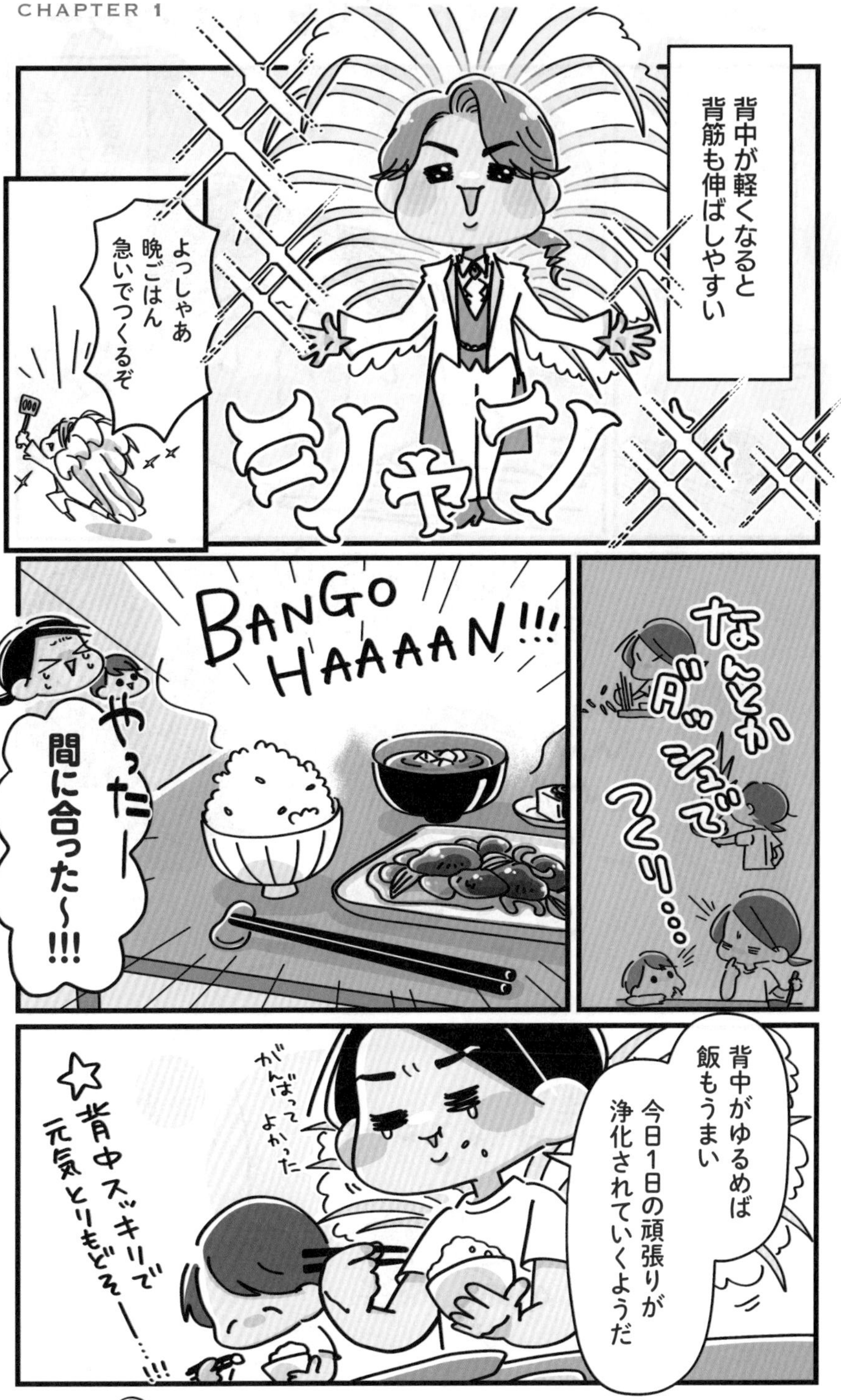
背中が軽くなると
背筋も伸ばしやすい
シャキン
よっしゃあ
晩ごはん
急いでつくるぞ
なんとかダッシュでつくり…
BANGO HAAAAN!!!
やったー
間に合った〜!!!
背中がゆるめば
飯もうまい
今日1日の頑張りが
浄化されていくようだ
がんばってよかった
☆背中スッキリで
元気とりもどそーー…!!!

私は緊張状態が続くとすぐ背中が痛くなります。忙しい時こそ休むことが大事…!

木曜日 デスクワーク不調に! 首リセットストレッチ

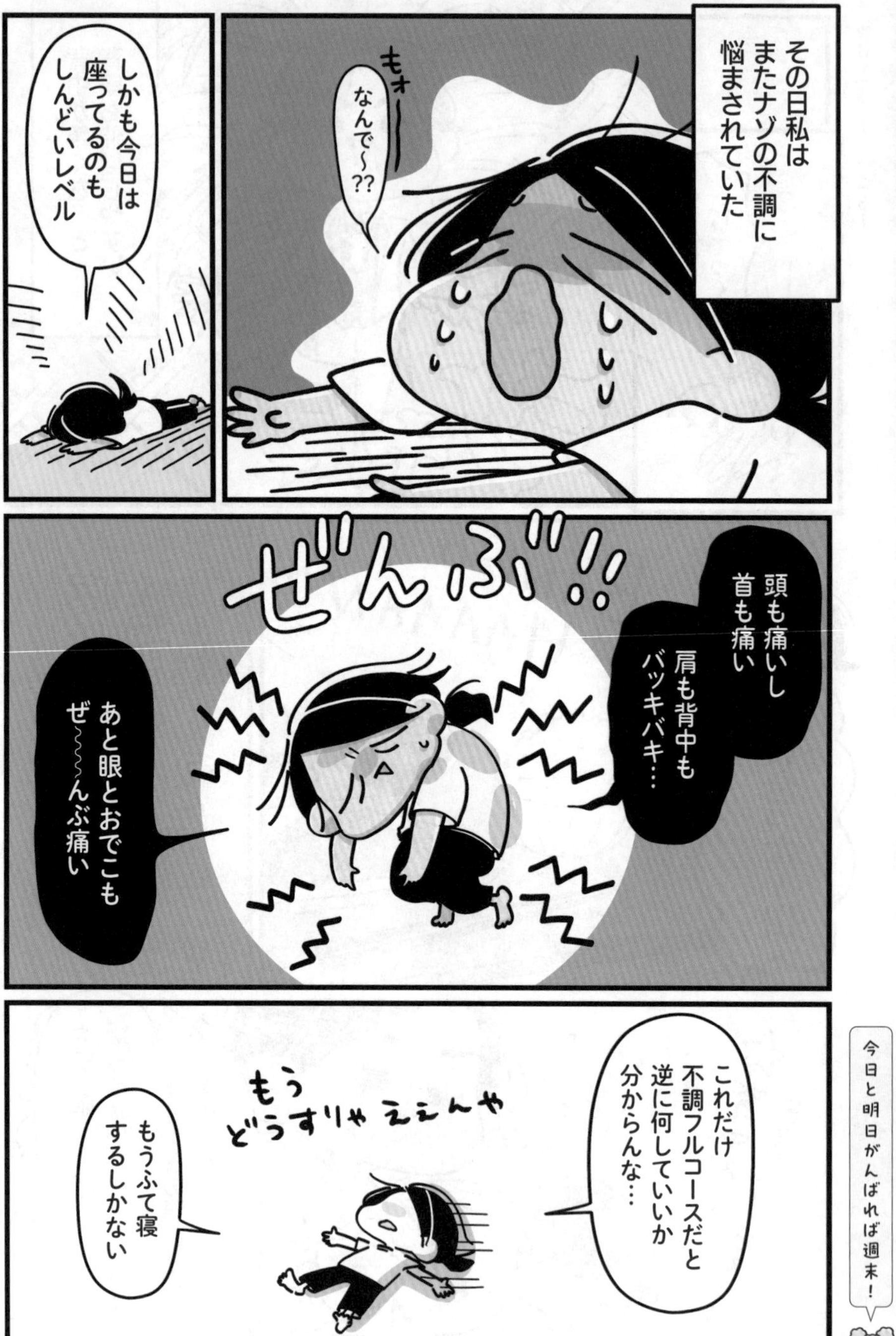
その日私はまたナゾの不調に悩まされていた
もォ～
なんで～??
しかも今日は座ってるのもしんどいレベル
ぜんぶ!!
頭も痛いし首も痛い
肩も背中もバッキバキ…
あと眼とおでこもぜ～～～んぶ痛い
これだけ不調フルコースだと逆に何していいか分からんな…
もう どうすりゃええんや
もうふて寝するしかない
今日と明日がんばれば週末!

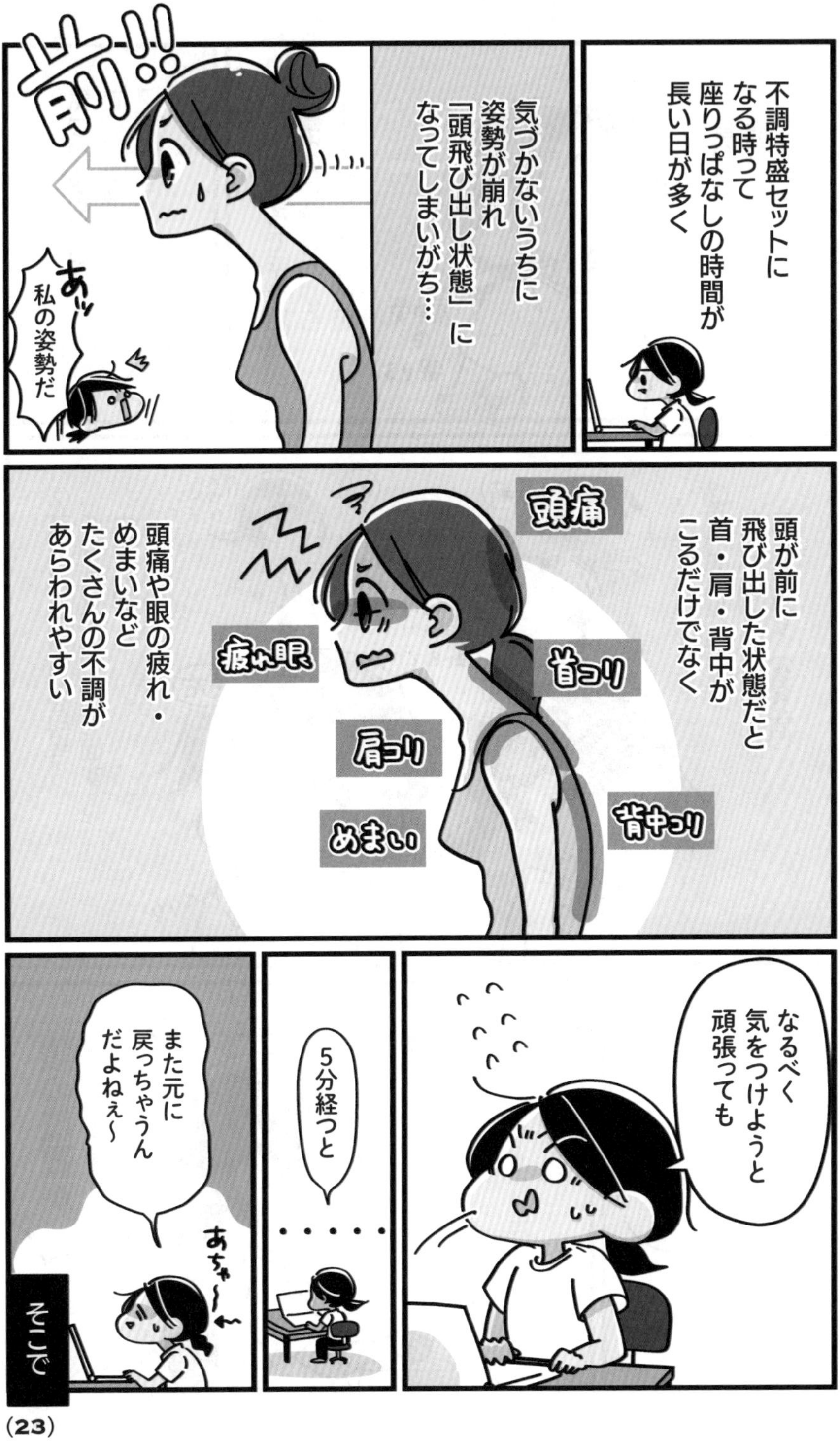
不調特盛セットに
なる時って
座りっぱなしの時間が
長い日が多く
気づかないうちに
姿勢が崩れ
「頭飛び出し状態」に
なってしまいがち…
前!!
あッ
私の姿勢だ
頭が前に
飛び出した状態だと
首・肩・背中が
こるだけでなく
頭痛
首コリ
背中コリ
肩コリ
疲れ眼
めまい
頭痛や眼の疲れ・
めまいなど
たくさんの不調が
あらわれやすい
なるべく
気をつけようと
頑張っても
5分経つと
……
また元に
戻っちゃうん
だよねぇ~
あちゃ~
そこで

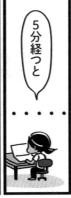

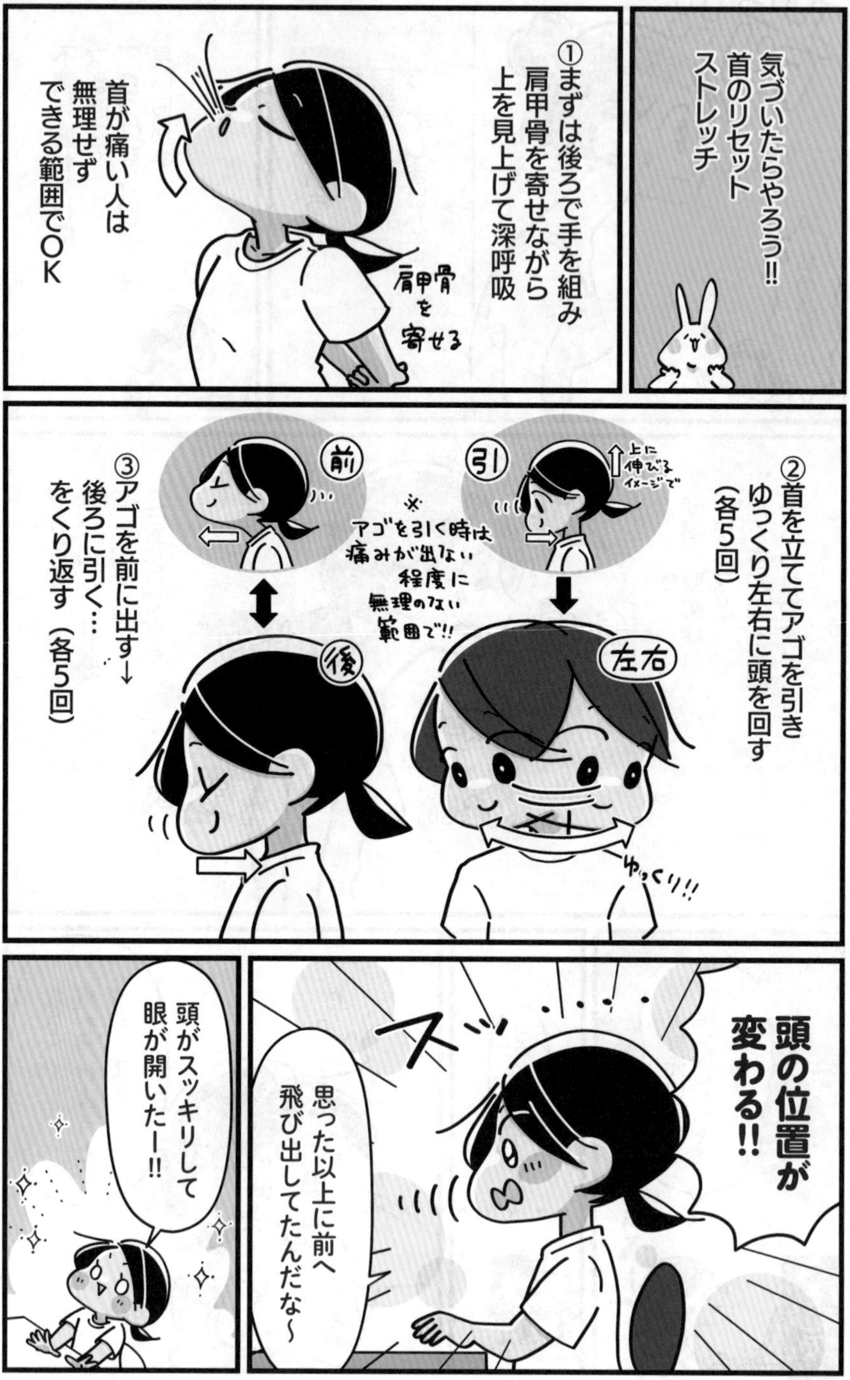

気づいたらやろう!! 首のリセットストレッチ
①まずは後ろで手を組み肩甲骨を寄せながら上を見上げて深呼吸
肩甲骨を寄せる
首が痛い人は無理せずできる範囲でOK
②首を立ててアゴを引きゆっくり左右に頭を回す（各5回）
上に伸びるイメージで
引
※アゴを引く時は痛みが出ない程度に無理のない範囲で!!
前
左右
ゆっくり!!
後
③アゴを前に出す↓後ろに引く…をくり返す（各5回）
頭の位置が変わる!!
スッ
思った以上に前へ飛び出してたんだな〜
頭がスッキリして眼が開いたー!!

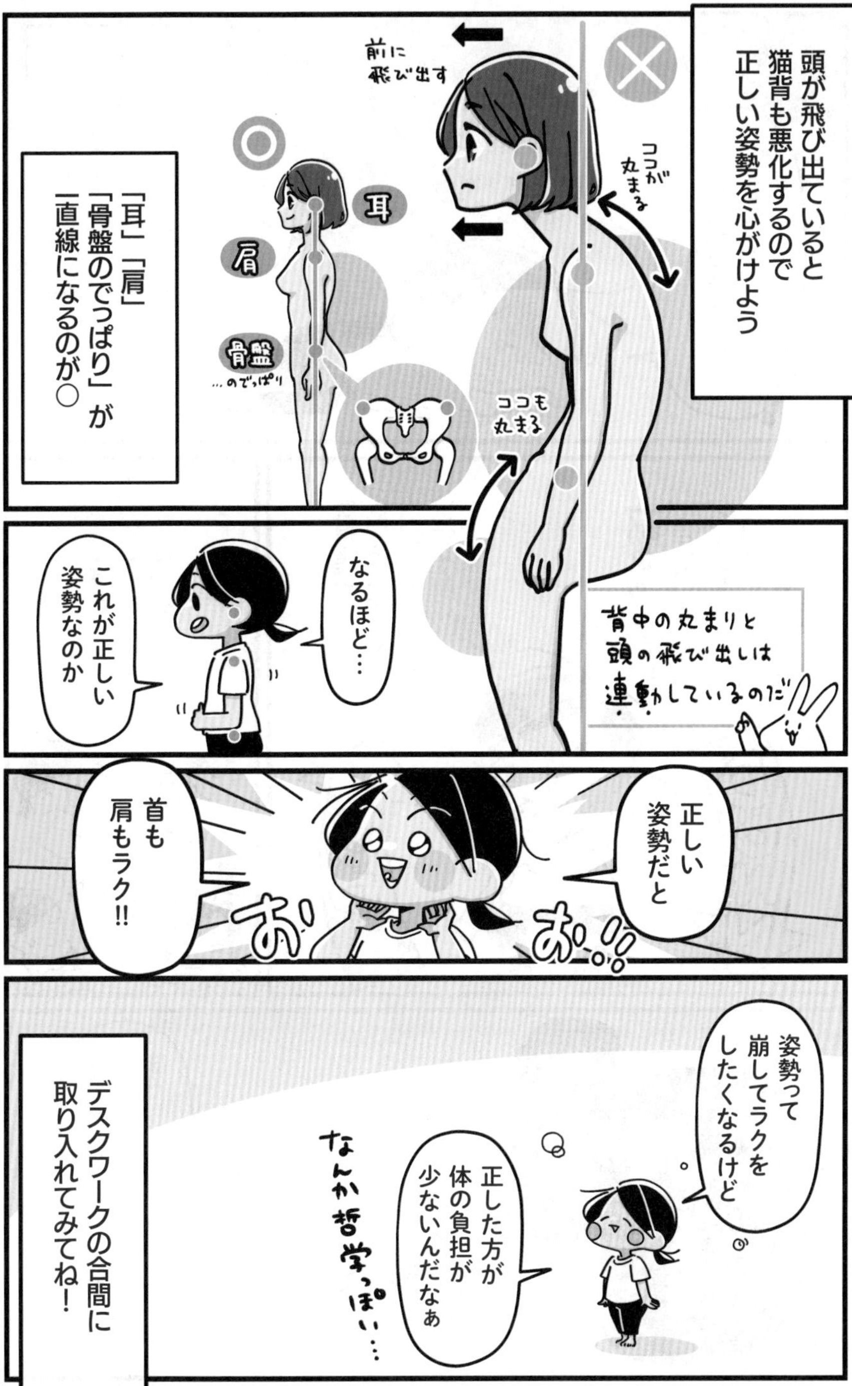
頭が飛び出ていると猫背も悪化するので正しい姿勢を心がけよう
前に飛び出す
ココが丸まる
「耳」「肩」「骨盤のでっぱり」が一直線になるのが○
耳
肩
骨盤…のでっぱり
ココも丸まる
背中の丸まりと頭の飛び出しは連動しているのだ
なるほど…
これが正しい姿勢なのか
正しい姿勢だと
首も肩もラク!!
お
お…!!
姿勢って崩してラクをしたくなるけど
正した方が体の負担が少ないんだなぁ
なんか哲学っぽい…
デスクワークの合間に取り入れてみてね!

頭の位置が変わるとホントに疲れにくい! むずかしいけど少しずつ意識したいね。

金曜日 シャワーだけでも疲れが取れる! 時短お風呂ケア

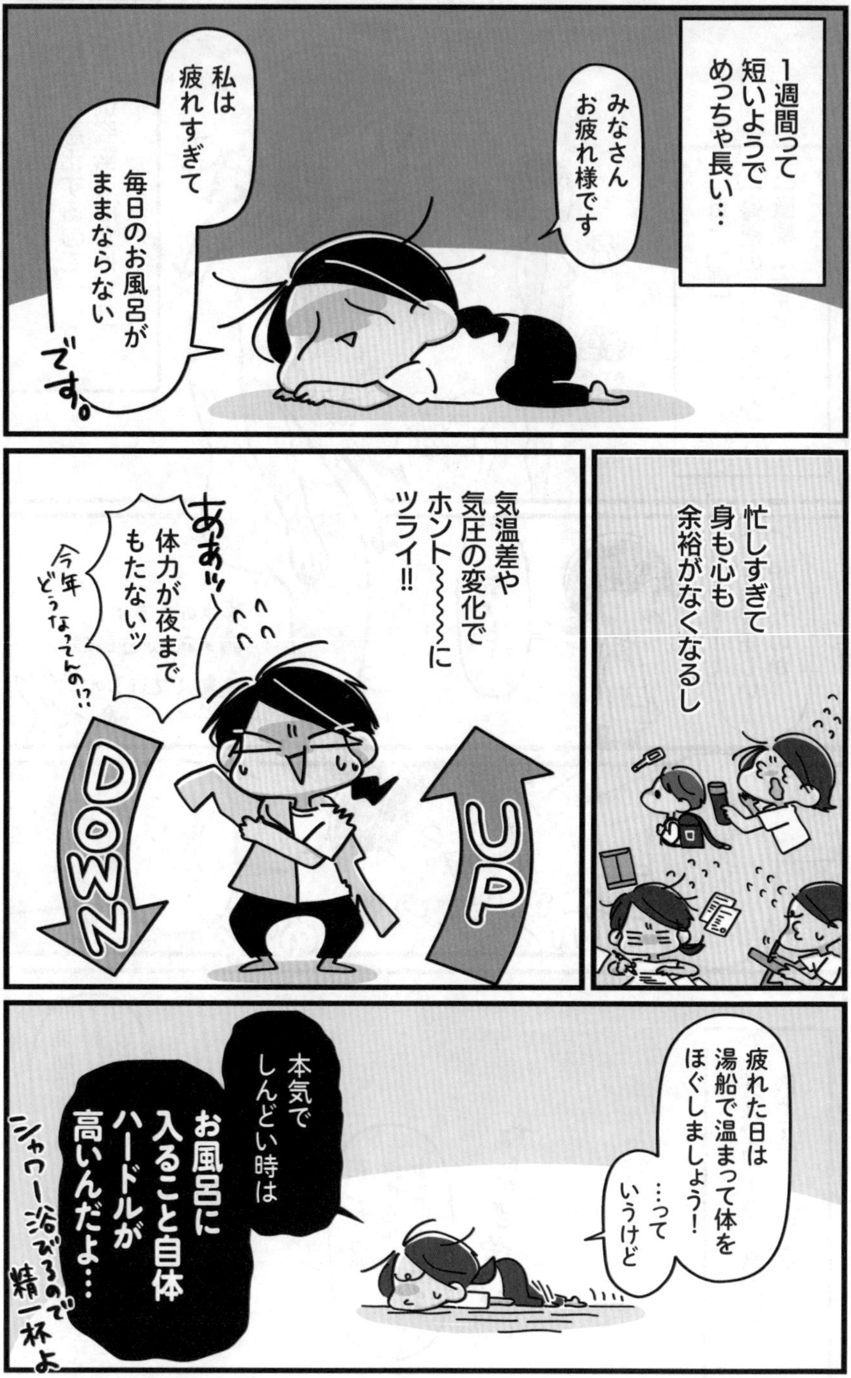
1週間って短いようでめっちゃ長い…
みなさんお疲れ様です
私は疲れすぎて毎日のお風呂がままならない
です。
忙しすぎて身も心も余裕がなくなるし
気温差や気圧の変化でホント〜〜〜にツライ!!
UP
ああッ
体力が夜までもたないッ
今年どうなってんの!?
DOWN
疲れた日は湯船で温まって体をほぐしましょう!
…っていうけど
本気でしんどい時は
お風呂に入ること自体ハードルが高いんだよ…
シャワー浴びるので精一杯よ

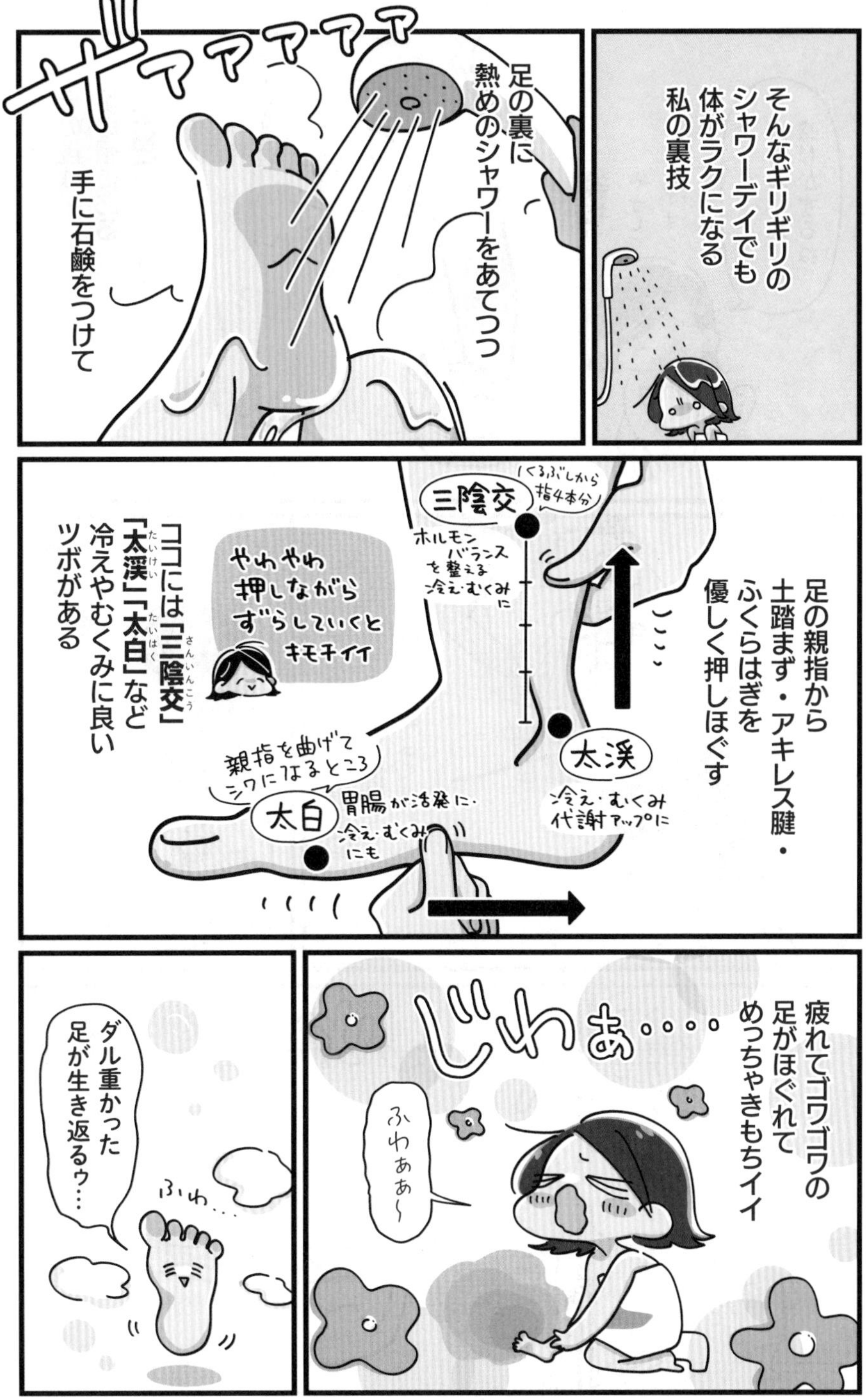
そんなギリギリのシャワーデイでも体がラクになる私の裏技
ザァァァァァ
足の裏に熱めのシャワーをあてつつ
手に石鹸をつけて
足の親指から土踏まず・アキレス腱・ふくらはぎを優しく押しほぐす
三陰交
くるぶしから指4本分
ホルモンバランスを整える冷え・むくみに
太渓
冷え・むくみ代謝アップに
太白
親指を曲げてシワになるところ
胃腸が活発に・冷え・むくみにも
ココには「三陰交《さんいんこう》」「太渓《たいけい》」「太白《たいはく》」など冷えやむくみに良いツボがある
やわやわ押しながらずらしていくとキモチイイ
疲れてゴワゴワの足がほぐれてめっちゃきもちイイ
じわぁ….
ふわぁぁ〜
ダル重かった足が生き返るゥ…
ふわ…

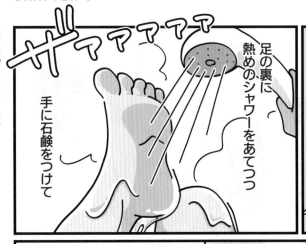

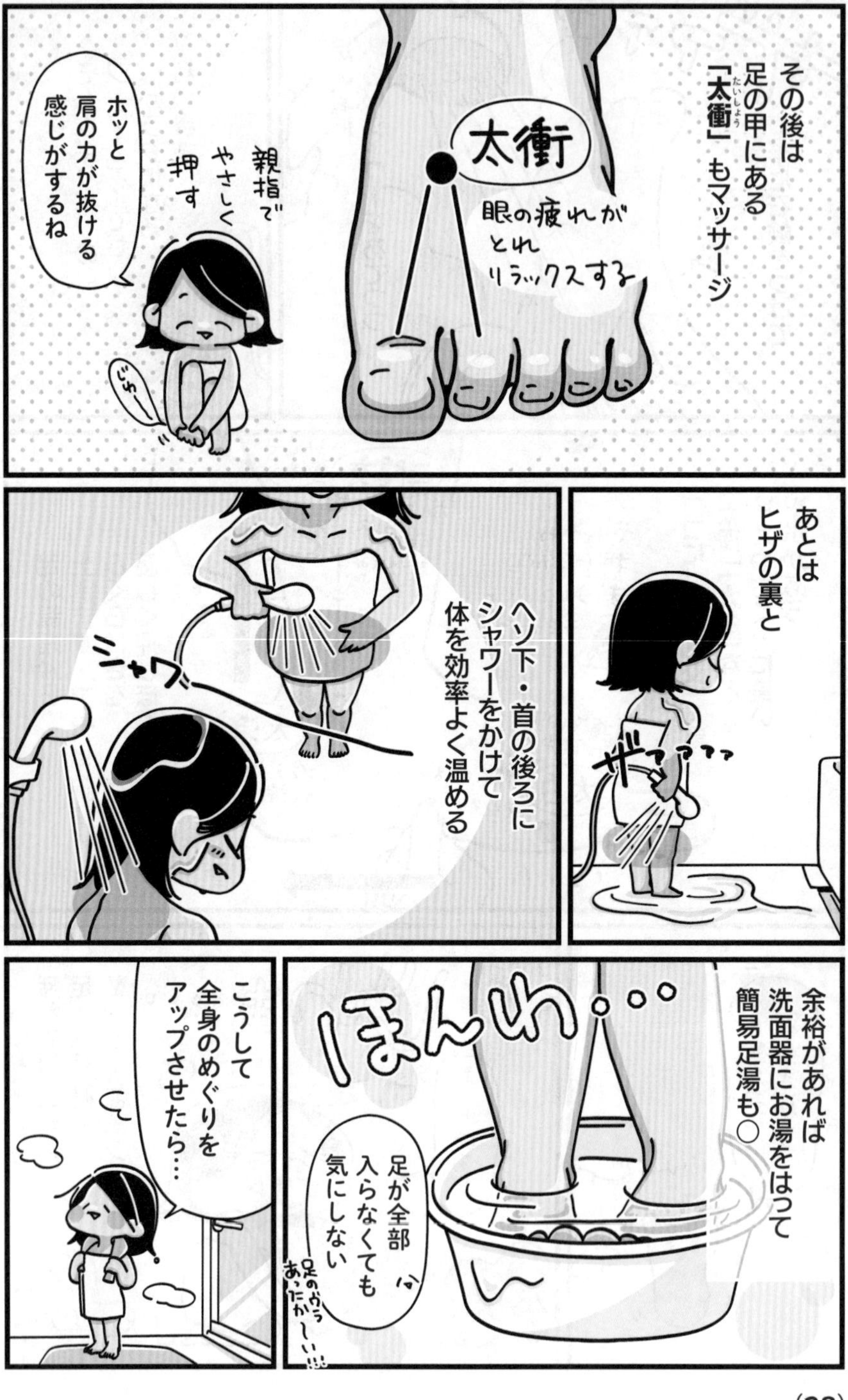
その後は
足の甲にある
「太衝《たいしょう》」もマッサージ
太衝
眼の疲れがとれリラックスする
親指でやさしく押す
ホッと
肩の力が抜ける
感じがするね
じゅ〜
あとは
ヒザの裏と
ザァァァァ
ヘソ下・首の後ろに
シャワーをかけて
体を効率よく温める
シャワ〜
余裕があれば
洗面器にお湯をはって
簡易足湯も○
ほんわ…
足が全部
入らなくても
気にしない
足のウラあったかーい!!!
こうして
全身のめぐりを
アップさせたら…

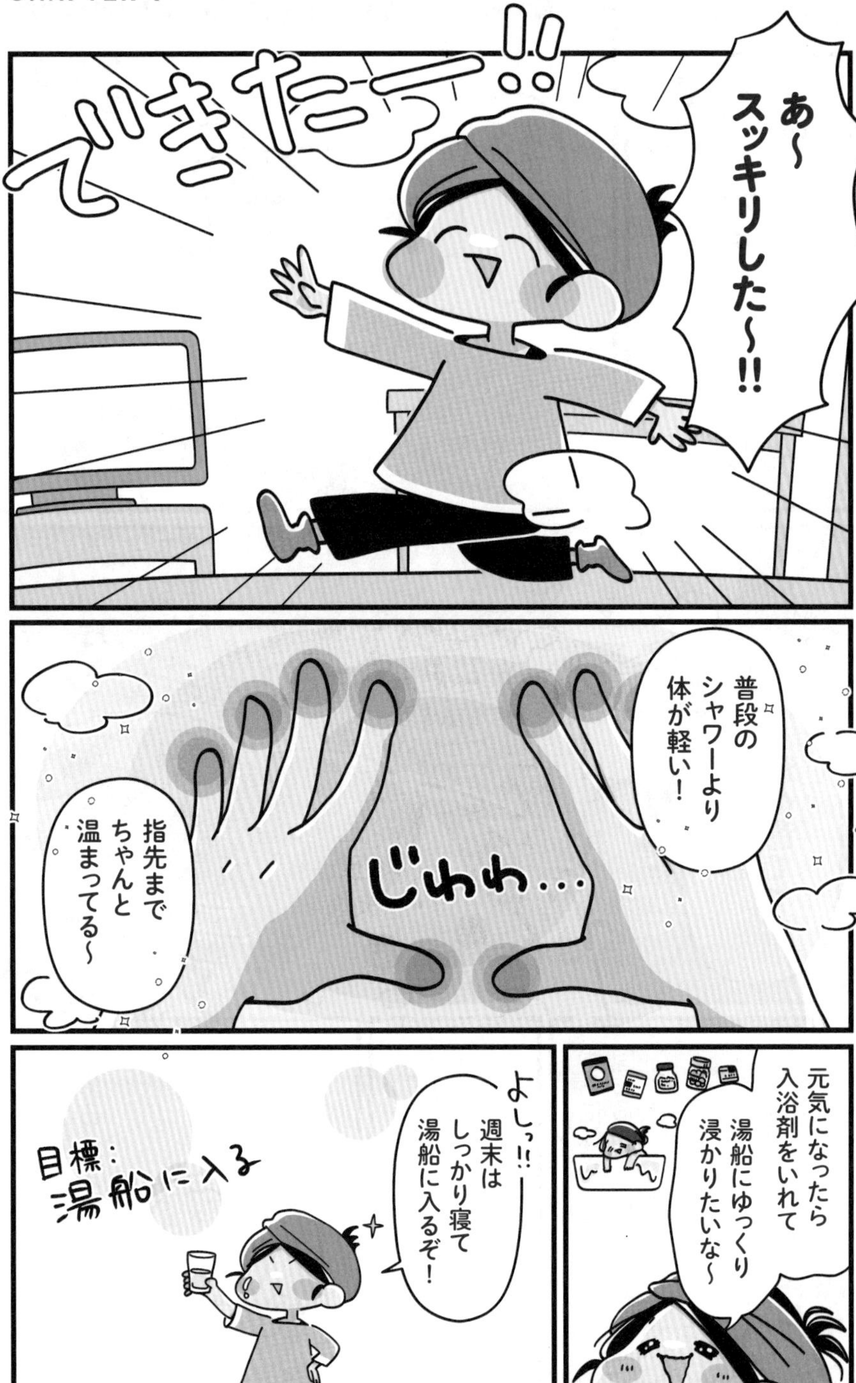
あ～スッキリした～!!
できたー!!
普段のシャワーより体が軽い!
指先までちゃんと温まってる～
じわわ…
元気になったら入浴剤をいれて湯船にゆっくり浸かりたいな～
よしっ!! 週末はしっかり寝て湯船に入るぞ!
目標：湯船に入る

湯船に入る気力がない時はもちろん、体調不良時のサッと入浴にも良かったよ!

土曜日　全身パッキパキの冷えコリに！ 腕ふりストレッチ

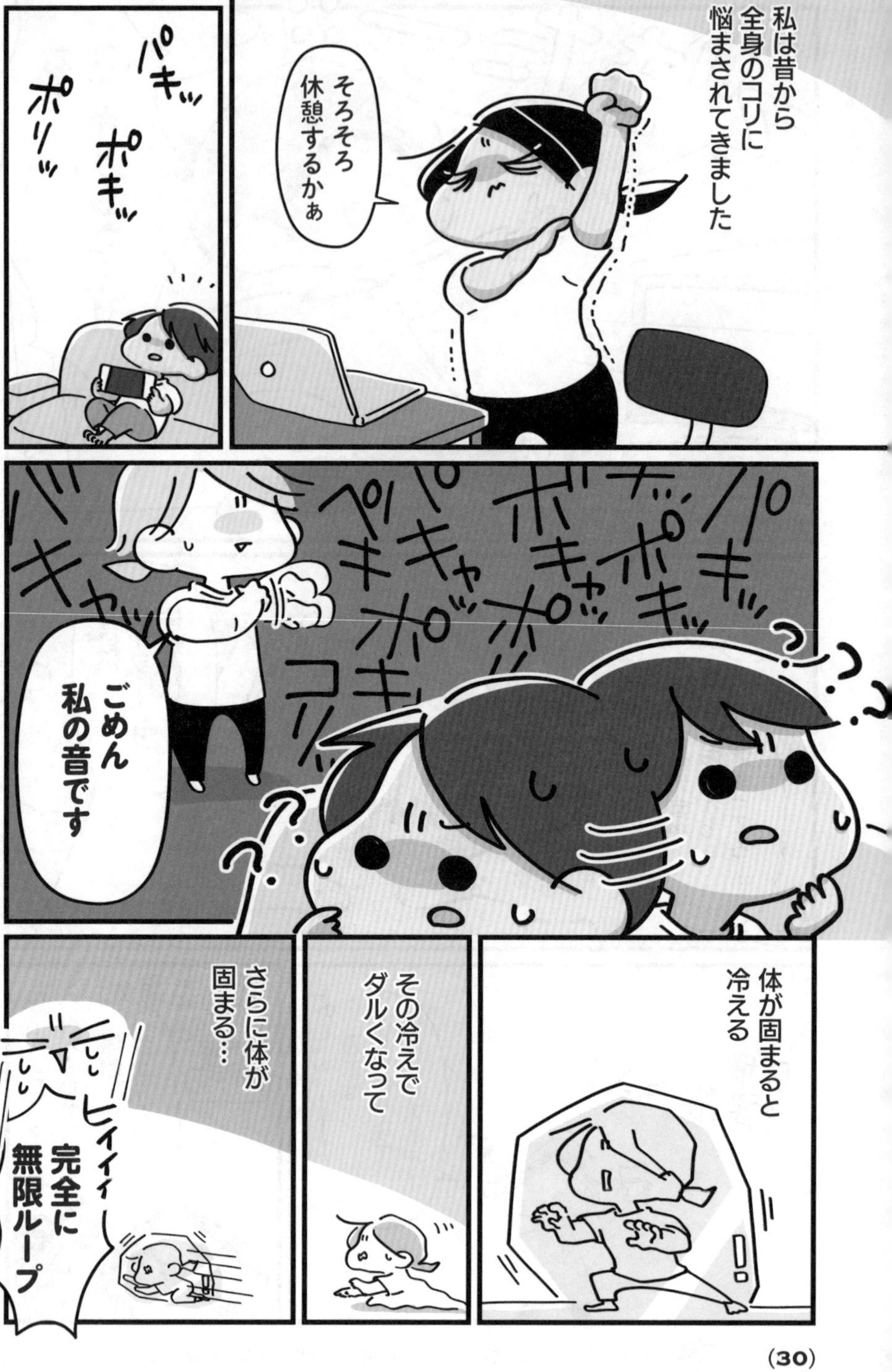
私は昔から全身のコリに悩まされてきました
そろそろ休憩するかぁ
パキッ
ポキッ
ポリッ
パキッ
ポキッ
ポキャッ
パキャッ
ポキッ
ポキャッ
ポキッ
ペキッ
バキャッ
コリッ
ごめん私の音です
体が固まると冷える
その冷えでダルくなって
さらに体が固まる…
ヒイイイ
完全に無限ループ

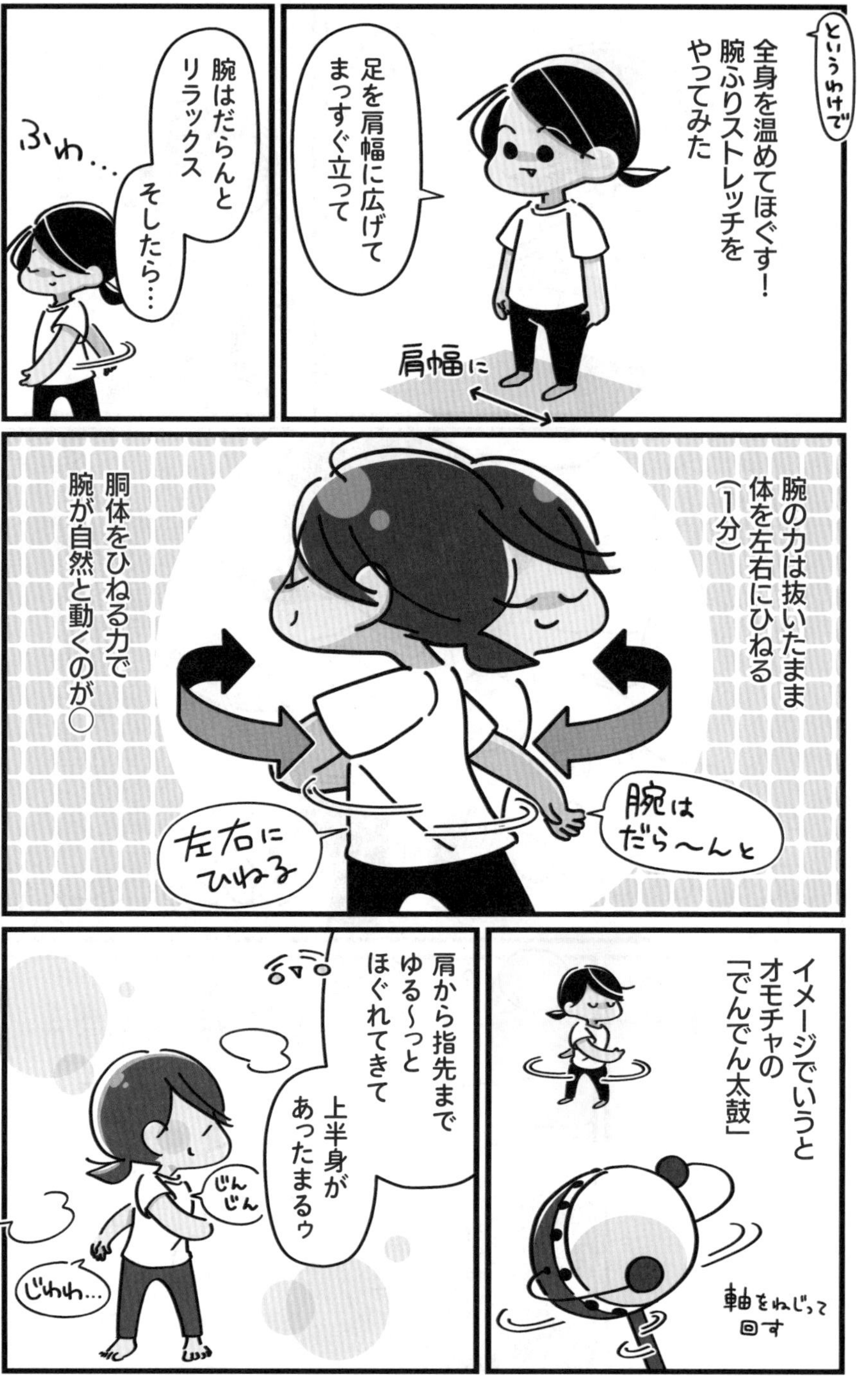
というわけで
全身を温めてほぐす！
腕ふりストレッチを
やってみた
足を肩幅に広げて
まっすぐ立って
肩幅に
腕はだらんと
リラックス
そしたら…
ふわ…
腕の力は抜いたまま
体を左右にひねる
（1分）
胴体をひねる力で
腕が自然と動くのが◯
腕は
だら〜んと
左右に
ひねる
イメージでいうと
オモチャの
「でんでん太鼓」
軸をねじって
回す
肩から指先まで
ゆる〜っと
ほぐれてきて
上半身が
あったまるゥ
じんじん
じわわ…

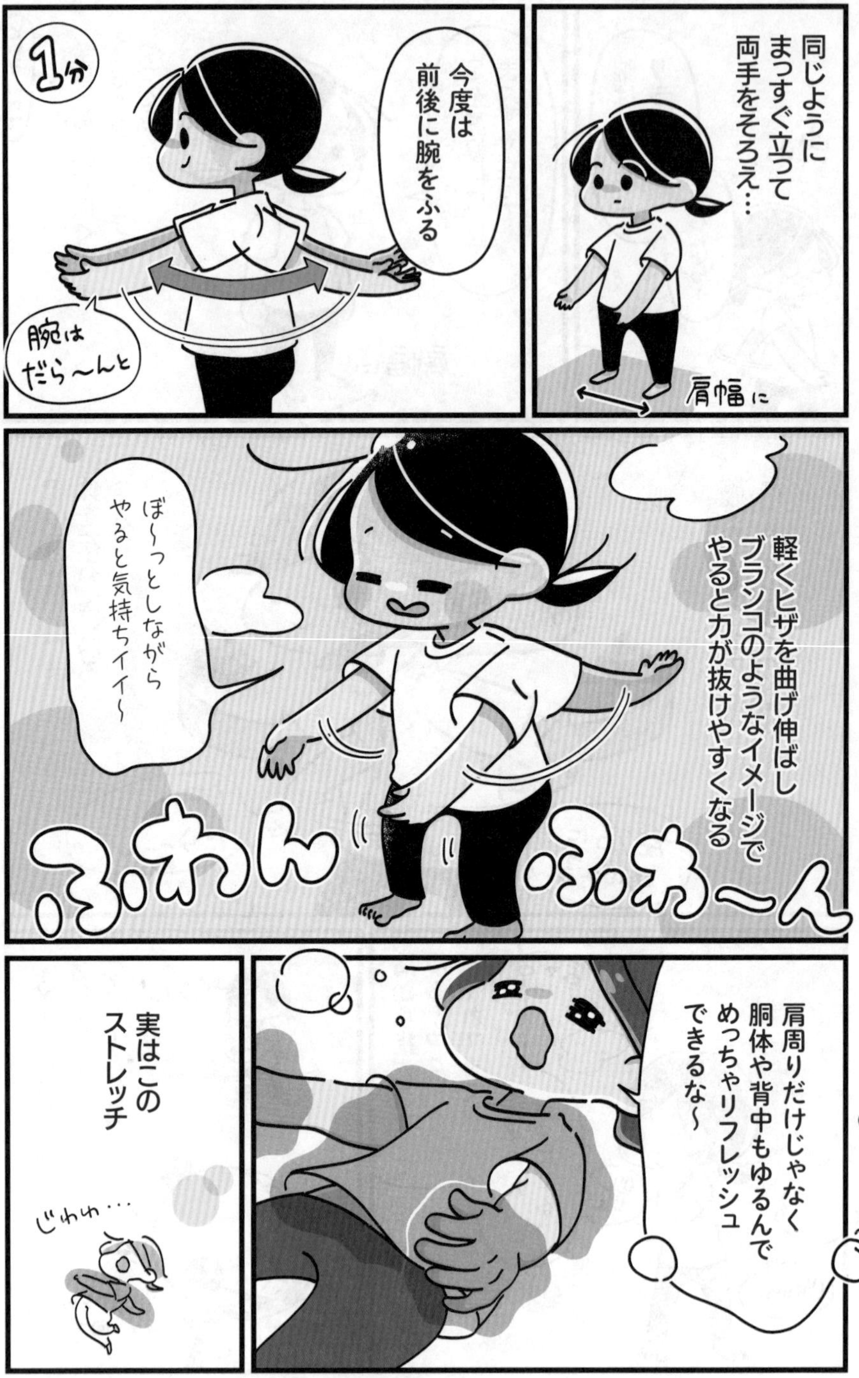

同じようにまっすぐ立って両手をそろえ…
肩幅に
1分
今度は前後に腕をふる
腕はだら〜んと
軽くヒザを曲げ伸ばしブランコのようなイメージでやると力が抜けやすくなる
ぼ〜っとしながらやると気持ちイイ〜
ふわん ふわ〜ん
肩周りだけじゃなく胴体や背中もゆるんでめっちゃリフレッシュできるな〜
実はこのストレッチ
じわわ…

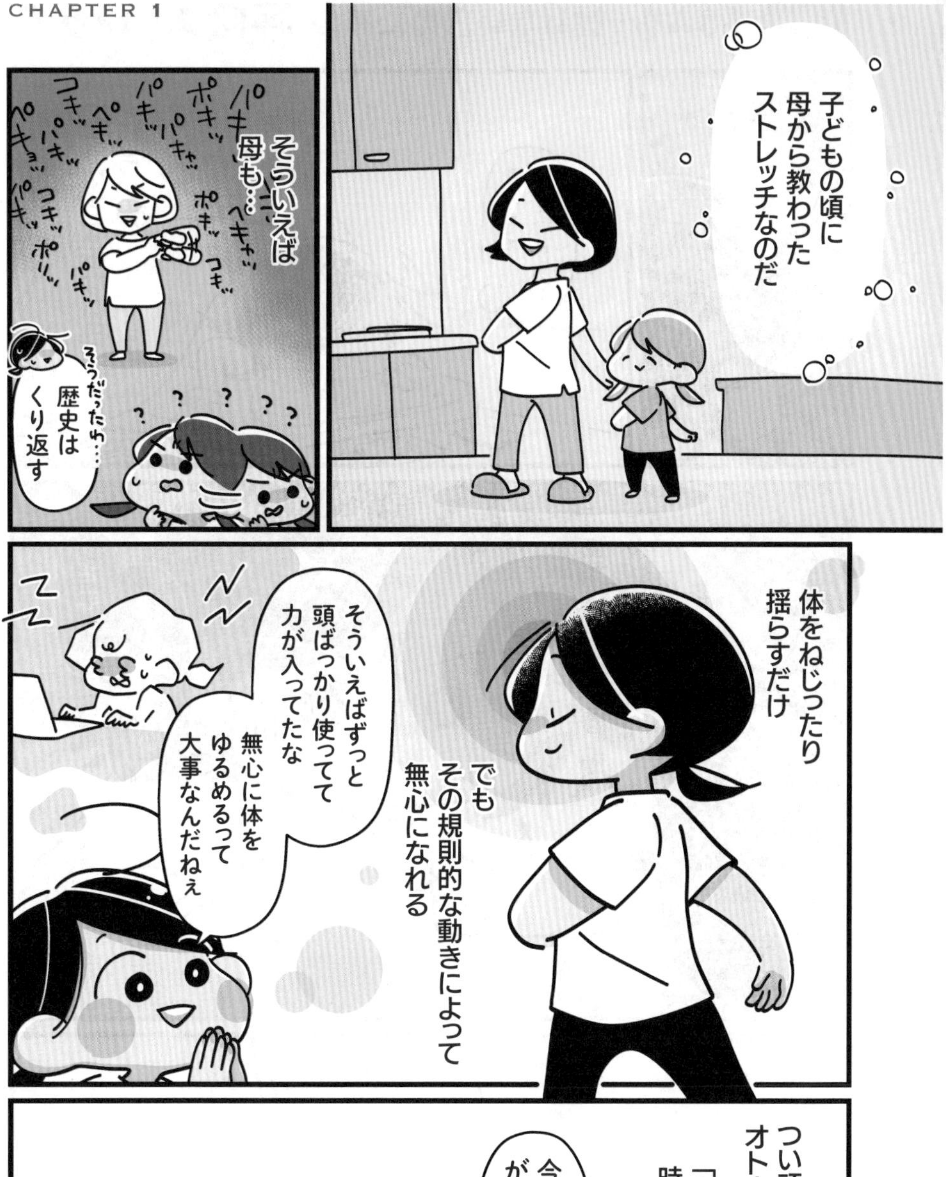
子どもの頃に母から教わったストレッチなのだ
そういえば母も…
そうだったわ…
歴史はくり返す
体をねじったり揺らすだけ
でもその規則的な動きによって無心になれる
そういえばずっと頭ばっかり使ってて力が入ってたな
無心に体をゆるめるって大事なんだねぇ
つい頑張りすぎるオトナだからこそ「ただ無心になる」時間が必要なのかも
今日はがんばったから
あとはコーヒー飲んでご自愛タイムだ!

母はこの運動や足上げをキッチンでやってました。私よりスキマゆるトレの達人かも?

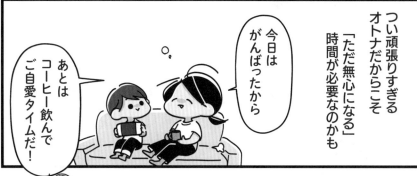

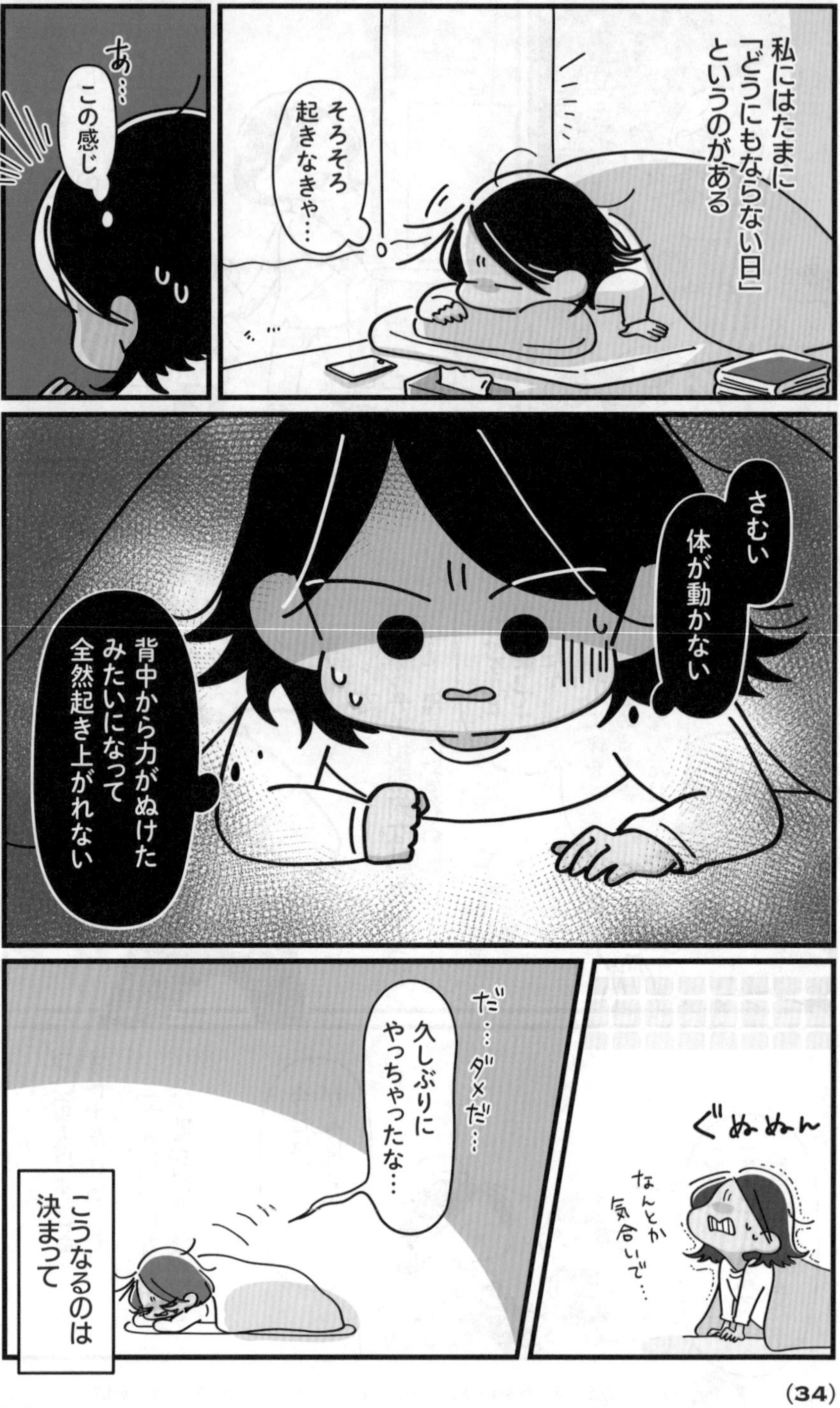
私にはたまに「どうにもならない日」というのがある
そろそろ起きなきゃ…
あ…
この感じ
さむい 体が動かない
背中から力がぬけたみたいになって全然起き上がれない
ぐぬぬん
なんとか気合いで…
だ…ダメだ…
久しぶりにやっちゃったな…
こうなるのは決まって

無理せずゆっくりいこうね！

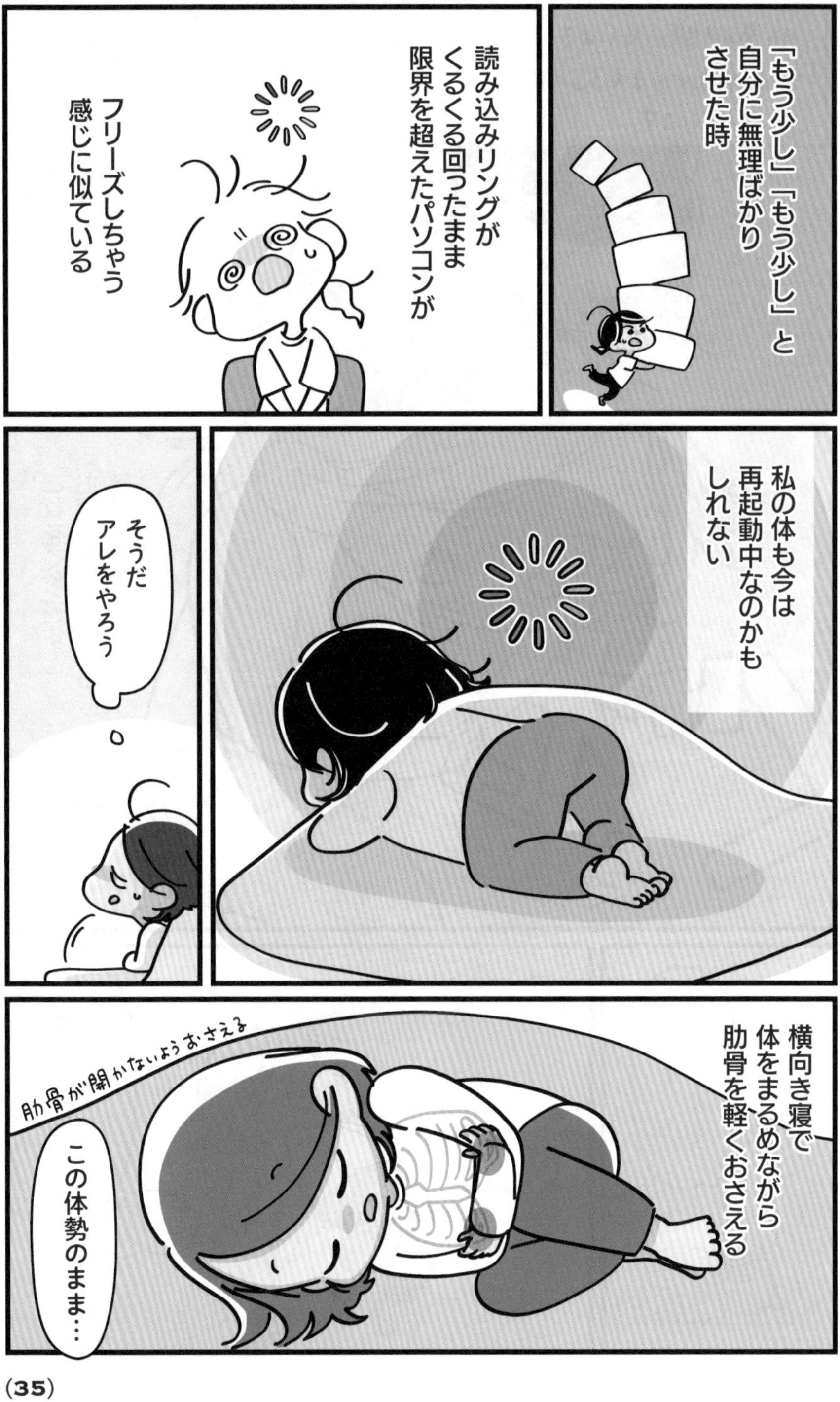
「もう少し」「もう少し」と
自分に無理ばかり
させた時
読み込みリングが
くるくる回ったまま
限界を超えたパソコンが
フリーズしちゃう
感じに似ている
私の体も今は
再起動中なのかも
しれない
そうだ
アレをやろう
横向き寝で
体をまるめながら
肋骨を軽くおさえる
肋骨が開かないようおさえる
この体勢のまま…

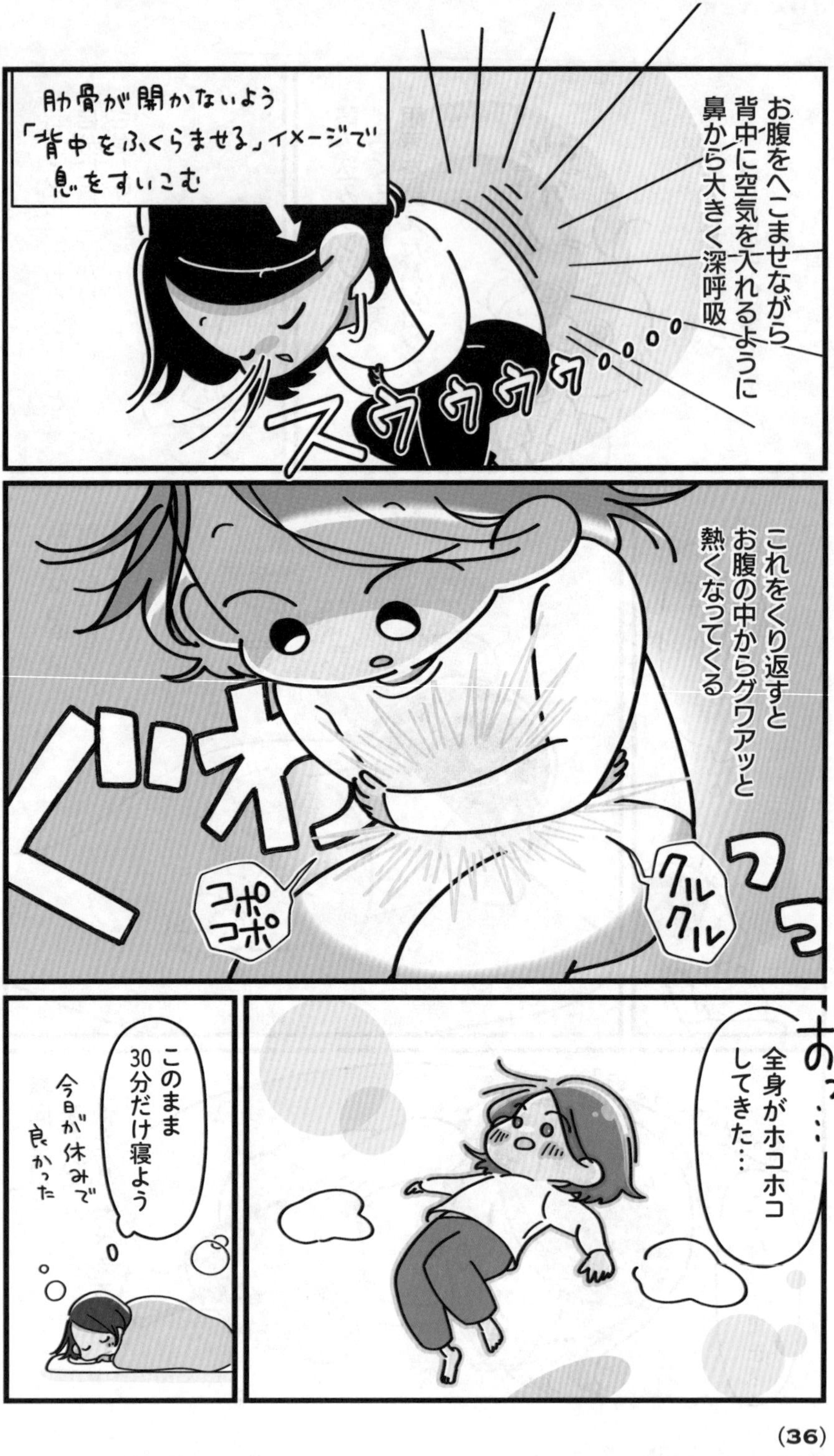
お腹をへこませながら
背中に空気を入れるように
鼻から大きく深呼吸
肋骨が開かないよう
「背中をふくらませる」イメージで
息をすいこむ
スゥゥゥゥ…
これをくり返すと
お腹の中からグワアッと
熱くなってくる
クルクル
コポコポ
おっ…
全身がホコホコ
してきた…
このまま
30分だけ寝よう
今日が休みで
良かった

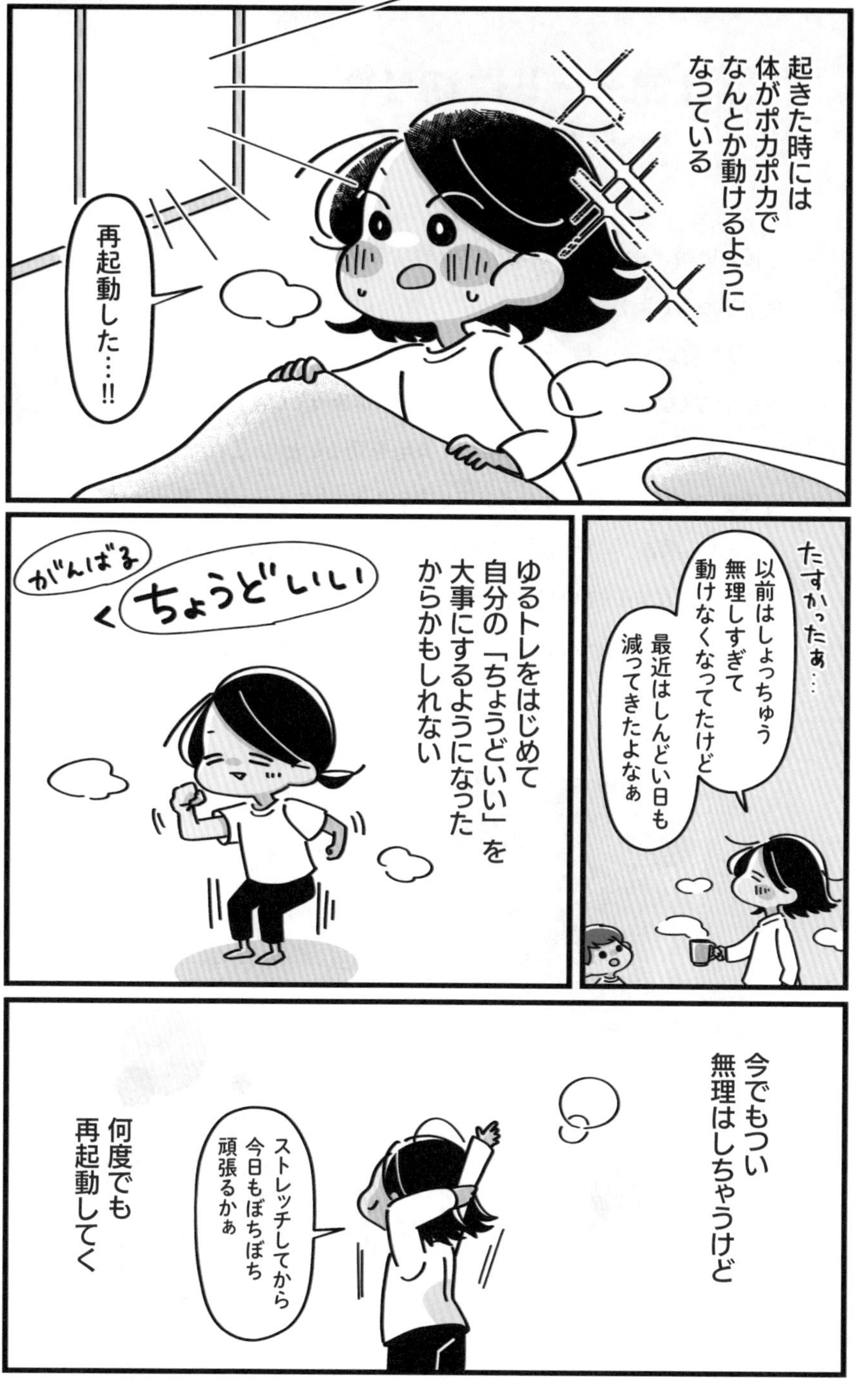
起きた時には
体がポカポカで
なんとか動けるように
なっている
再起動した…!!
たすかったぁ…
以前はしょっちゅう
無理しすぎて
動けなくなってたけど
最近はしんどい日も
減ってきたよなぁ
ゆるトレをはじめて
自分の「ちょうどいい」を
大事にするようになった
からかもしれない
がんばる
＜
ちょうどいい
今でもつい
無理はしちゃうけど
ストレッチしてから
今日もぼちぼち
頑張るかぁ
何度でも
再起動してく

この深呼吸は寝られない夜にもよくやります。体が温まってスウッと眠れる私のお守り。

ひと休みコラム①

ご自愛モードに切り替えるために欠かせないアイテムたち

忙しい時、余裕がない時、体を動かすのがキライな私はつい運動をサボってしまう。ストレッチした方がいいとは思いつつも面倒くさいしやりたくない……！　それで余計に体がバキバキになって、ますます余裕がなくなる。こんな負の無限ループにはまってしまうことがよくある。

そんな時に私がまずやるのが「鼻毛を切ること」。これが結構バカにできなくて、丁寧に鼻をメンテしていると、「ちょっと眉も整えようかな」「爪も磨こう」そして「ストレッチくらいなら…」と、どんどん自分を整える方に向いていける。

きっと予定だとかタスクだとか、「外」に向いている関心を自分の体や心に向けるための、私の中の儀式なんだろうなぁと思う。

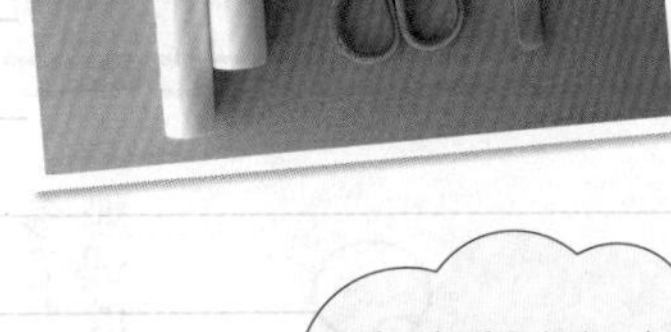

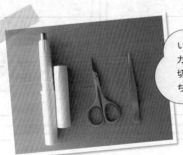

いつも使ってる鼻毛カッターと毛抜き、眉切りバサミたち。めっちゃキレイに切れる。

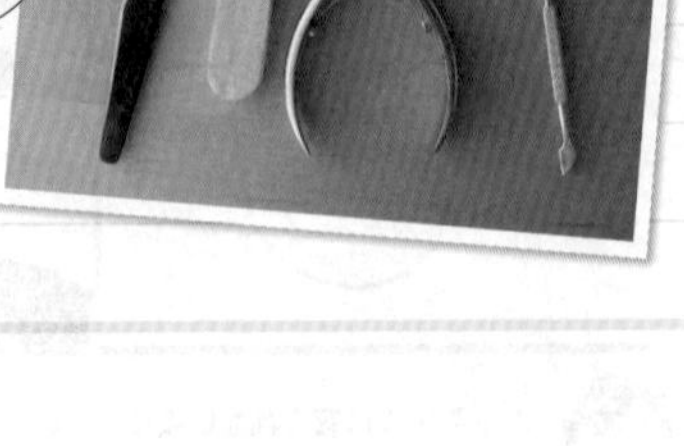

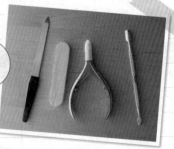

爪のお手入れセット。いつの間にかこんなに増えてたな〜。

第2章

＼体が限界！／

寝落ちするほど気持ちいいストレッチ

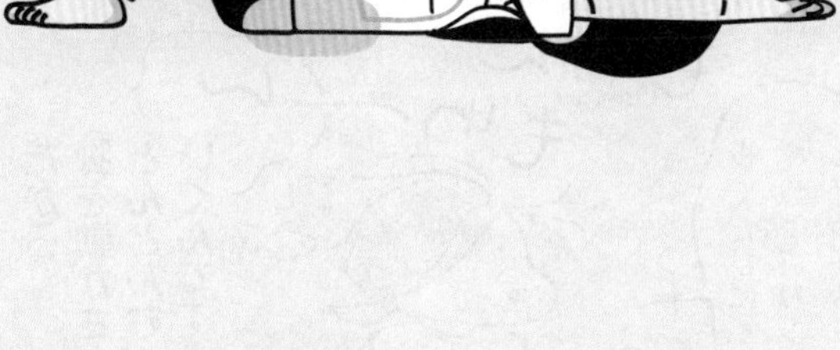

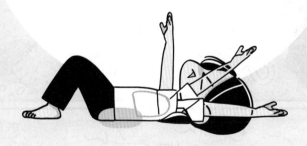

むくみがとれる! 壁で脚やせストレッチ

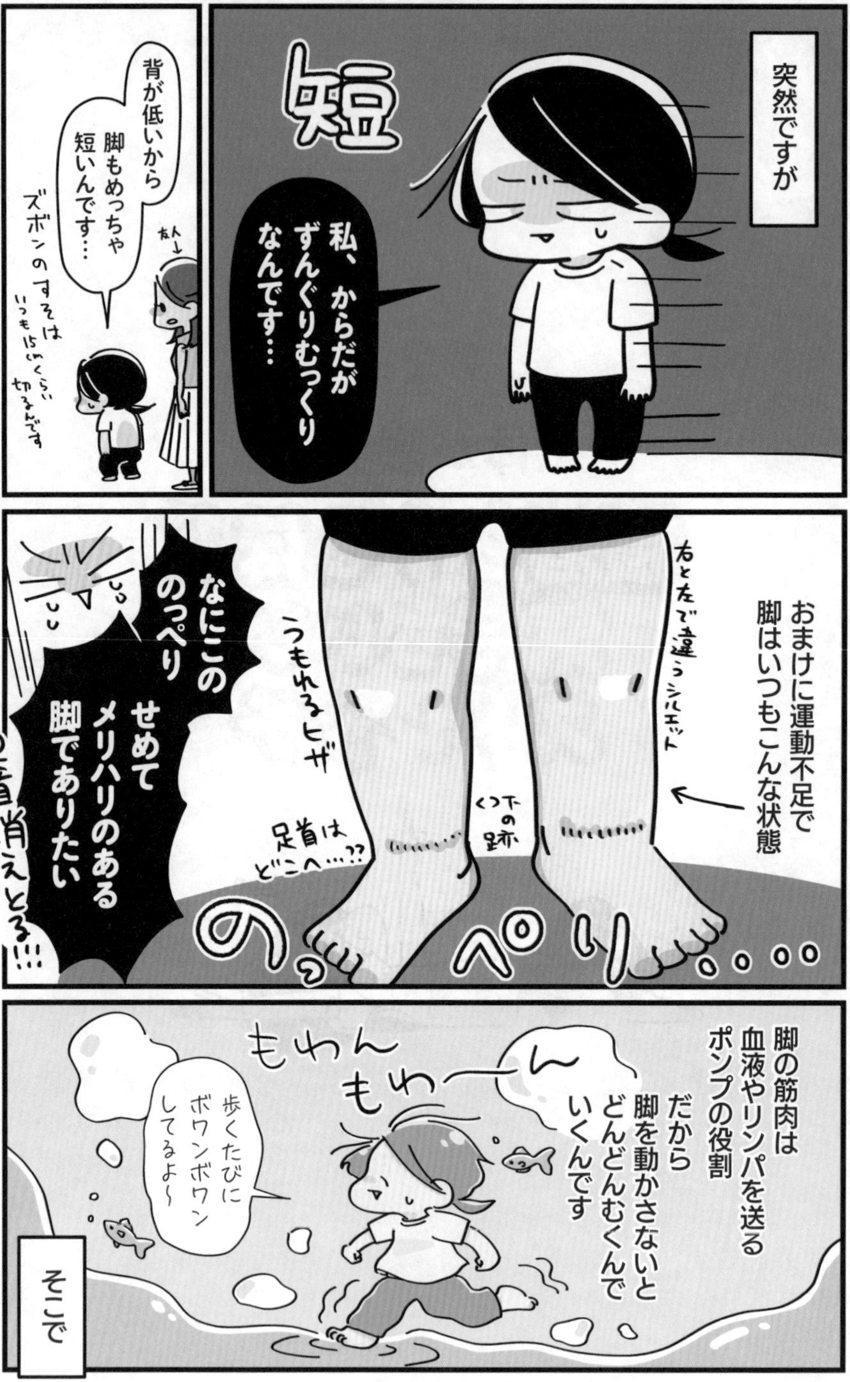
突然ですが
短
私、からだがずんぐりむっくりなんです…
背が低いから脚もめっちゃ短いんです…
友人↓
ズボンのすそはいつも15cmくらい切るんです
おまけに運動不足で脚はいつもこんな状態
右と左で違うシルエット
うもれるヒザ
くつ下の跡
足首はどこへ…??
のっぺり…。。
なにこののっぺり
せめてメリハリのある脚でありたい
足首消えとる!!!
脚の筋肉は血液やリンパを送るポンプの役割
だから脚を動かさないとどんどんむくんでいくんです
もわんもわ〜ん
歩くたびにボワンボワンしてるよ〜
そこで

この章ではハードルが低い順にストレッチを紹介していくよ

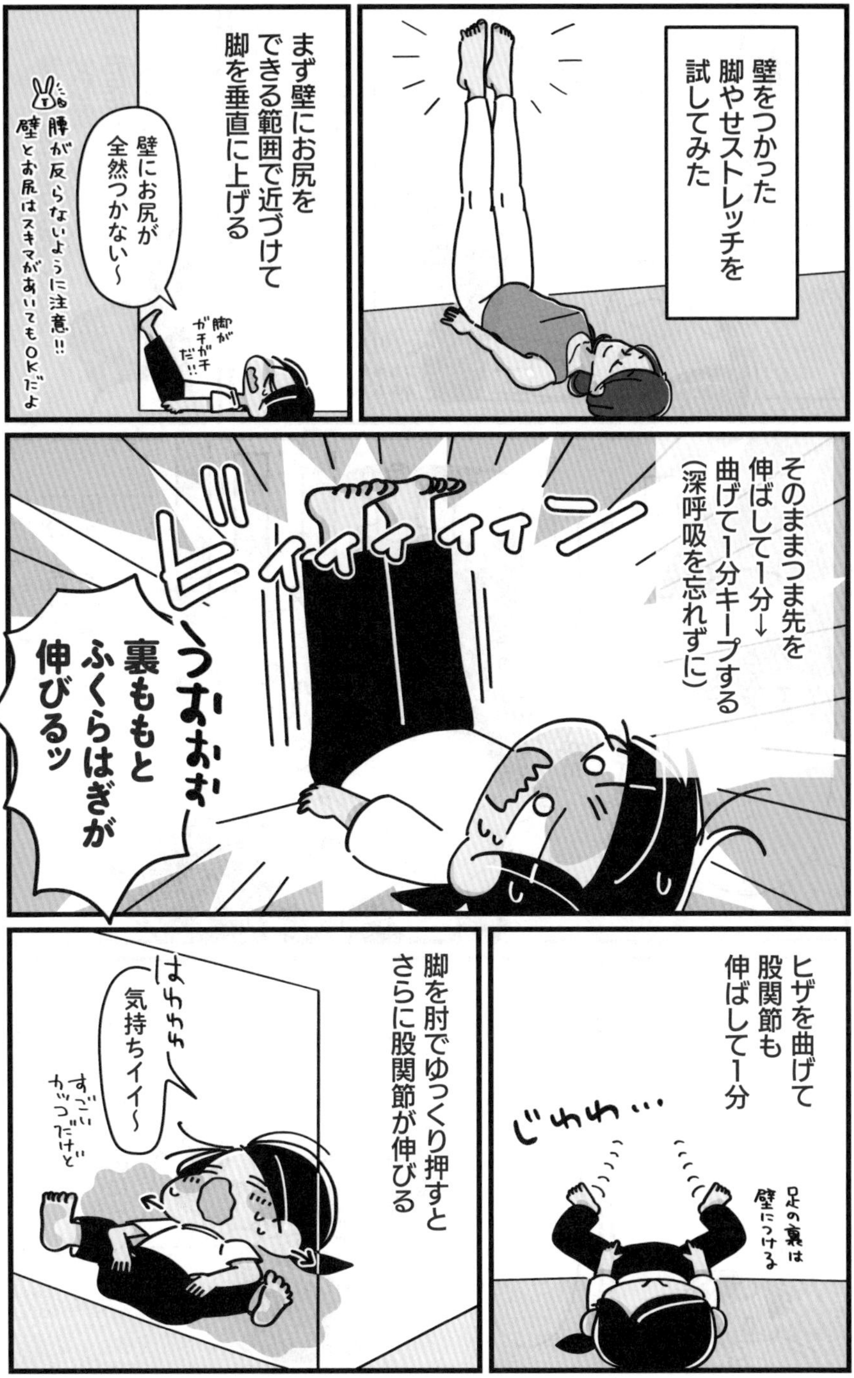
壁をつかった
脚やせストレッチを
試してみた
まず壁にお尻を
できる範囲で近づけて
脚を垂直に上げる
壁にお尻が
全然つかない～
脚がガチガチだ!!
腰が反らないように注意!!
壁とお尻はスキマがあいてもOKだよ
そのままつま先を
伸ばして1分→
曲げて1分キープする
(深呼吸を忘れずに)
ビィィィィィーン
うおおお
裏ももと
ふくらはぎが
伸びるッ
ヒザを曲げて
股関節も
伸ばして1分
じわわ…
足の裏は
壁につけるみ
脚を肘でゆっくり押すと
さらに股関節が伸びる
はわわわ
気持ちイイ～
すごいカッコだけど

寝落ちするほど気持ちいい

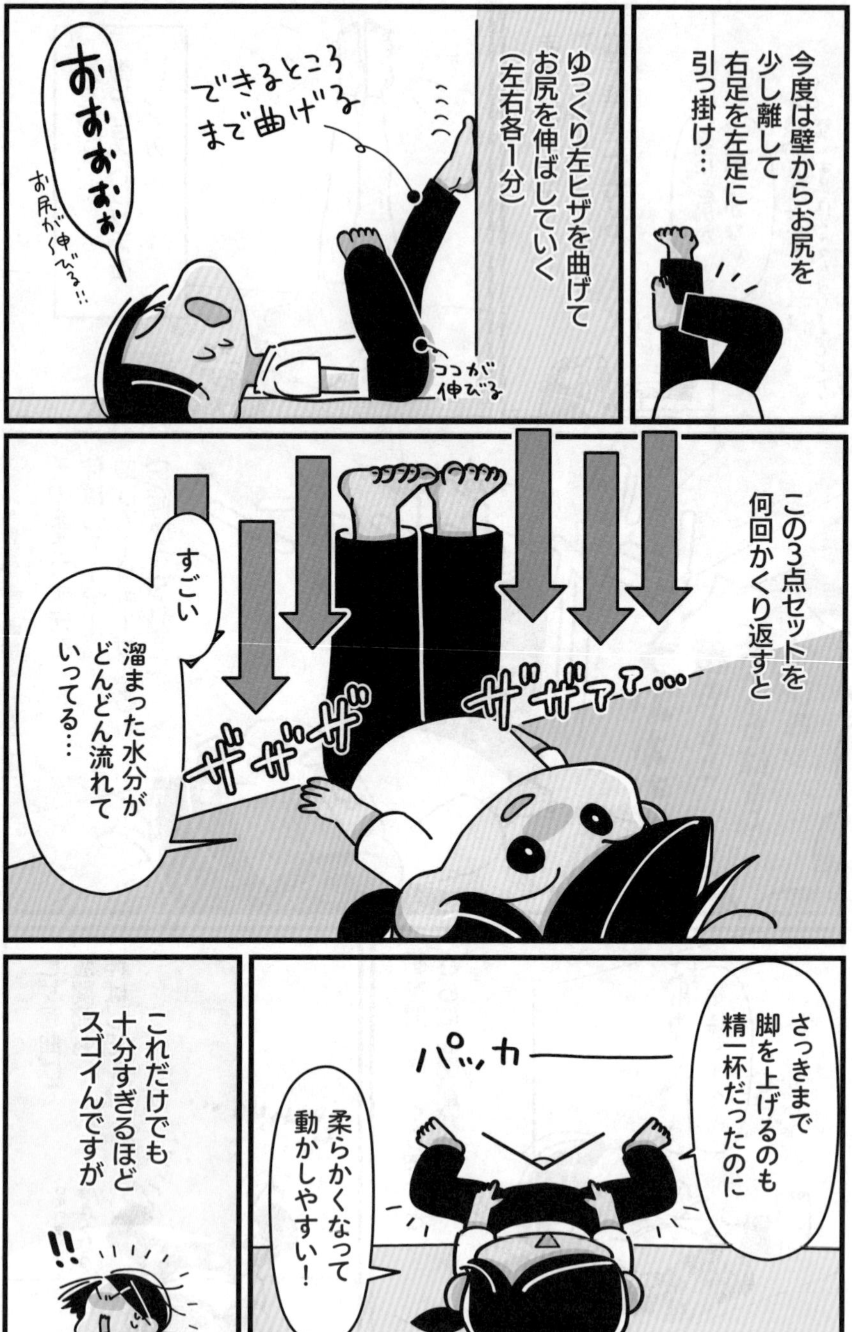

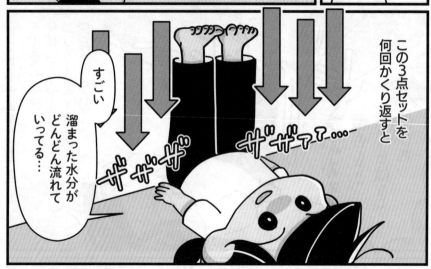

今度は壁からお尻を少し離して右足を左足に引っ掛け…
ゆっくり左ヒザを曲げてお尻を伸ばしていく（左右各1分）
できるところまで曲げる
ココが伸びる
おおおぉ
お尻が伸び〜びる!!
この3点セットを何回かくり返すと
ザザァァ…
ザザザ
すごい
溜まった水分がどんどん流れていってる…
さっきまで脚を上げるのも精一杯だったのに
パッカー
柔らかくなって動かしやすい！
これだけでも十分すぎるほどスゴイんですが
!!

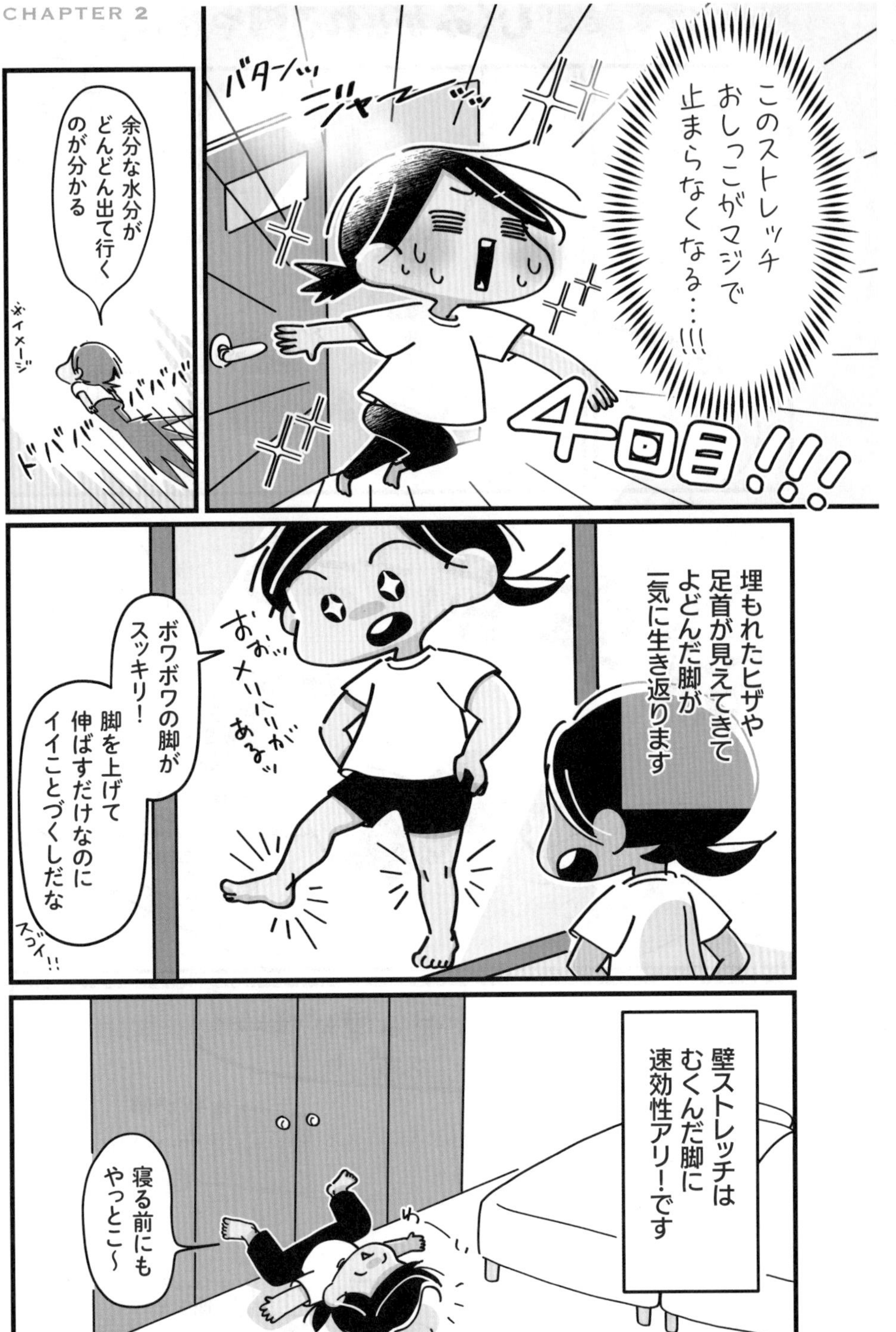
バターンッ
ジャアーッ
このストレッチおしっこがマジで止まらなくなる…!!!
4回目!!!
余分な水分がどんどん出て行くのが分かる
※イメージ
ドババババ
埋もれたヒザや足首が見えてきてよどんだ脚が一気に生き返ります
おぉッ メリハリがあるッ
ボワボワの脚がスッキリ!
脚を上げて伸ばすだけなのにイイことづくしだな
スゴイ!!
壁ストレッチはむくんだ脚に速効性アリ!です
寝る前にもやっとこ～

「脚がスッキリした!」の声多数!「夜のトイレの回数が減った」という方もいました!

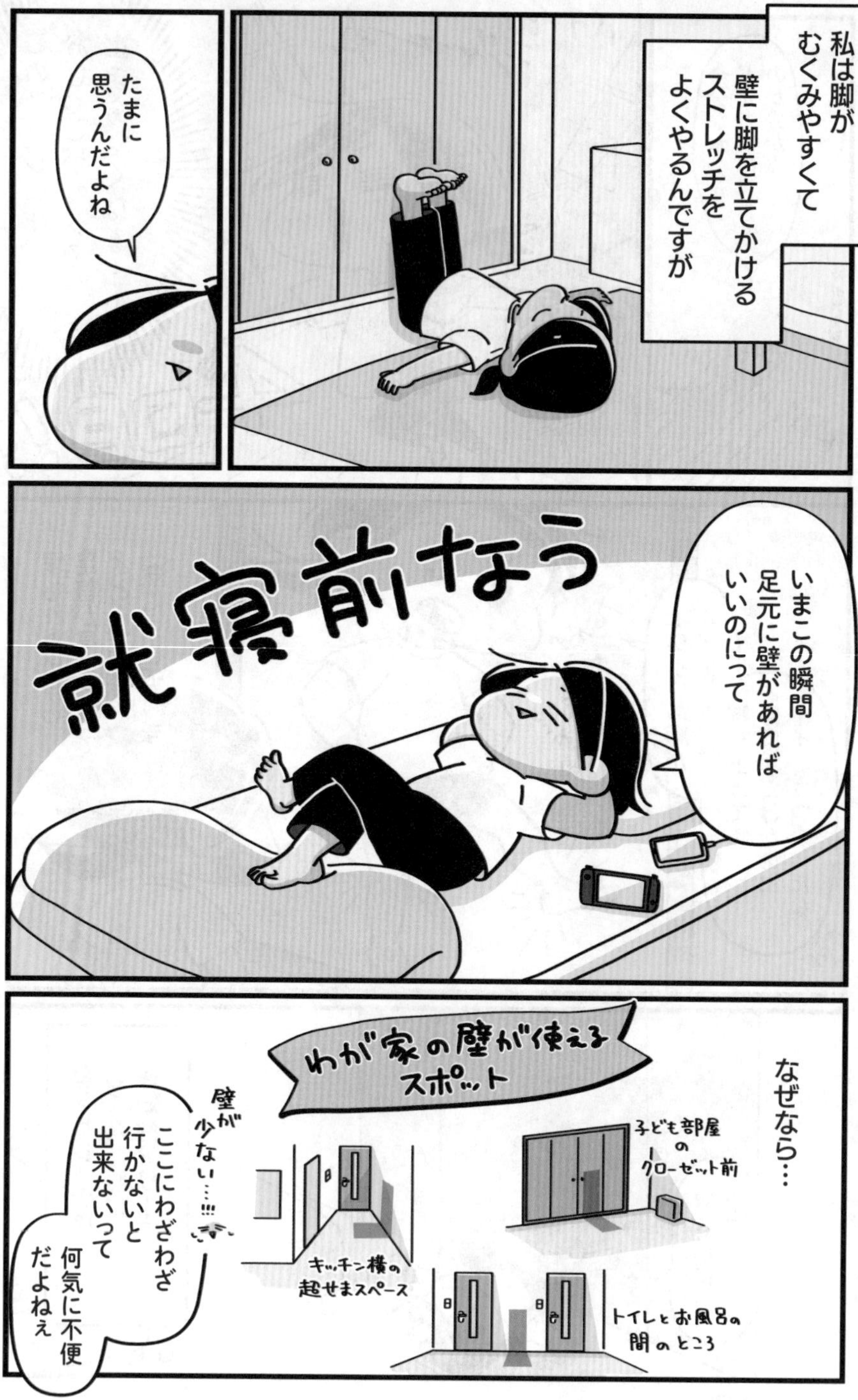
私は脚がむくみやすくて
壁に脚を立てかけるストレッチをよくやるんですが
たまに思うんだよね
いまこの瞬間足元に壁があればいいのにって
就寝前なう
なぜなら…
わが家の壁が使えるスポット
子ども部屋のクローゼット前
キッチン横の超せまスペース
トイレとお風呂の間のところ
壁が少ない…!!!
ここにわざわざ行かないと出来ないって何気に不便だよねぇ

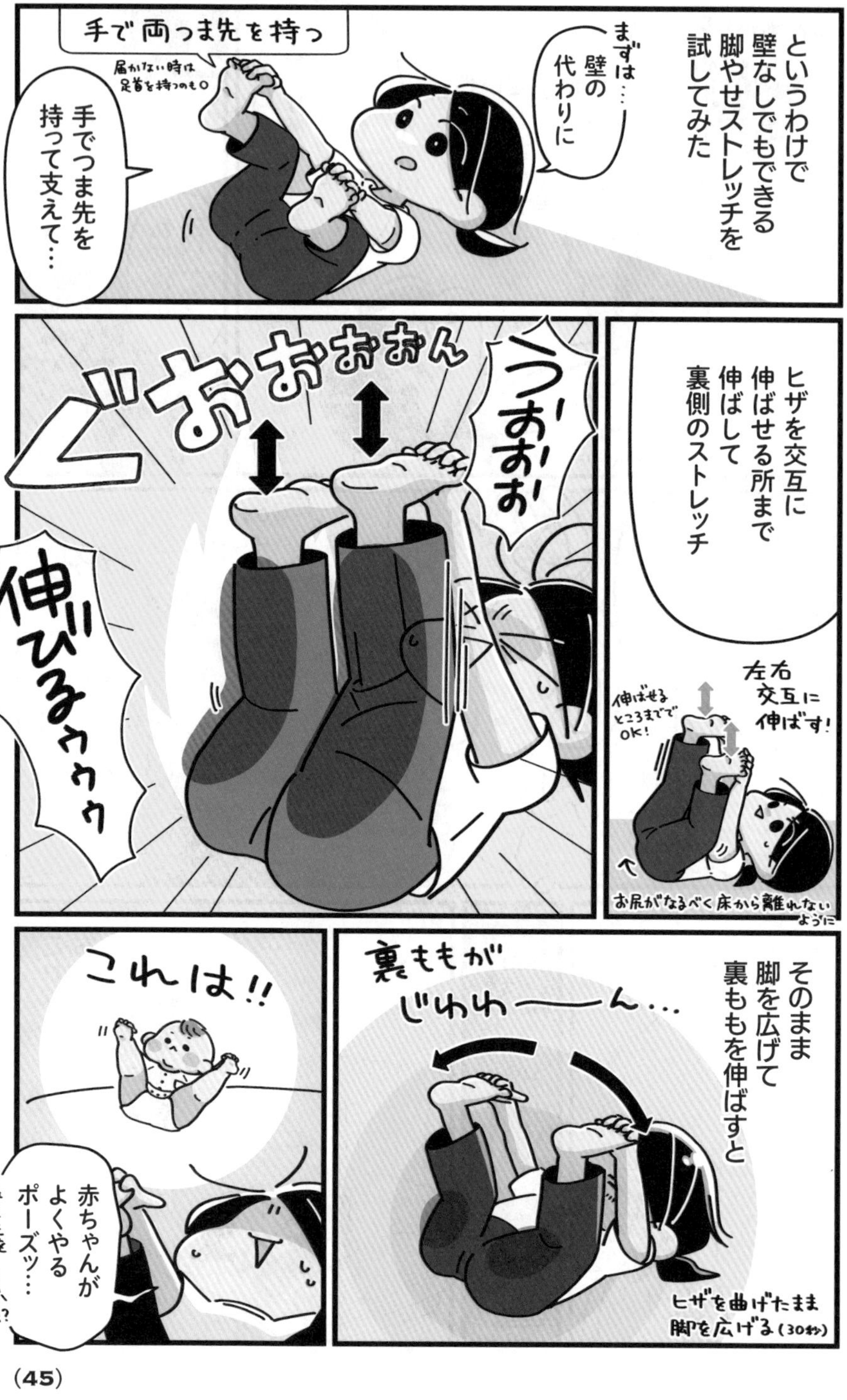
というわけで壁なしでもできる脚やせストレッチを試してみた
まずは…壁の代わりに
手で両つま先を持つ
届かない時は足首を持つのも○
手でつま先を持って支えて…
ヒザを交互に伸ばせる所まで伸ばして裏側のストレッチ
左右交互に伸ばす!
伸ばせるところまででOK!
お尻がなるべく床から離れないように
うおおお
ぐおおおおん
伸びるウウウ
そのまま脚を広げて裏ももを伸ばすと
裏ももがじわわ——ん…
ヒザを曲げたまま脚を広げる(30秒)
これは!!
赤ちゃんがよくやるポーズッ…
裏ももを伸ばしてたのか!?

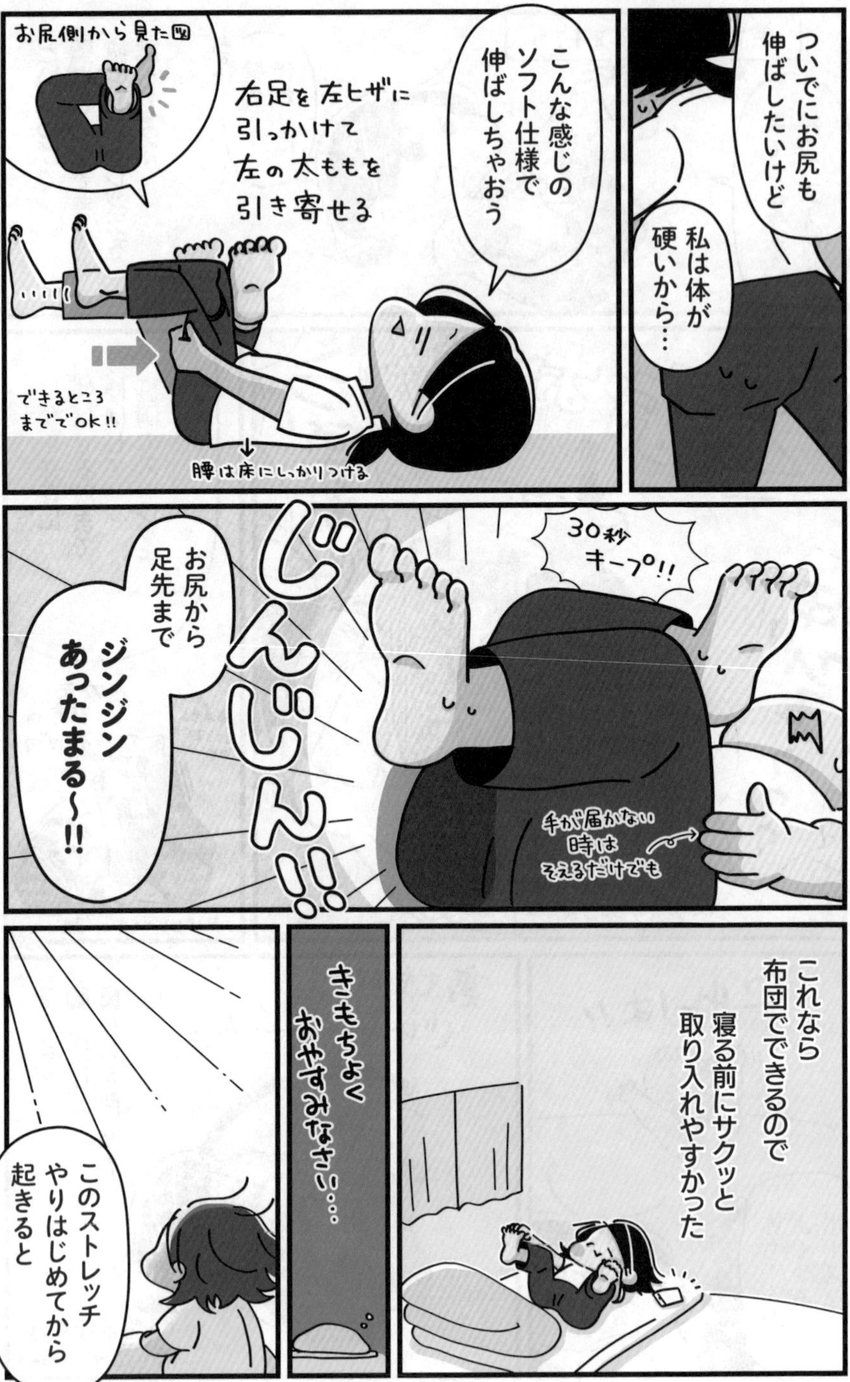
ついでにお尻も伸ばしたいけど
私は体が硬いから…
こんな感じのソフト仕様で伸ばしちゃおう
右足を左ヒザに引っかけて左の太ももを引き寄せる
お尻側から見た図
できるところまででOK!!
腰は床にしっかりつける
30秒キープ!!
じんじん!!
お尻から足先まで
ジンジンあったまる〜!!
手が届かない時はそえるだけでも
これなら布団でできるので寝る前にサクッと取り入れやすかった
きもちよくおやすみなさい…
このストレッチやりはじめてから起きると

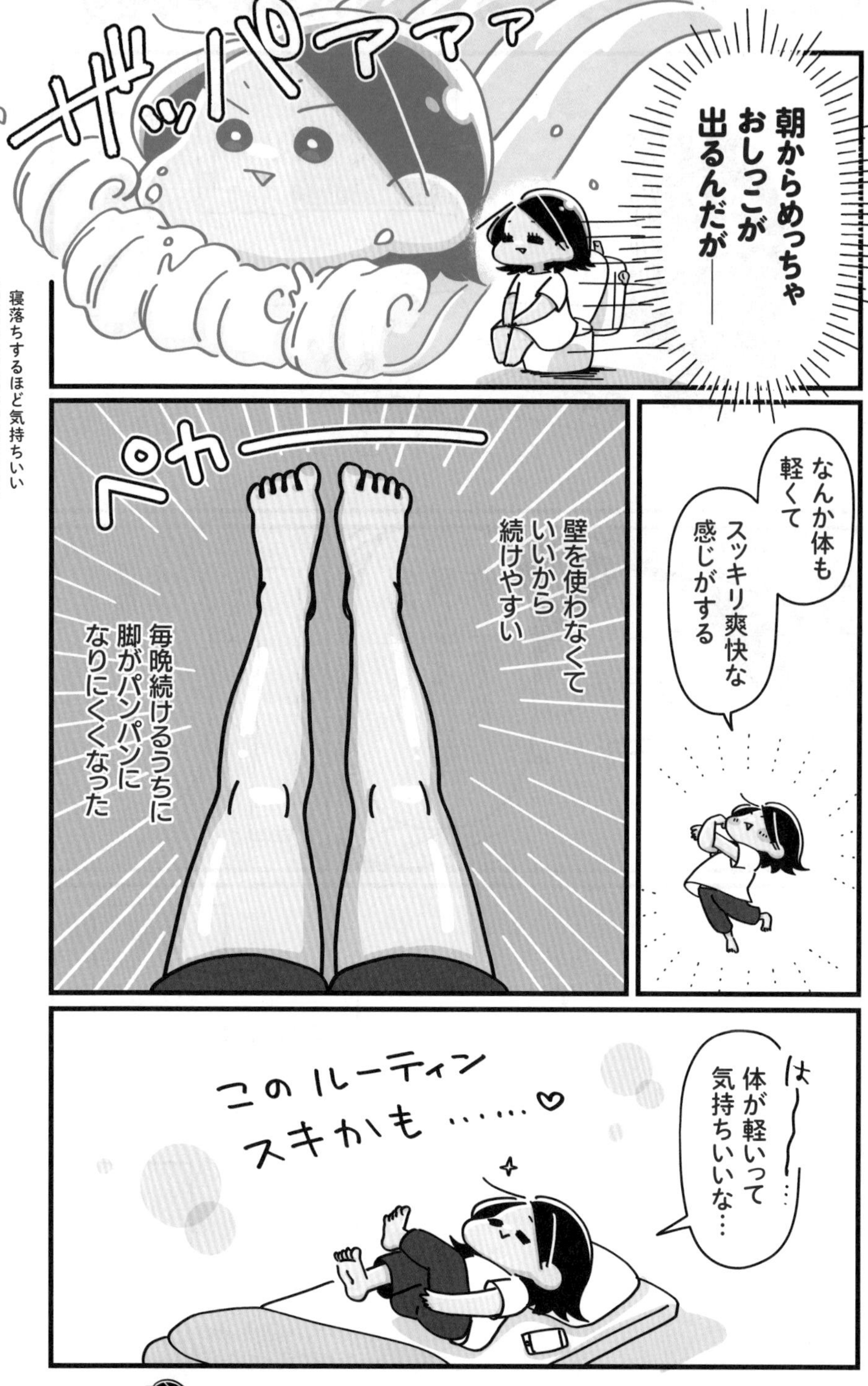
ザッパアァァ
朝からめっちゃおしっこが出るんだが――
なんか体も軽くてスッキリ爽快な感じがする
ペカーーー
壁を使わなくていいから続けやすい
毎晩続けるうちに脚がパンパンになりにくくなった
は～…体が軽いって気持ちいいな…
このルーティンスキかも……♡

寝る前はもちろん、テレビを見ながらやるのも良し！ 足を広げるのが好きです。

究極のズボラストレッチ！ あおむけバンザイリセット

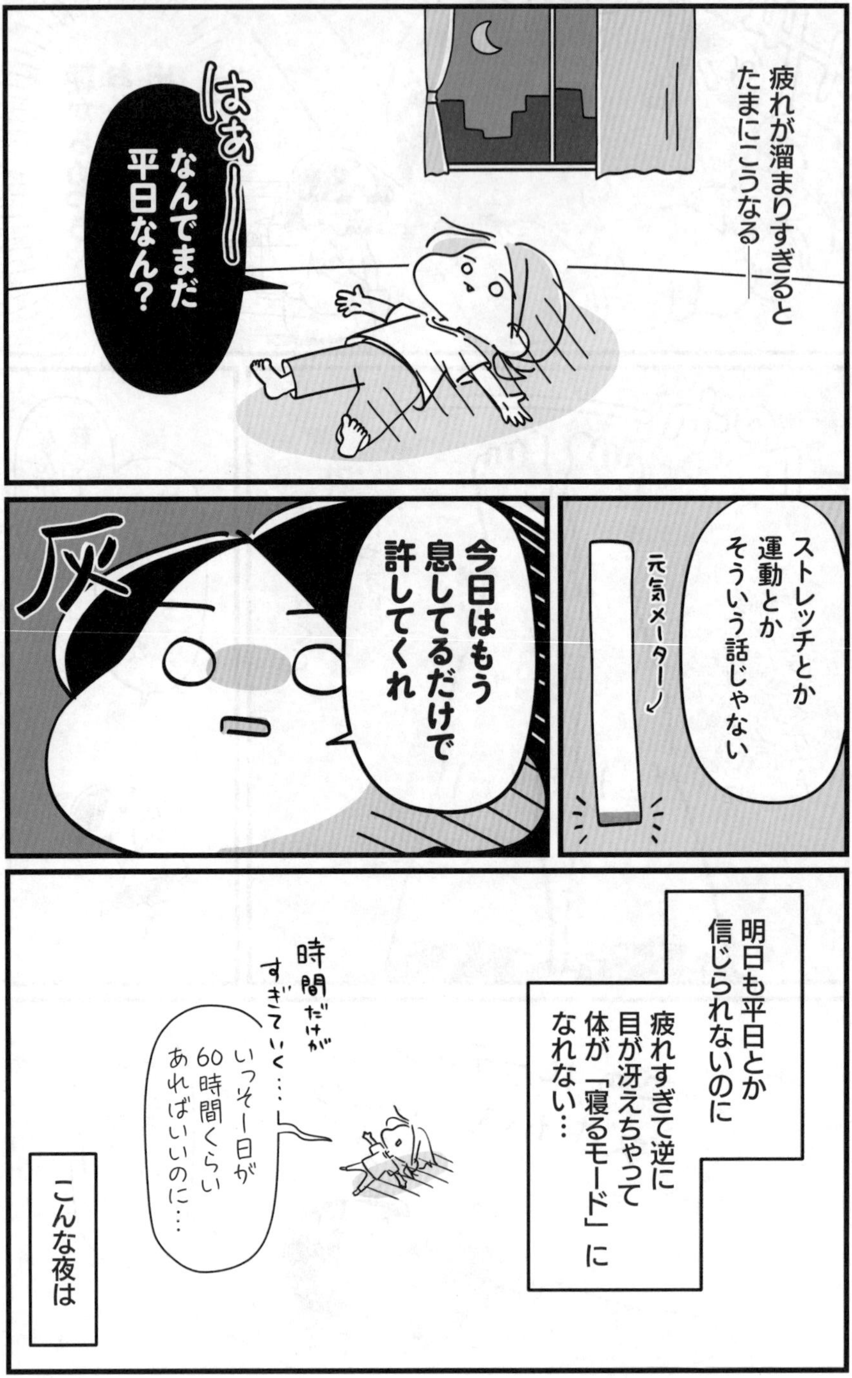

疲れが溜まりすぎると
たまにこうなる――
はぁーー
なんでまだ平日なん？
ストレッチとか運動とかそういう話じゃない
元気メーター↓
灰
今日はもう息してるだけで許してくれ
明日も平日とか信じられないのに
疲れすぎて目が冴えちゃって逆に体が「寝るモード」になれない…
時間だけがすぎていく…
いっそ1日が60時間くらいあればいいのに…
こんな夜は

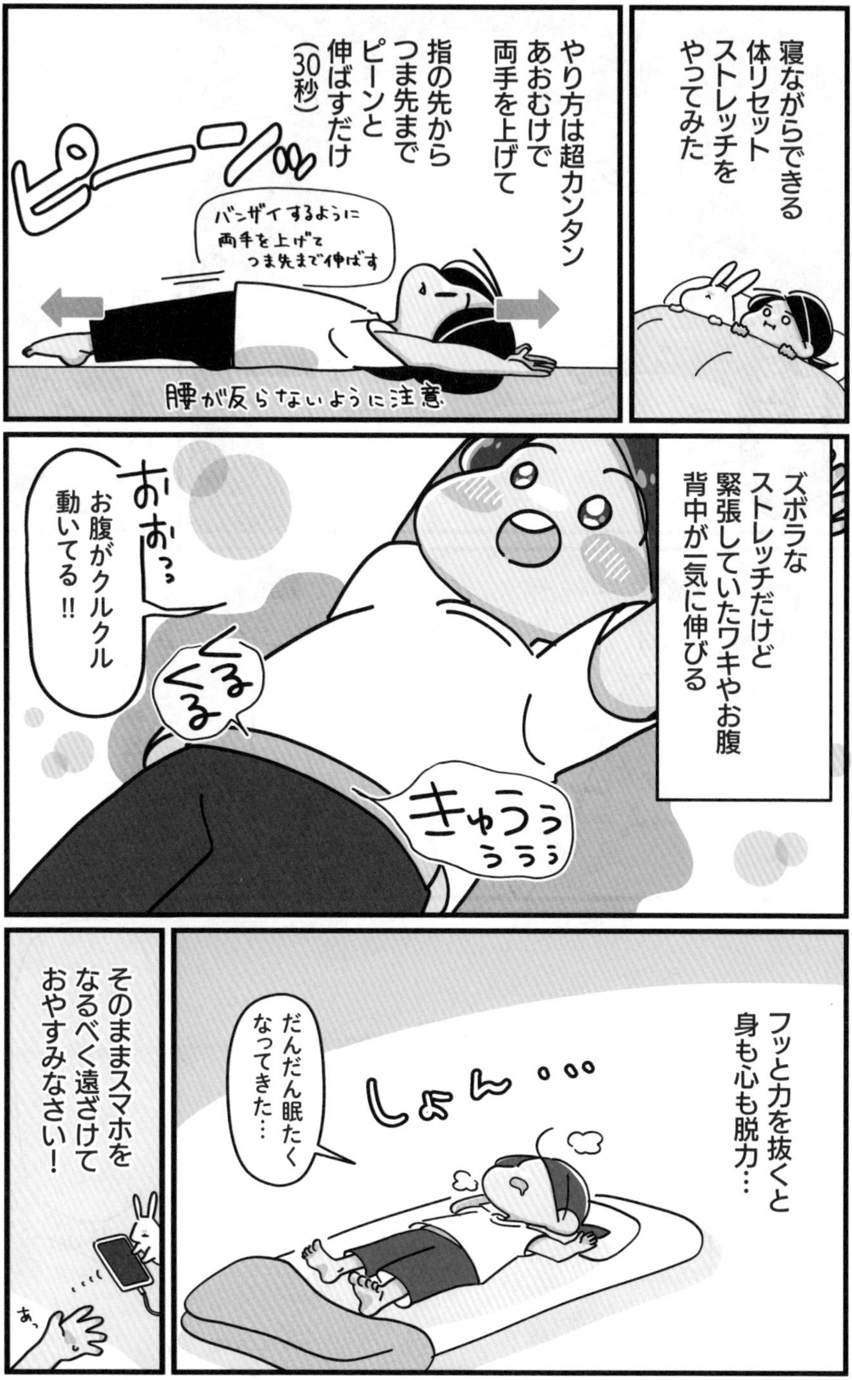
寝ながらできる体リセットストレッチをやってみた
やり方は超カンタン あおむけで両手を上げて指の先からつま先までピーンと伸ばすだけ（30秒）
ピーーンッ
バンザイするように両手を上げてつま先まで伸ばす
腰が反らないように注意
ズボラなストレッチだけど緊張していたワキやお腹背中が一気に伸びる
おおっっ
お腹がクルクル動いてる!!
くるくる
きゅうううううう
フッと力を抜くと身も心も脱力…
しょん…
だんだん眠たくなってきた…
そのままスマホをなるべく遠ざけておやすみなさい！
あっ

食べ過ぎちゃった時にもオススメ。お腹がめっちゃゴロゴロ動きます…！

胸&背中スッキリ! あおむけ上半身トレ

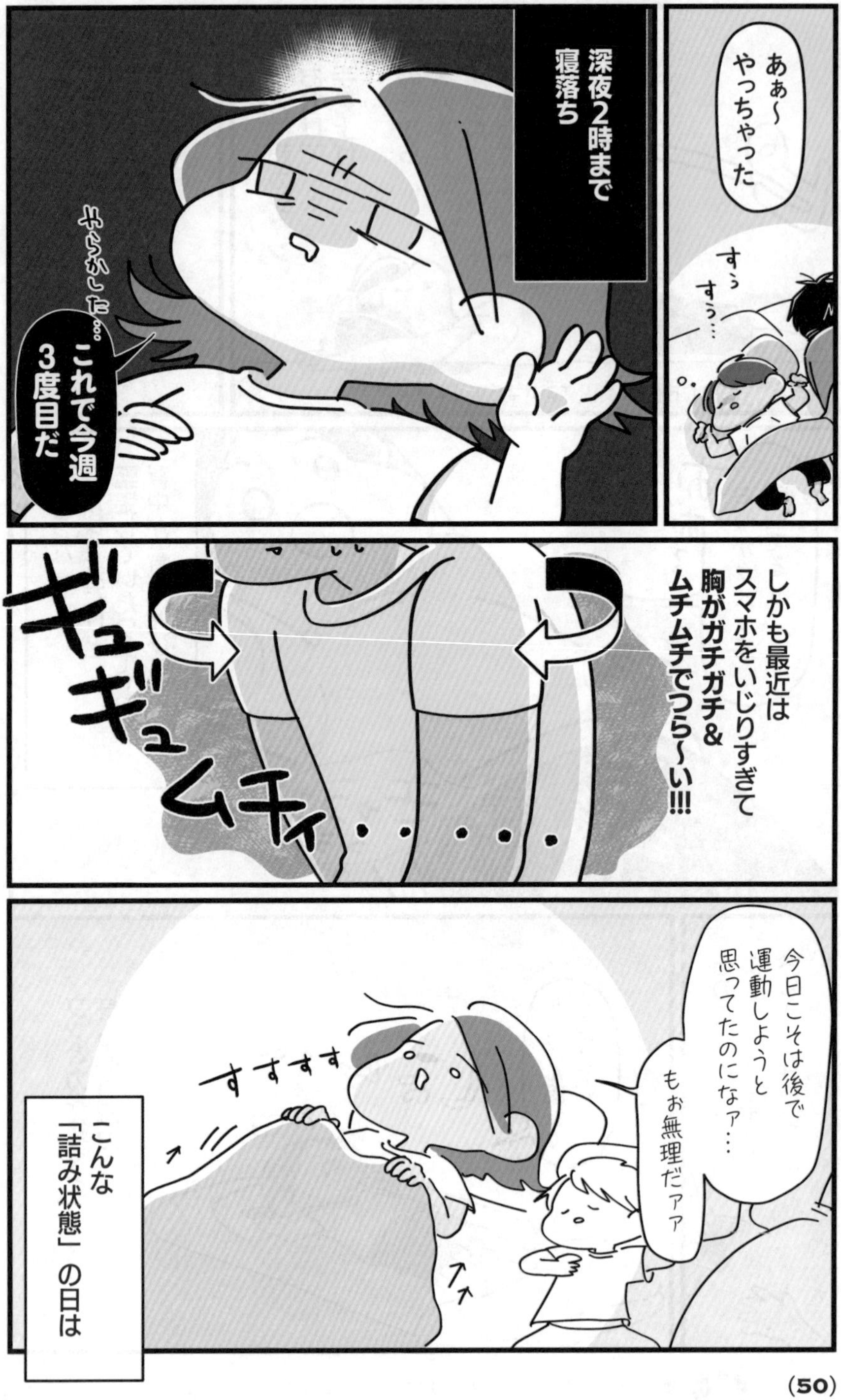
あぁ〜
やっちゃった
すぅ
すぅ…
深夜2時まで
寝落ち
これで今週
3度目だ
やらかした…
しかも最近は
スマホをいじりすぎて
胸がガチガチ&
ムチムチでつら〜い!!!
ギュギュムチィ……
今日こそは後で
運動しようと
思ってたのになァ…
もお無理だァ
すすすす
こんな
「詰み状態」の日は

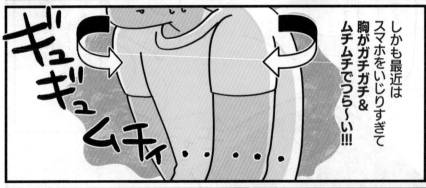

疲れた日はいっぱい寝てね!

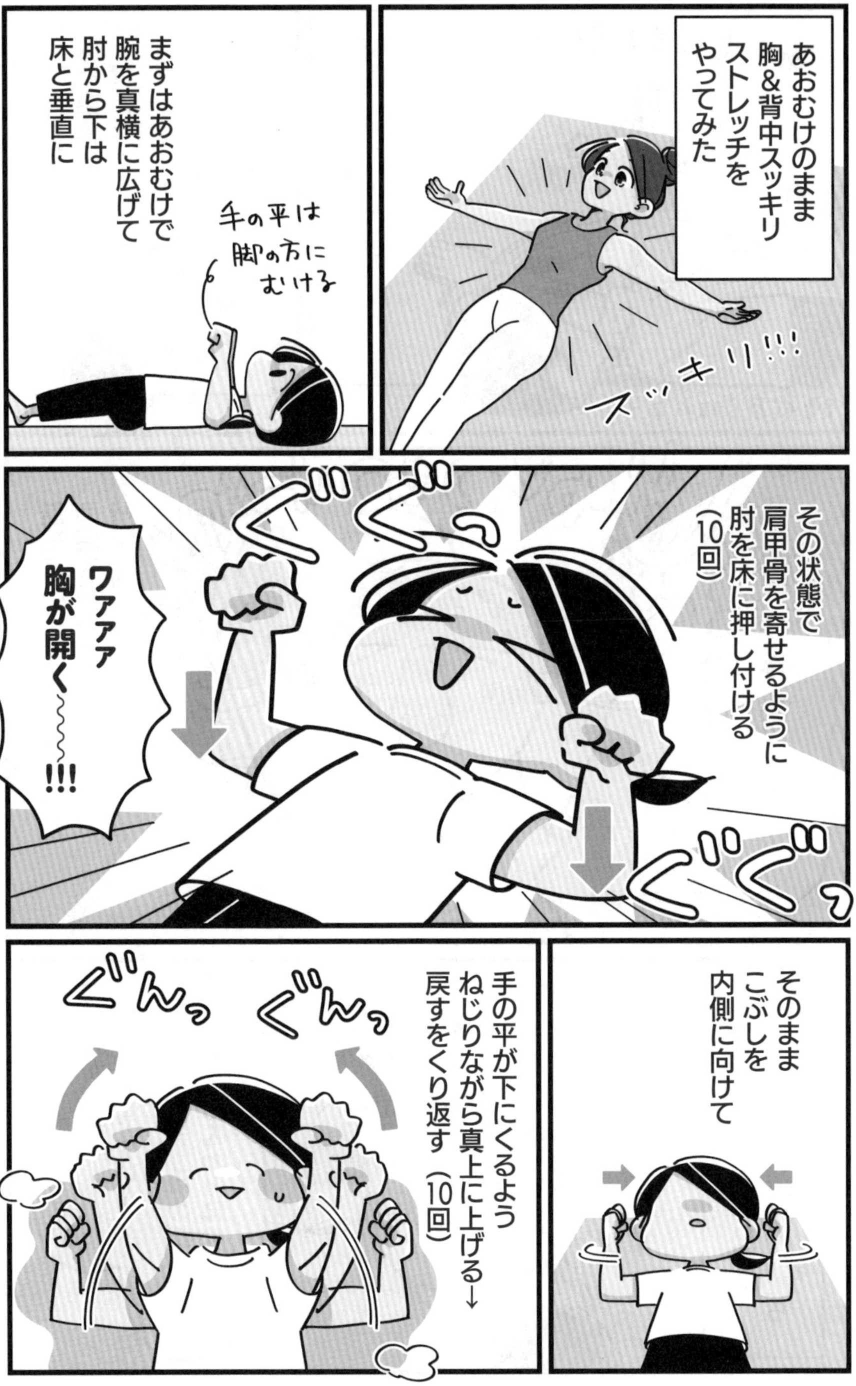
あおむけのまま
胸&背中スッキリ
ストレッチを
やってみた
スッキリ!!!
まずはあおむけで
腕を真横に広げて
肘から下は
床と垂直に
手の平は
脚の方に
むける
その状態で
肩甲骨を寄せるように
肘を床に押し付ける
(10回)
ぐぐっ
ワァァァ
胸が開く〜〜〜!!!
ぐぐっ
そのまま
こぶしを
内側に向けて
手の平が下にくるよう
ねじりながら真上に上げる→
戻すをくり返す(10回)
ぐんっ
ぐんっ

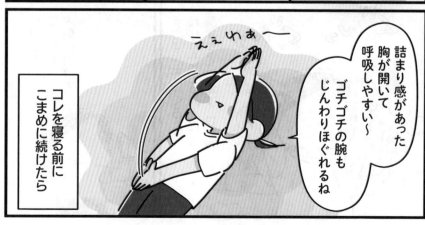

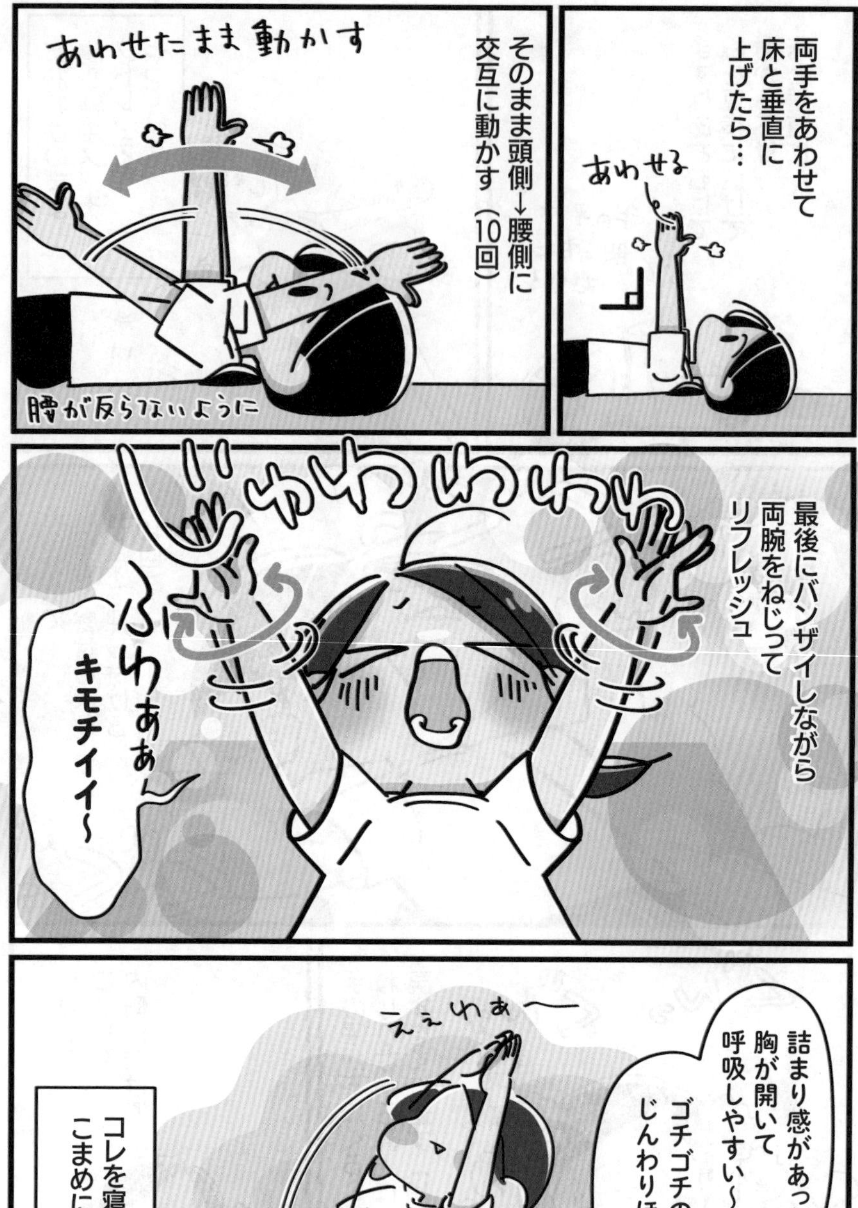
両手をあわせて床と垂直に上げたら…
あわせる
そのまま頭側↓腰側に交互に動かす（10回）
あわせたまま動かす
腰が反らないように
最後にバンザイしながら両腕をねじってリフレッシュ
じゅわわわわ
ふわぁぁ～
キモチイイ～
詰まり感があった胸が開いて呼吸しやすい～
ゴチゴチの腕もじんわりほぐれるね
ええわぁ～
コレを寝る前にこまめに続けたら

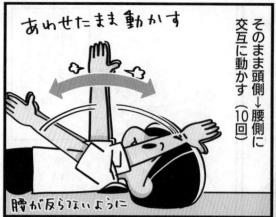

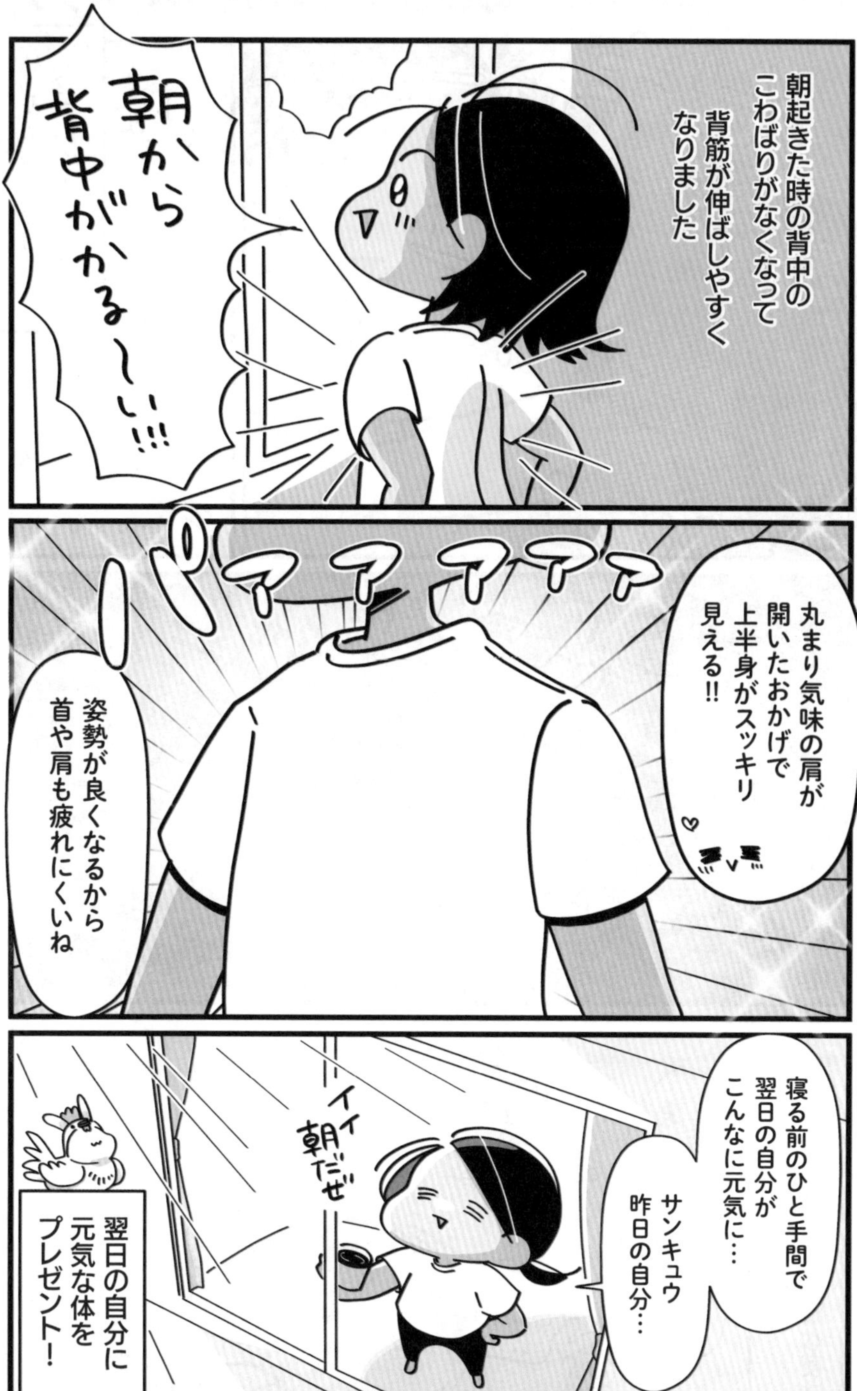
朝起きた時の背中のこわばりがなくなって
背筋が伸ばしやすくなりました
朝から背中がかるーい!!!
丸まり気味の肩が開いたおかげで上半身がスッキリ見える!!
パァァァァァァ
姿勢が良くなるから首や肩も疲れにくいね
寝る前のひと手間で翌日の自分がこんなに元気に…
サンキュウ昨日の自分…
イイ朝だぜ
翌日の自分に元気な体をプレゼント!

狭い場所でもできるので、子どもの寝かしつけ時もよくやってました!

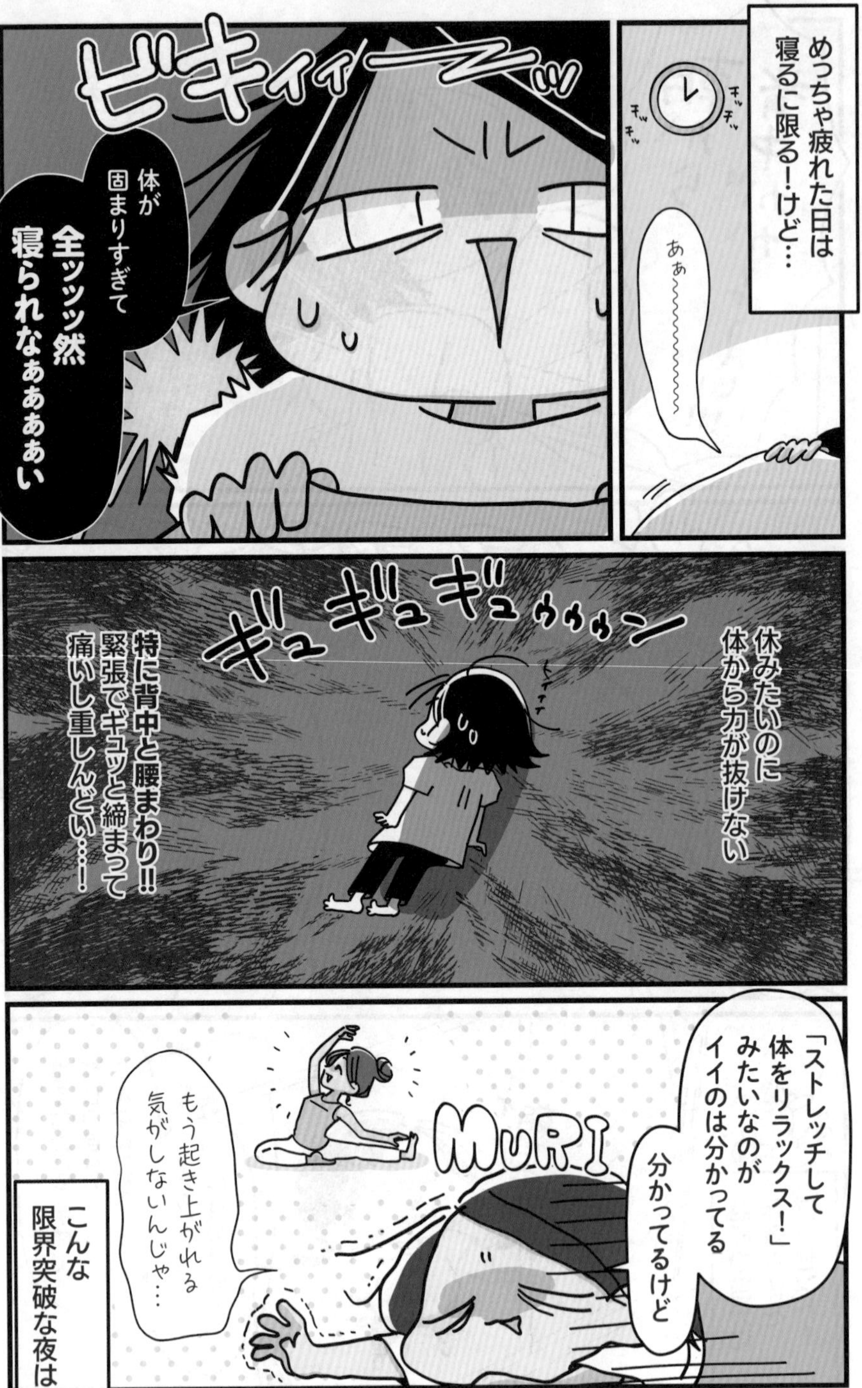
めっちゃ疲れた日は寝るに限る!けど…
チッ チッ チッ チッ
あぁ〜〜〜〜
ビキィィーーンッ
体が固まりすぎて全ッッッ然寝られなぁぁぁぁい
休みたいのに体から力が抜けない
ギュギュギュゥゥゥン
特に背中と腰まわり!!緊張でギュッと締まって痛いし重しんどい…!
「ストレッチして体をリラックス!」みたいなのがイイのは分かってる
分かってるけど
MURI
もう起き上がれる気がしないんじゃ…
こんな限界突破な夜は

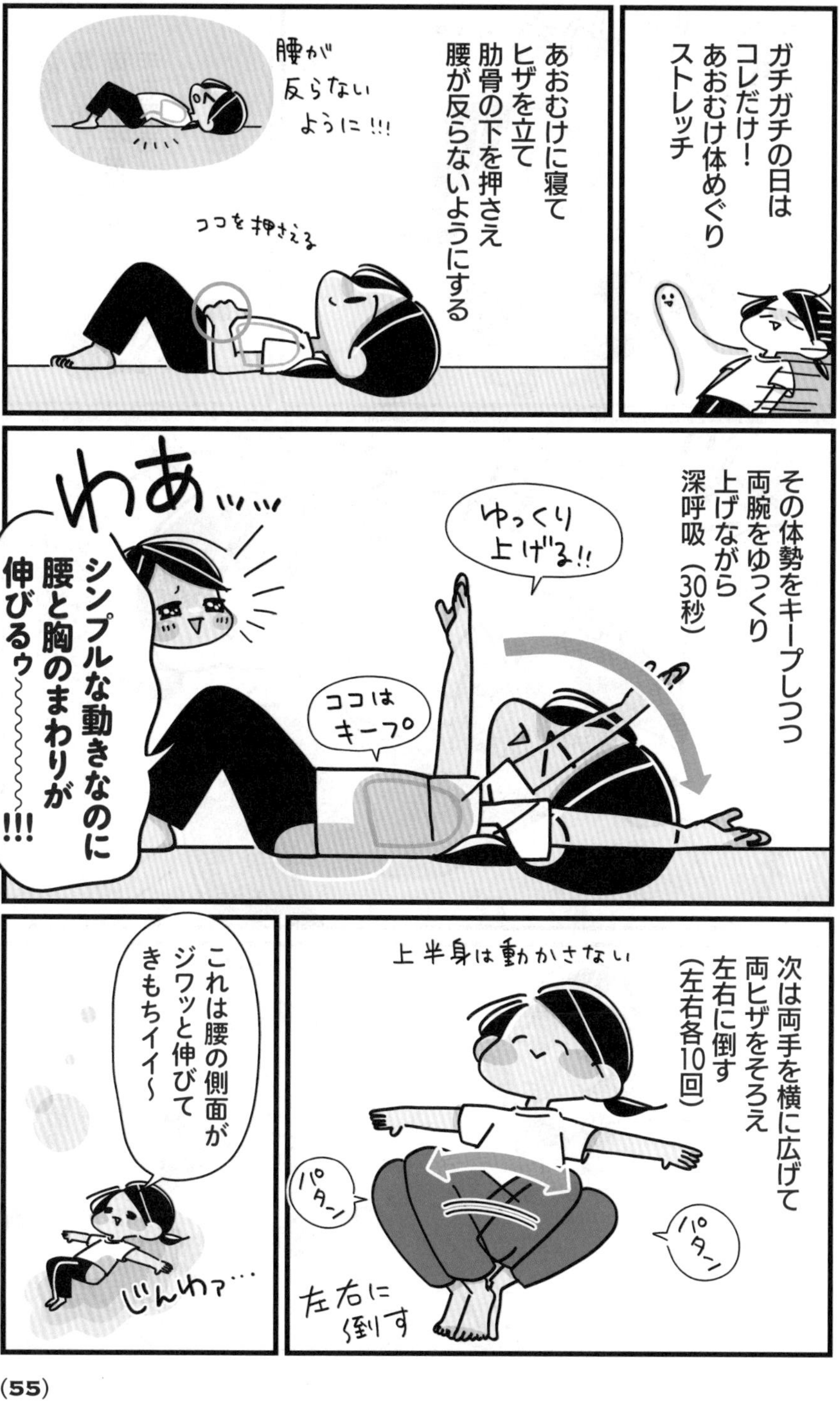
ガチガチの日は
コレだけ!
あおむけ体めぐり
ストレッチ
あおむけに寝て
ヒザを立て
肋骨の下を押さえ
腰が反らないようにする
腰が反らないように!!!
ココを押さえる
その体勢をキープしつつ
両腕をゆっくり
上げながら
深呼吸（30秒）
ゆっくり上げる!!
ココはキープ
わあッッ
シンプルな動きなのに腰と胸のまわりが伸びるゥ〜〜〜!!!
次は両手を横に広げて
両ヒザをそろえ
左右に倒す
（左右各10回）
上半身は動かさない
パタン
パタン
左右に倒す
これは腰の側面がジワッと伸びてきもちイイ〜
じんわァ…

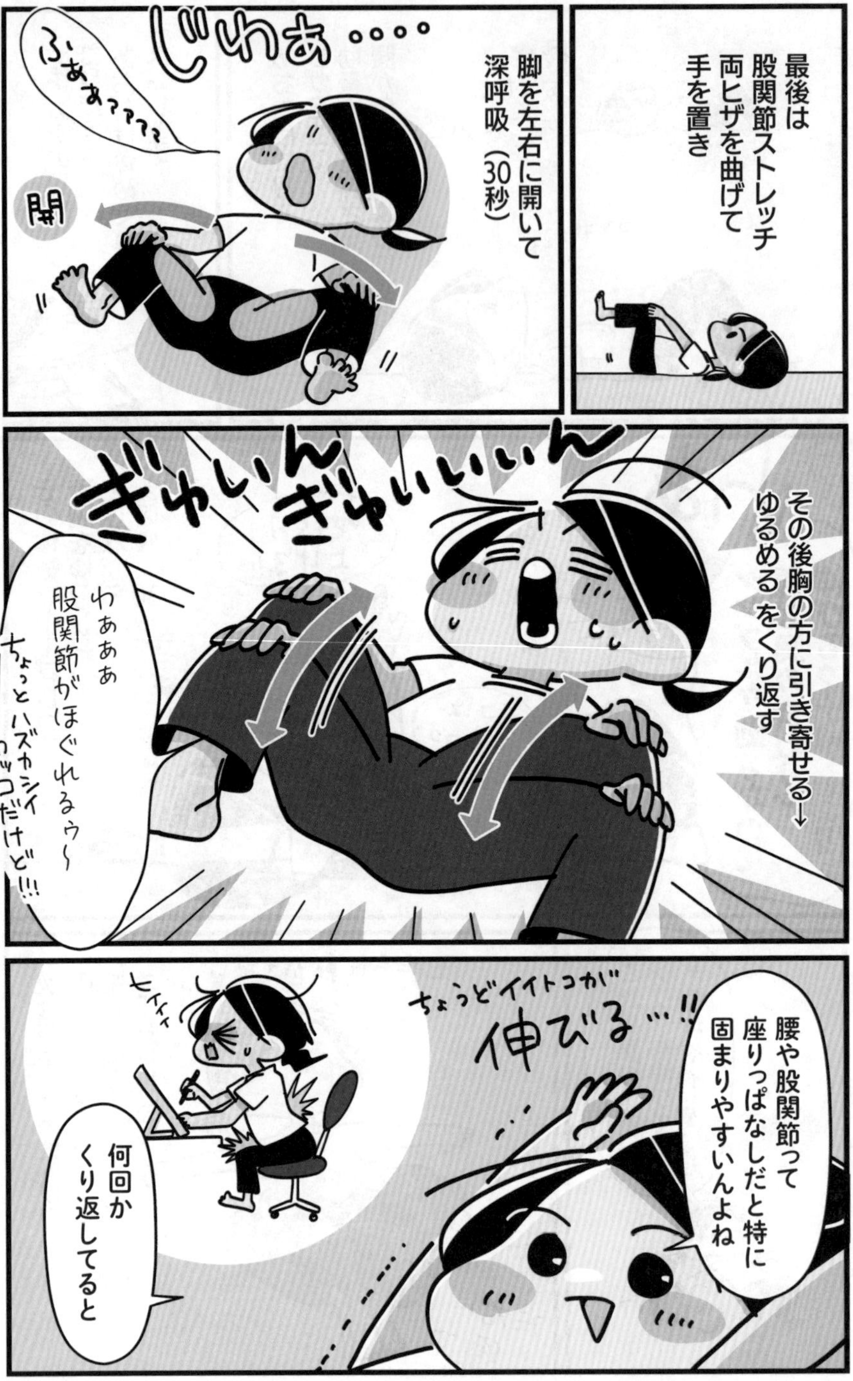
最後は
股関節ストレッチ
両ヒザを曲げて
手を置き
脚を左右に開いて
深呼吸（30秒）
じわぁ…。。。
ふぁあぁァァァァ
開
その後胸の方に引き寄せる↓
ゆるめる をくり返す
ぎゅいん
ぎゅいいいん
わぁあぁ
股関節がほぐれるぅ～
ちょっと ハズカシイ
カッコだけど!!!
腰や股関節って
座りっぱなしだと特に
固まりやすいんよね
ちょうどイイトコが
伸びる…!!
ヒィィィ
何回か
くり返してると

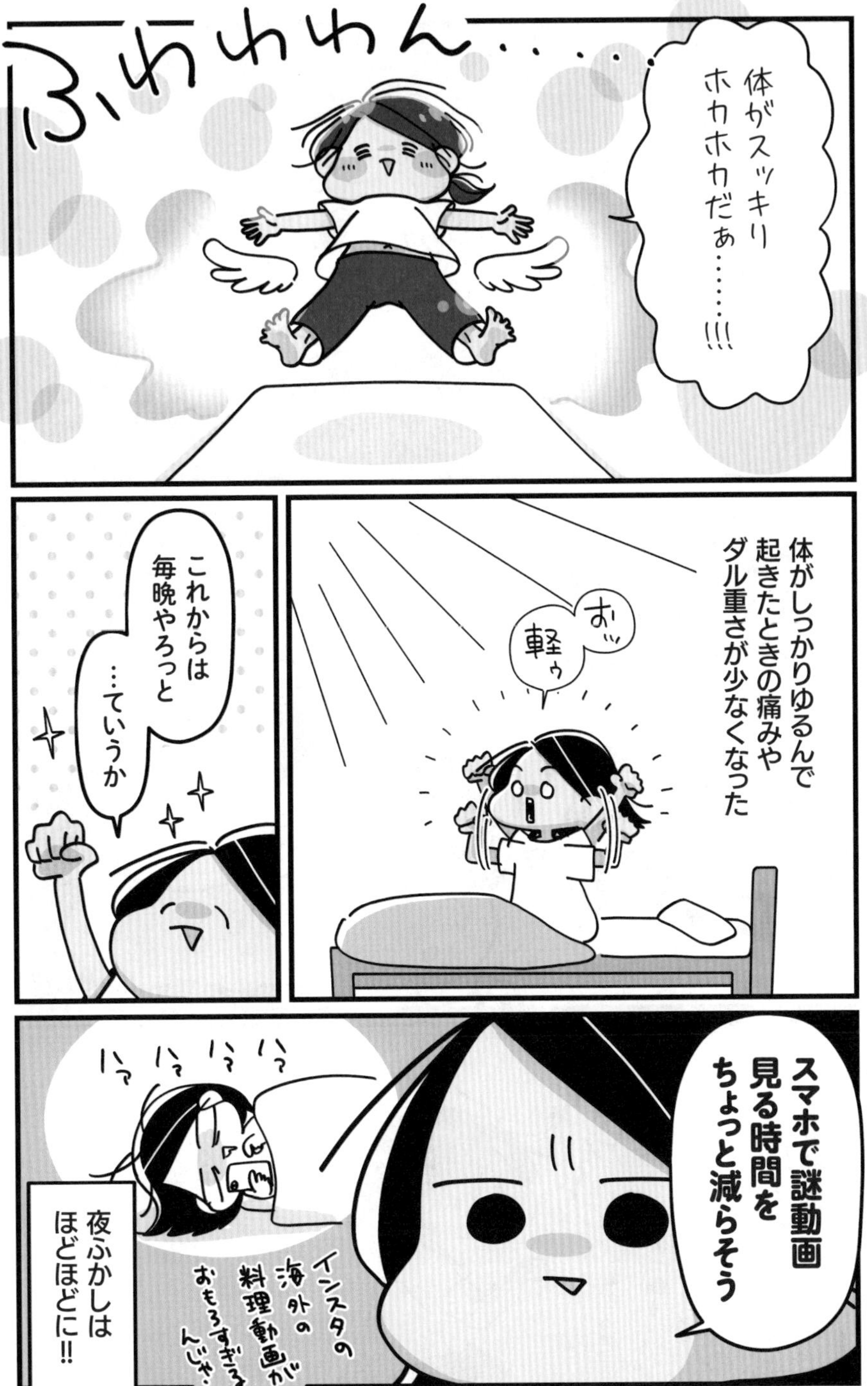
ふわわわん……
体がスッキリ ホカホカだぁ……!!!
体がしっかりゆるんで 起きたときの痛みや ダル重さが少なくなった
おッ 軽ゥ
これからは 毎晩やろっと
…ていうか
スマホで謎動画 見る時間を ちょっと減らそう
夜ふかしは ほどほどに!!
インスタの 海外の 料理動画が おもろすぎる んじゃ…

スマホの時間を減らしてバンザイのストレッチをするだけでもかなりスッキリするよ!

ゲーム疲れに！ あおむけわき背中ストレッチ

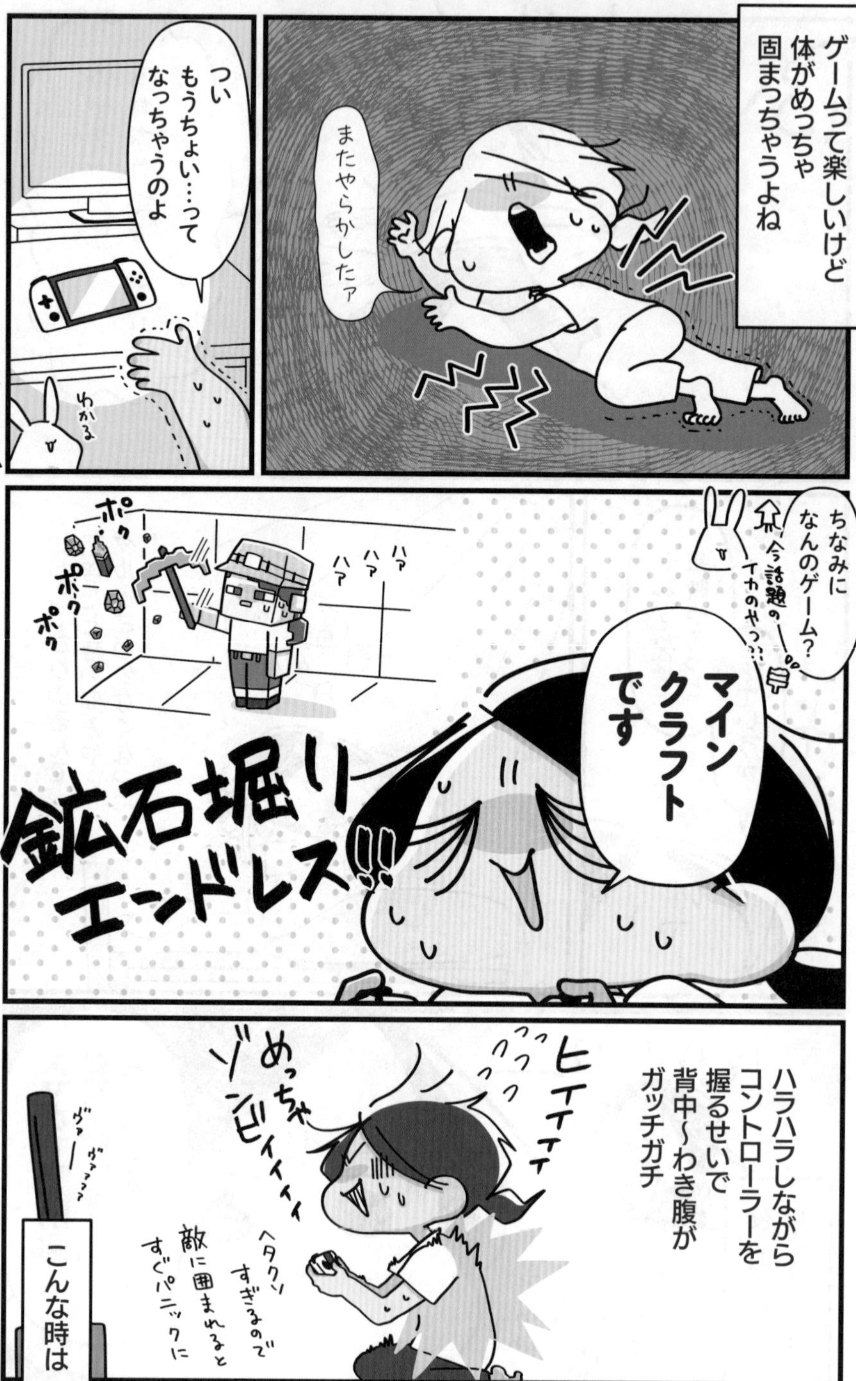
ゲームって楽しいけど
体がめっちゃ
固まっちゃうよね
またやらかしたァ
つい
もうちょい…って
なっちゃうのよ
わかる
うさぎのだいふくちゃん
ちなみに
なんのゲーム？
今話題のイカのやつ…？？
マインクラフトです
ポク ポク ポク
ハァ ハァ ハァ
鉱石堀り
エンドレス!!
ハラハラしながら
コントローラーを
握るせいで
背中～わき腹が
ガッチガチ
ヒィィィィ
めっちゃ
ゾンビィイイイイ
ヴァー
ヴァァァァ
ヘタクソすぎるので
敵に囲まれると
すぐパニックに
こんな時は

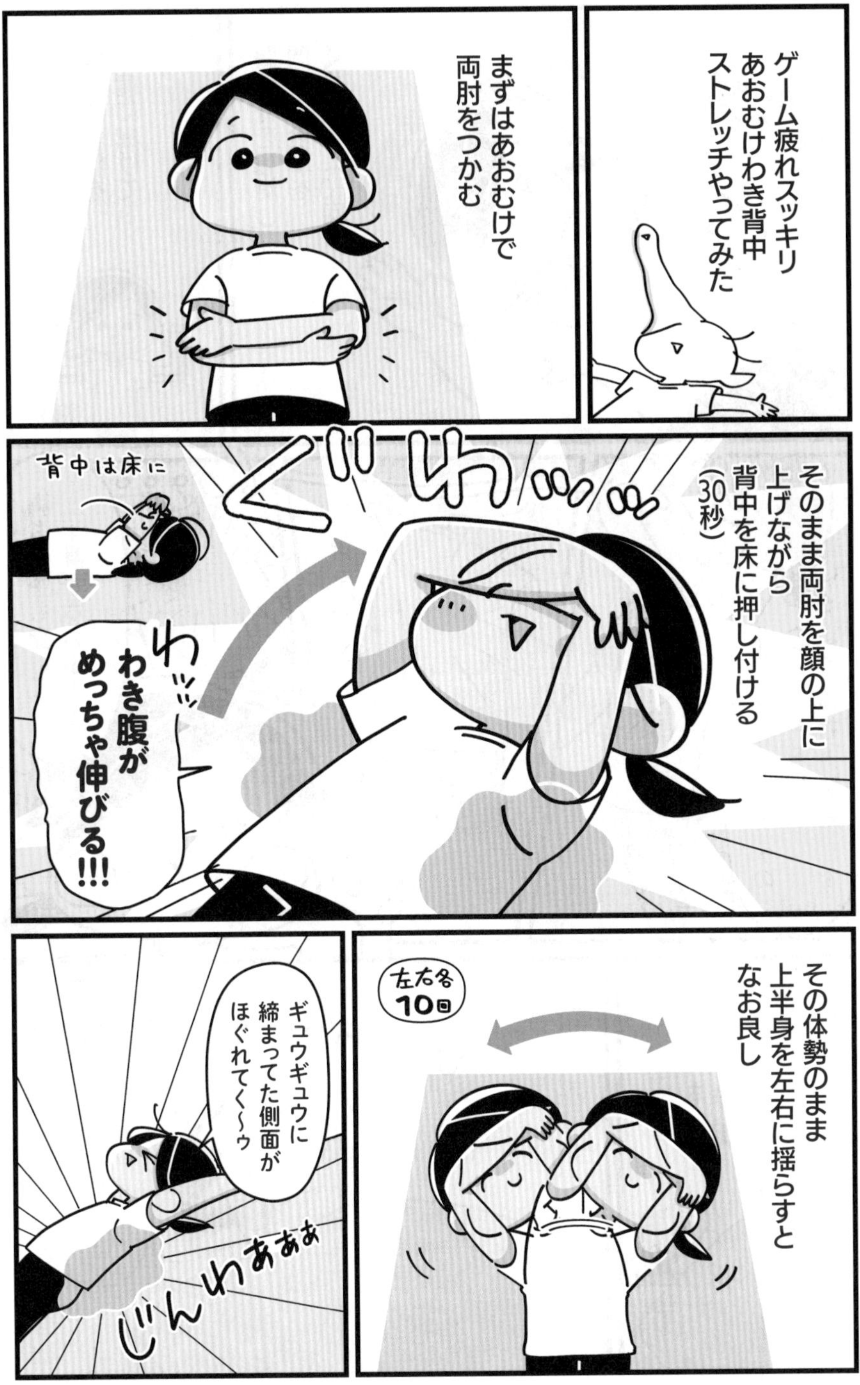
ゲーム疲れスッキリ
あおむけわき背中
ストレッチやってみた
まずはあおむけで
両肘をつかむ
そのまま両肘を顔の上に
上げながら
背中を床に押し付ける
(30秒)
ぐわッッ
背中は床に
わッッ
わき腹がめっちゃ伸びる!!!
その体勢のまま
上半身を左右に揺らすと
なお良し
左右各10回
ギュウギュウに
締まってた側面が
ほぐれてく〜ゥ
じんわあああ

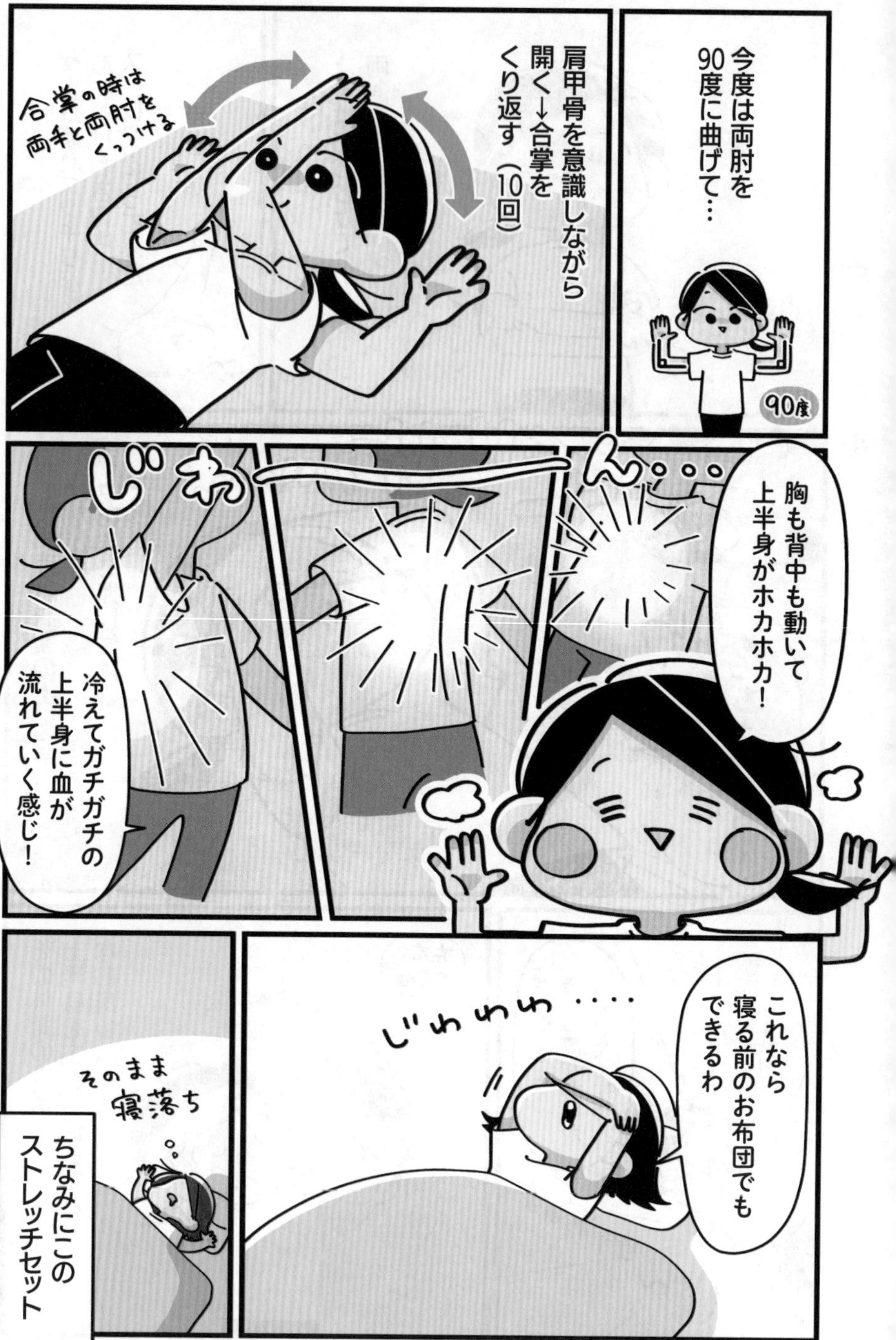
今度は両肘を90度に曲げて…
90度
肩甲骨を意識しながら開く↓合掌をくり返す（10回）
合掌の時は両手と両肘をくっつける
胸も背中も動いて上半身がホカホカ！
じわーーーーん…
冷えてガチガチの上半身に血が流れていく感じ！
これなら寝る前のお布団でもできるわ
じわわわ…
そのまま寝落ち
ちなみにこのストレッチセット

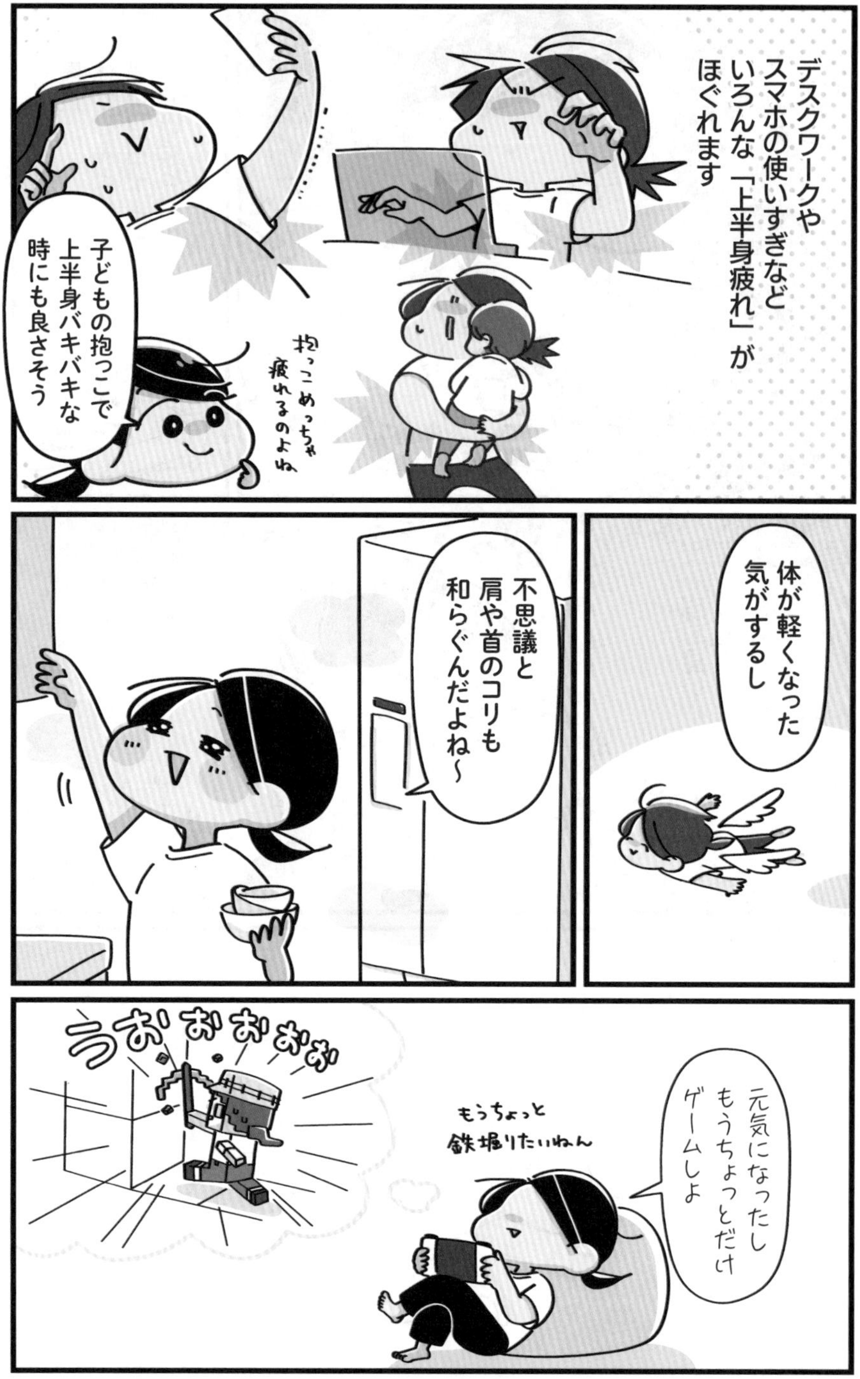
デスクワークや
スマホの使いすぎなど
いろんな「上半身疲れ」が
ほぐれます
抱っこめっちゃ
疲れるのよね
子どもの抱っこで
上半身バキバキな
時にも良さそう
体が軽くなった
気がするし
不思議と
肩や首のコリも
和らぐんだよね〜
元気になったし
もうちょっとだけ
ゲームしよ
もうちょっと
鉄掘りたいねん
うおおおおお

このストレッチは座りながらでもできます！ こまめにやると疲れ知らずに！

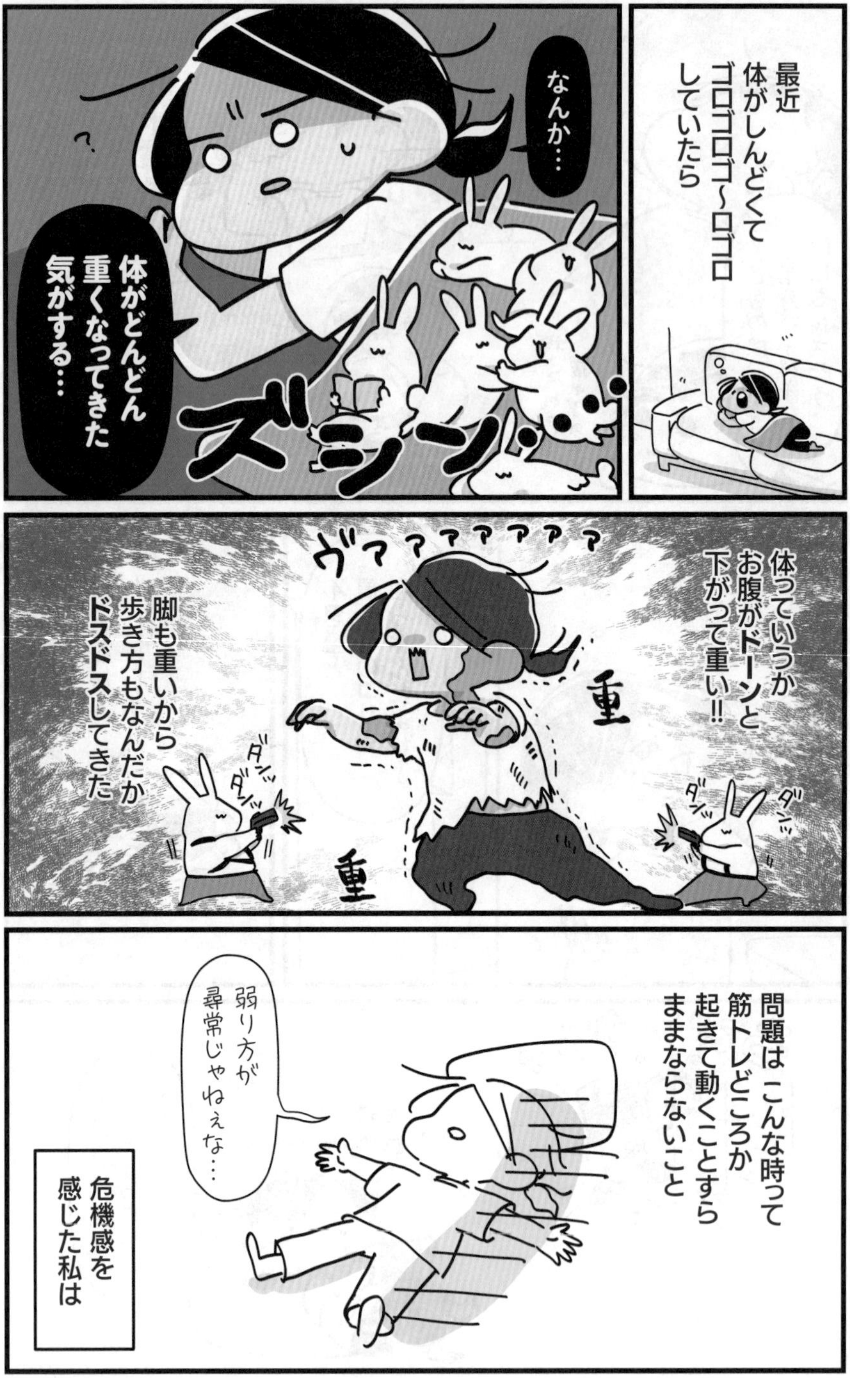
最近
体がしんどくて
ゴロゴロゴ～ロゴロ
していたら
なんか…
体がどんどん
重くなってきた
気がする…
ズシーン
体っていうか
お腹がドーンと
下がって重い‼
ヴァァァァァァァ
重
重
脚も重いから
歩き方もなんだか
ドスドスしてきた
問題はこんな時って
筋トレどころか
起きて動くことすら
ままならないこと
弱り方が
尋常じゃねぇな…
危機感を
感じた私は

生きてるだけで500点満点！

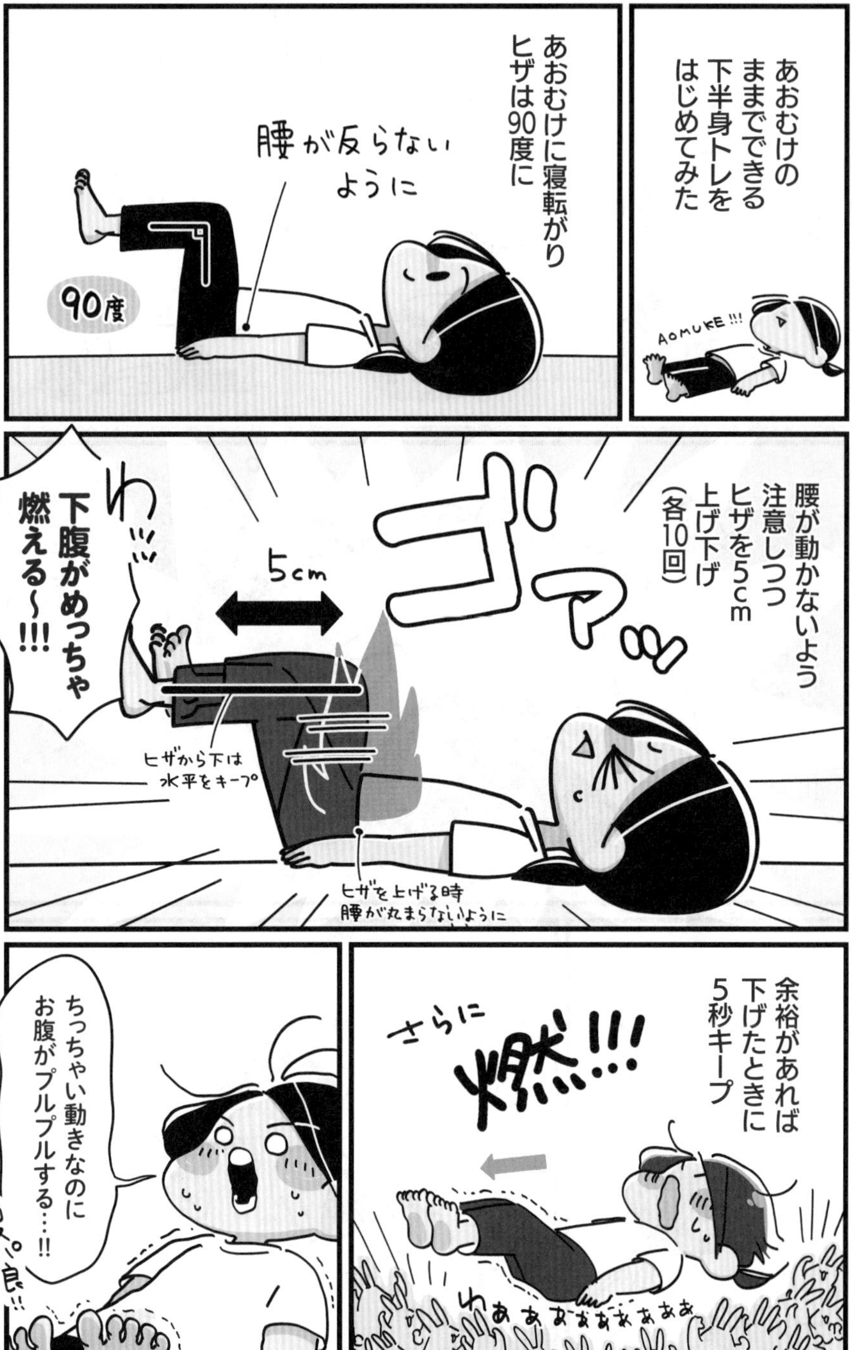

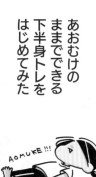

あおむけのままでできる下半身トレをはじめてみた
AOMUKE!!!
あおむけに寝転がりヒザは90度に
腰が反らないように
90度
腰が動かないよう注意しつつヒザを5cm上げ下げ（各10回）
ゴアッ
5cm
ヒザから下は水平をキープ
ヒザを上げる時腰が丸まらないように
わ
下腹がめっちゃ燃える〜!!!
余裕があれば下げたときに5秒キープ
さらに燃!!!
わぁぁぁぁぁぁぁぁぁ
ちっちゃい動きなのにお腹がプルプルする…!!
コスパ良!!

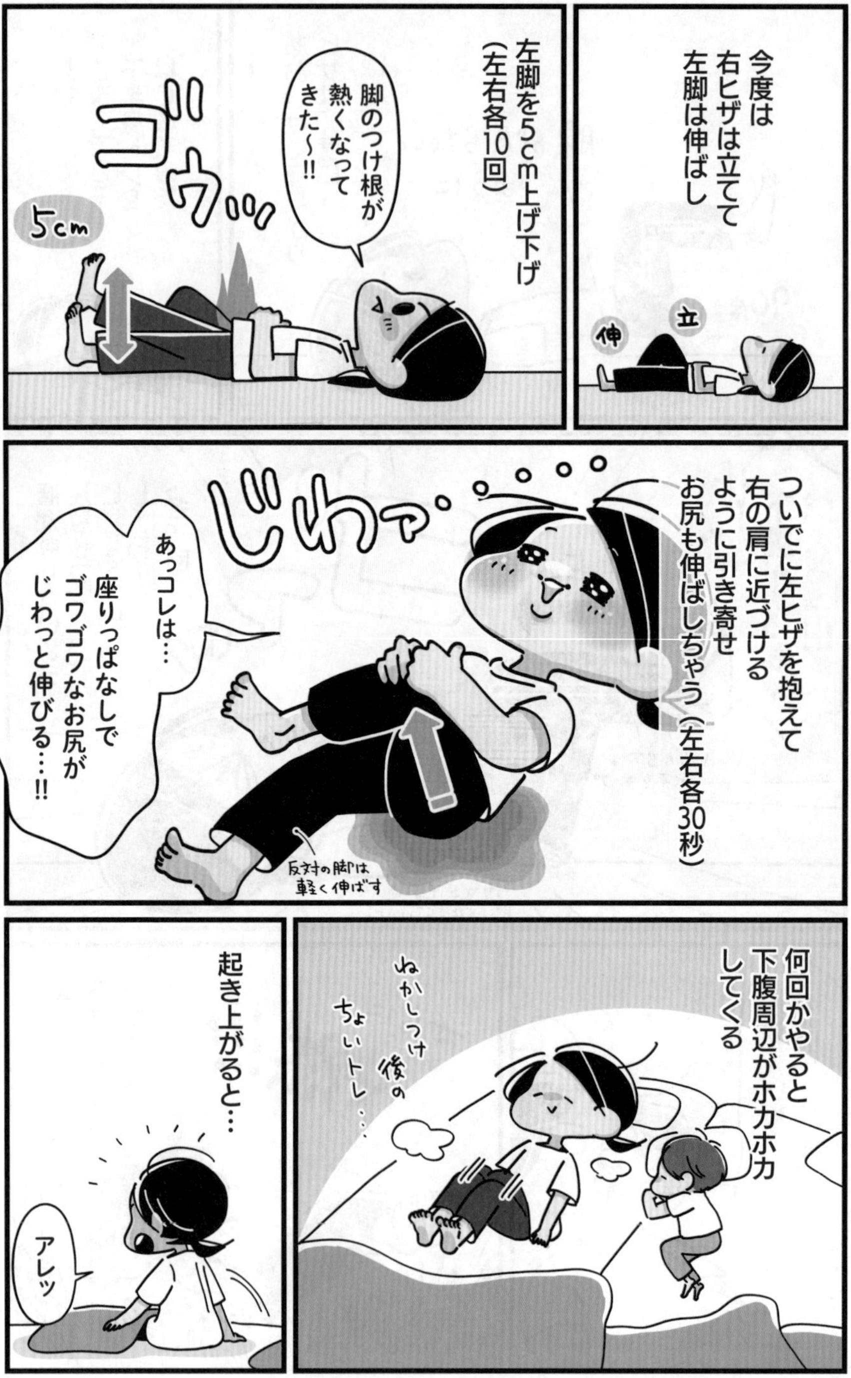
今度は
右ヒザは立てて
左脚は伸ばし
立
伸
左脚を5cm上げ下げ
(左右各10回)
脚のつけ根が熱くなってきた〜!!
ゴウッ
5cm
ついでに左ヒザを抱えて
右の肩に近づける
ように引き寄せ
お尻も伸ばしちゃう(左右各30秒)
じわァ
あっコレは…
座りっぱなしで
ゴワゴワなお尻が
じわっと伸びる…!!
反対の脚は軽く伸ばす
何回かやると
下腹周辺がホカホカ
してくる
ねかしつけ後の
ちょいトレ…
起き上がると…
アレッ

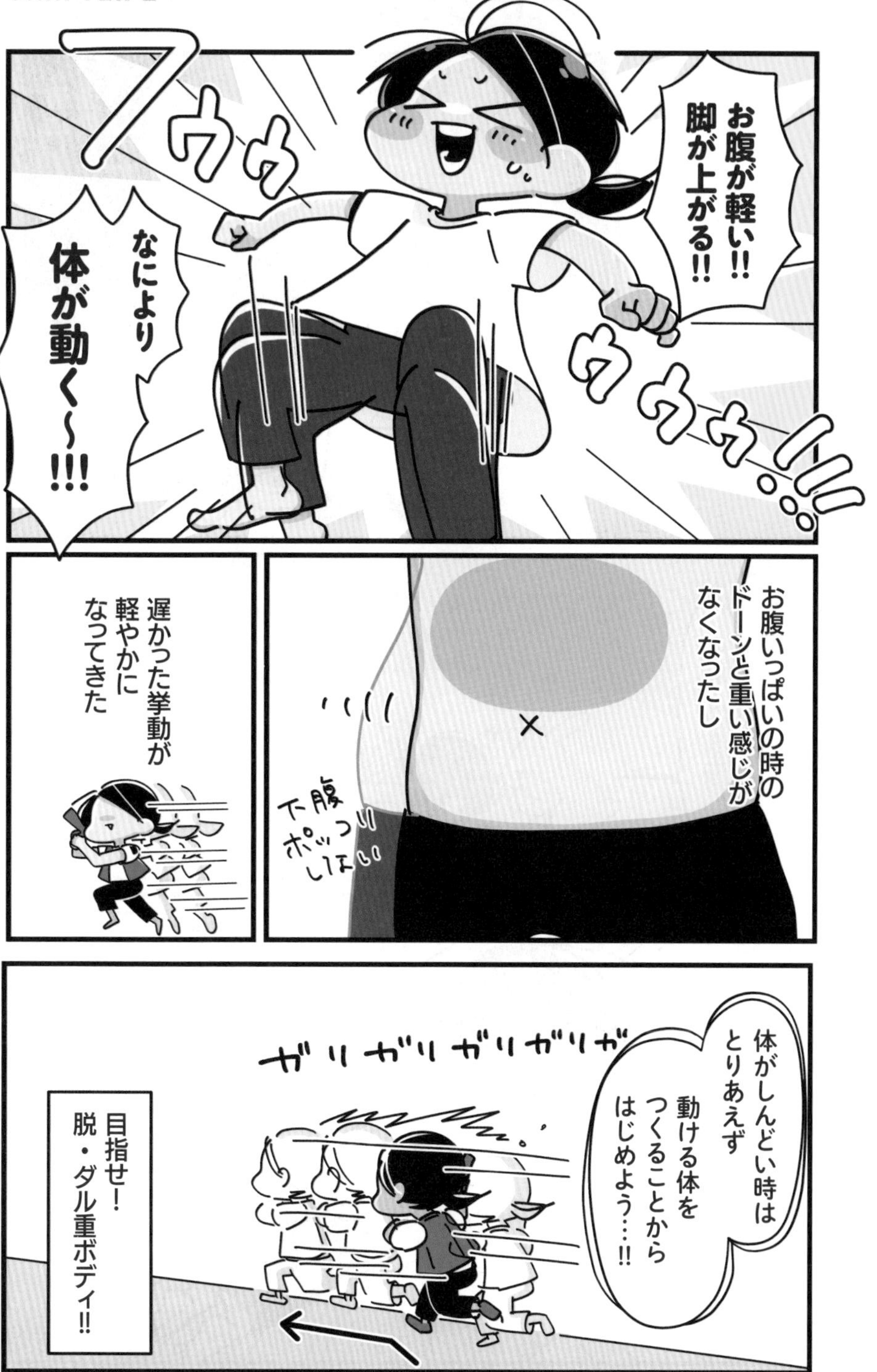
フウゥ
ウウウ…!!!
お腹が軽い!!
脚が上がる!!
なにより
体が動く〜!!!
お腹いっぱいの時のドーンと重い感じがなくなったし
下腹ポッコリしない
遅かった挙動が軽やかになってきた
体がしんどい時はとりあえず
動ける体をつくることからはじめよう…!!
ガリガリガリガリガ
目指せ!
脱・ダル重ボディ!!

運動不足だと一気に衰えるのが下半身…寝る前にちょこっとでも動かしてこ!

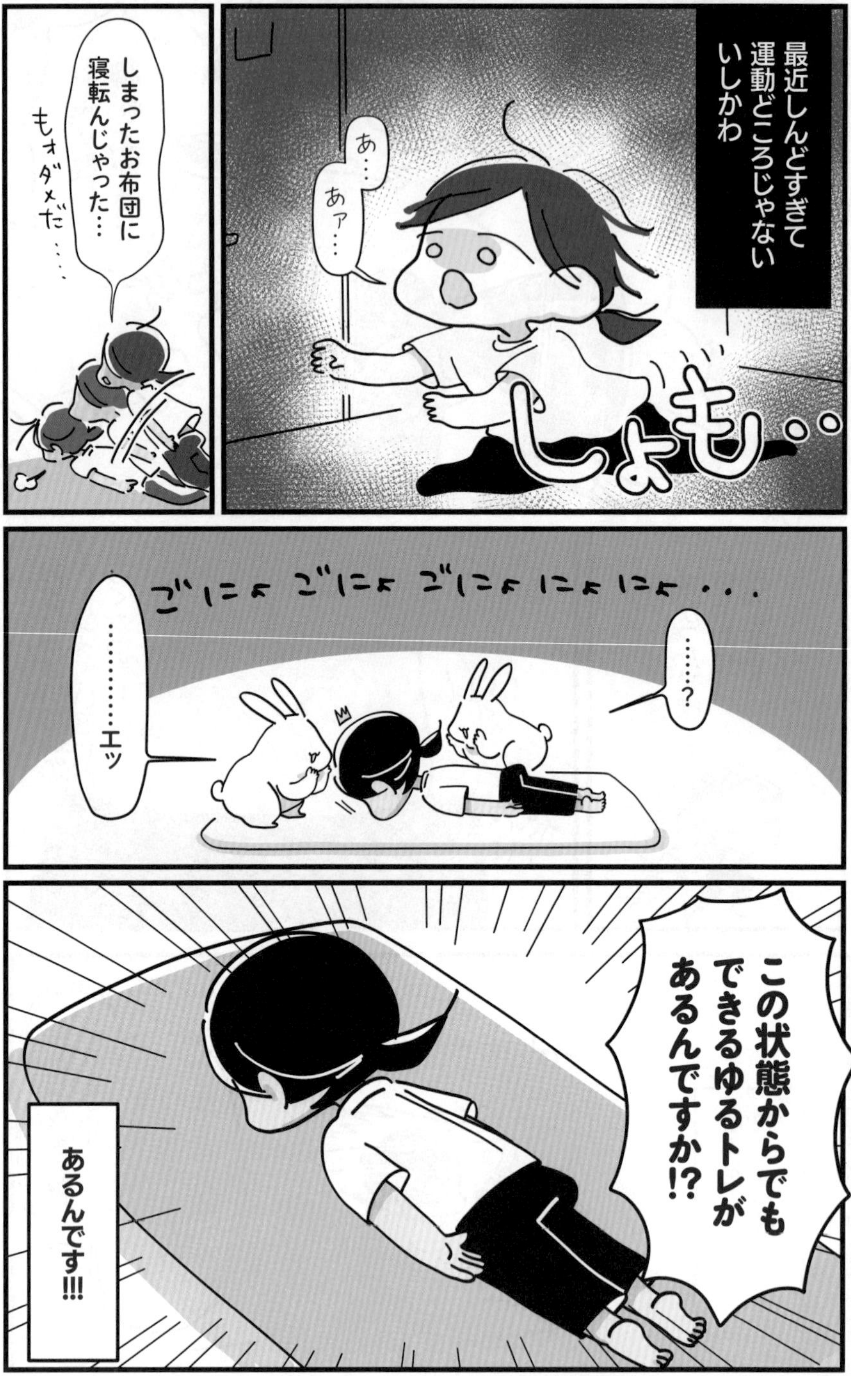
最近しんどすぎて運動どころじゃないいしかわ
あ…あァ…
しょも…。
しまったお布団に寝転んじゃった…
もォダメだ…
ごにょごにょごにょにょにょ…
…?
………エッ
この状態からでもできるゆるトレがあるんですか!?
あるんです!!!

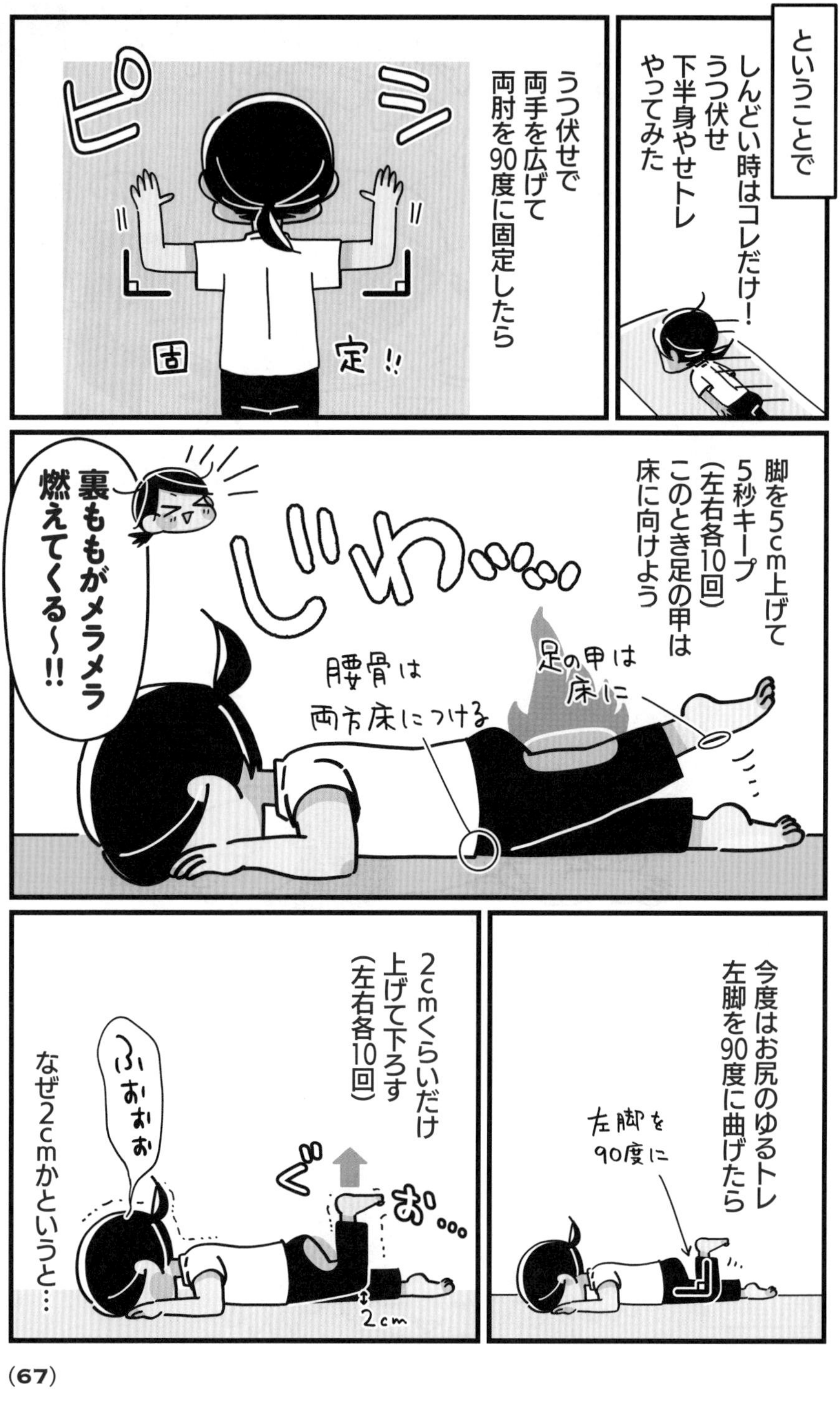
ということで
しんどい時はコレだけ！
うつ伏せ
下半身やせトレ
やってみた
うつ伏せで
両手を広げて
両肘を90度に固定したら
ピシ
固
定!!
脚を5cm上げて
5秒キープ
(左右各10回)
このとき足の甲は
床に向けよう
じわ…
裏ももがメラメラ
燃えてくる〜!!
足の甲は
床に
腰骨は
両方床につける
今度はお尻のゆるトレ
左脚を90度に曲げたら
左脚を
90度に
2cmくらいだけ
上げて下ろす
(左右各10回)
ぐ
お…
ふおおお
2cm
なぜ2cmかというと…

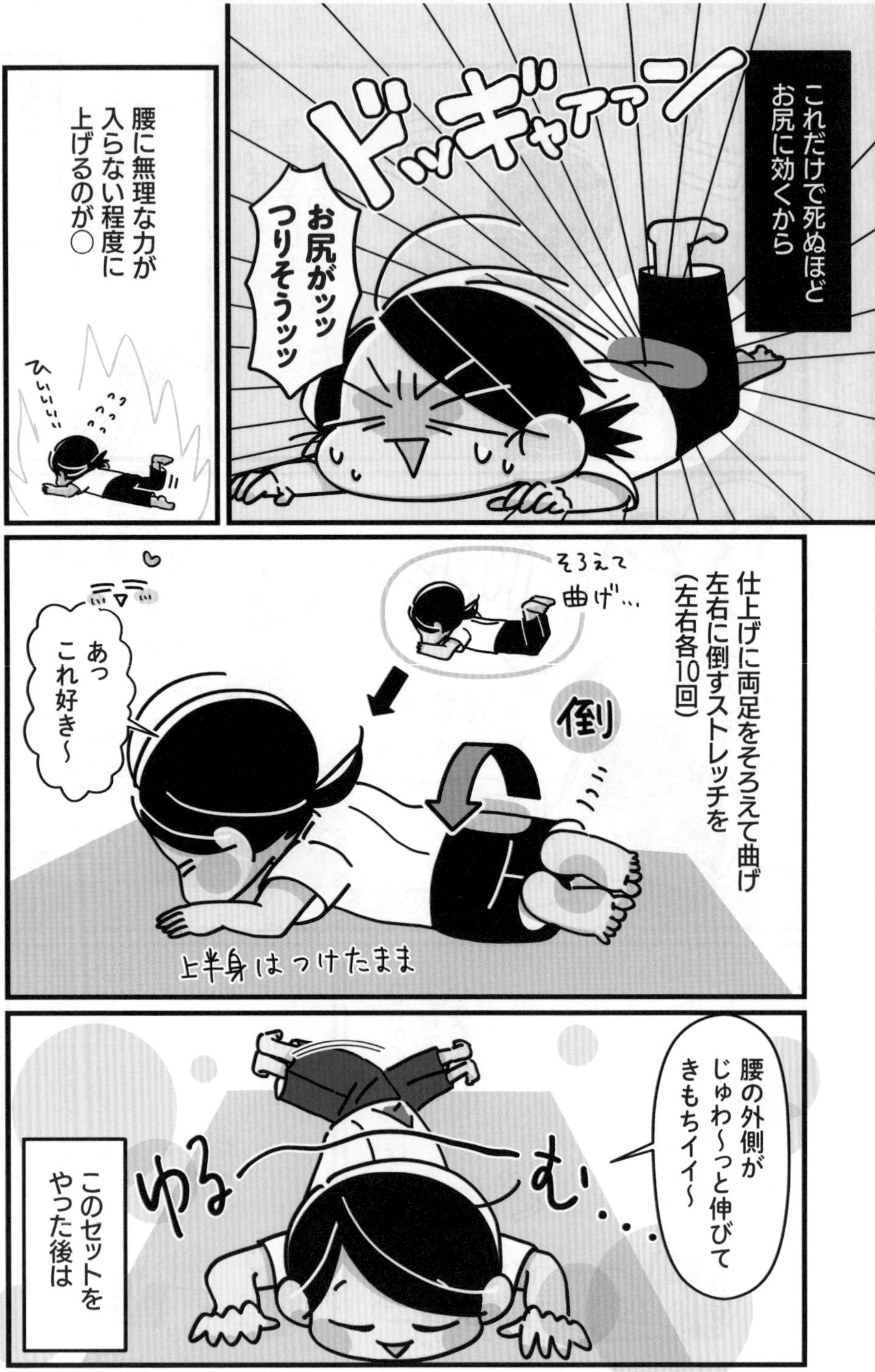
これだけで死ぬほど
お尻に効くから
ドッギャアァーン
お尻がッッ
つりそうッッ
腰に無理な力が
入らない程度に
上げるのが◯
ひぃぃぃぃ
仕上げに両足をそろえて曲げ
左右に倒すストレッチを
（左右各10回）
そろえて
曲げ…
倒
あっ
これ好き〜
上半身はつけたまま
腰の外側が
じゅわ〜っと伸びて
きもちイイ〜
ゆるーむ…
このセットを
やった後は

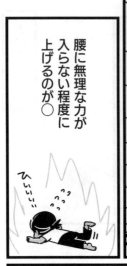

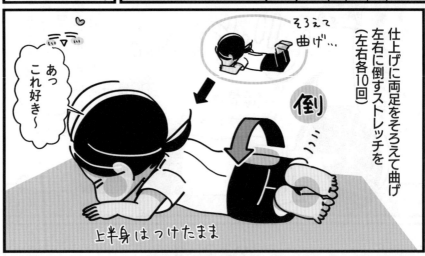

寝落ちするほど気持ちいい

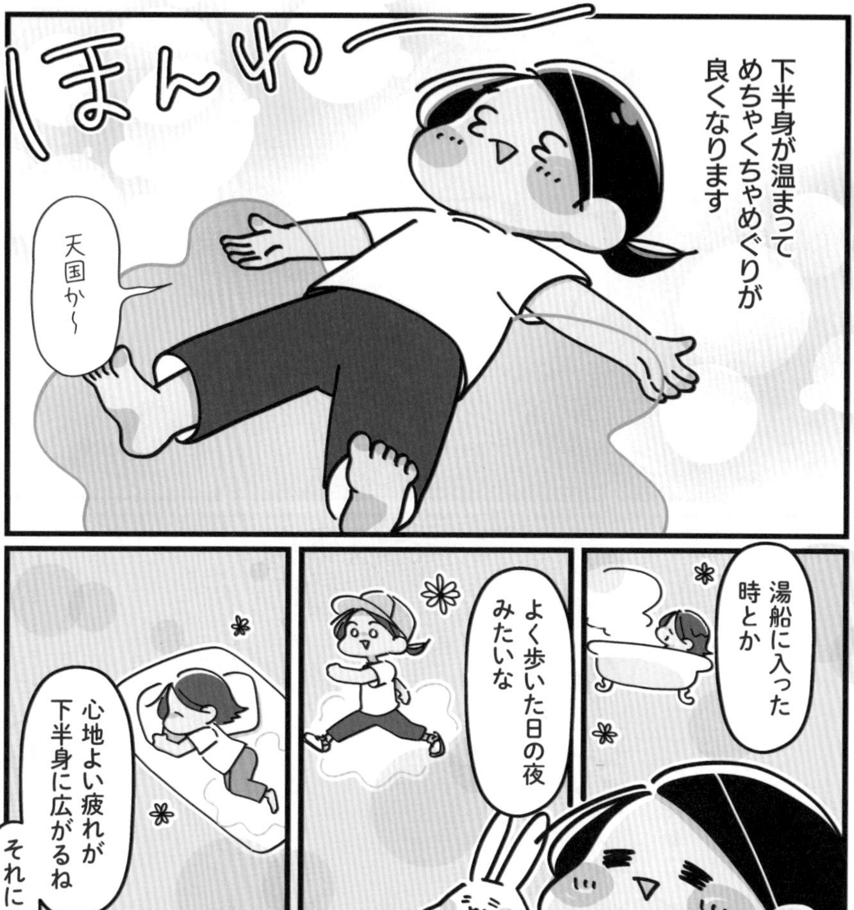
下半身が温まって
めちゃくちゃめぐりが
良くなります
ほんわ〜
天国か〜
湯船に入った時とか
よく歩いた日の夜みたいな
心地よい疲れが下半身に広がるね
それに…
これくらいなら「まぁやってやるか」って気持ちになるな
なぜか上から目線
しんどい時は無理せずやれることだけ!

体の後ろ側って動かしにくいよね…! 寝る前にやると翌日の脚が変わる気がします。

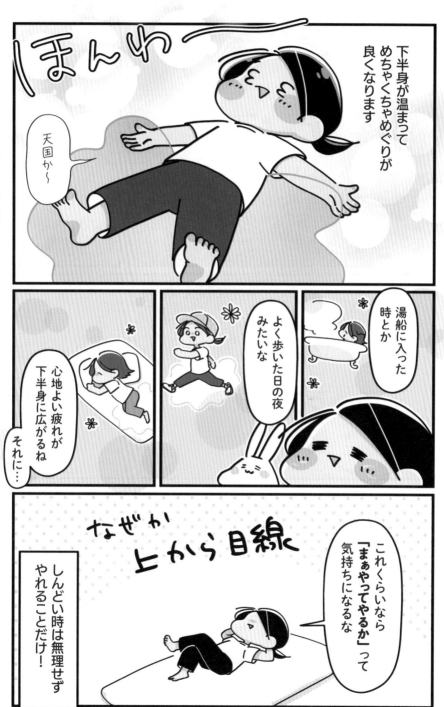

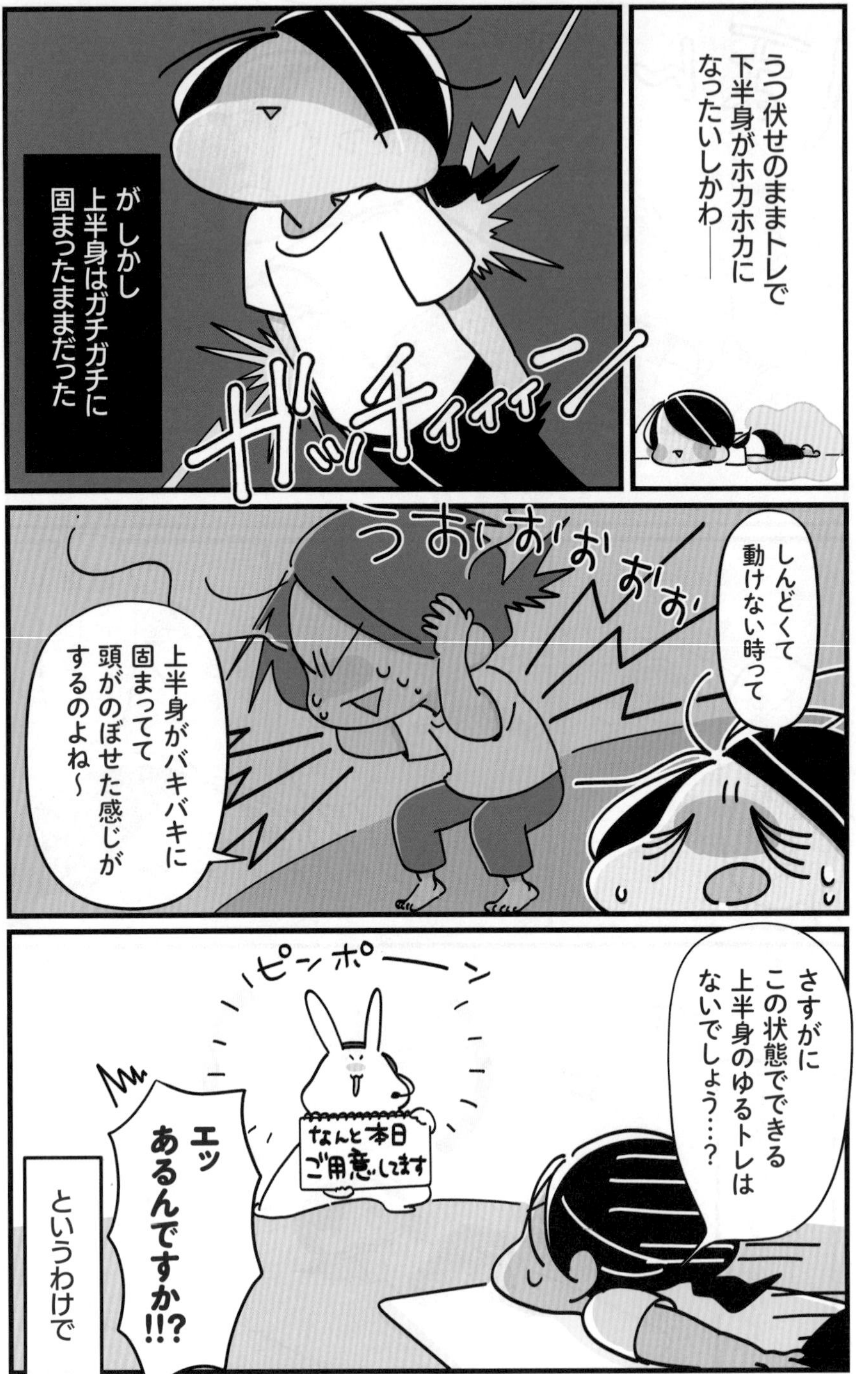
うつ伏せのままトレで
下半身がホカホカに
なったいしかわ——
がしかし
上半身はガチガチに
固まったままだった
ガッチィィィー!
しんどくて
動けない時って
うおぉおぉおぉ
上半身がバキバキに
固まってて
頭がのぼせた感じが
するのよね～
さすがに
この状態でできる
上半身のゆるトレは
ないでしょう…?
ピンポーン
なんと本日
ご用意してます
エッ
あるんですか!!?
というわけで

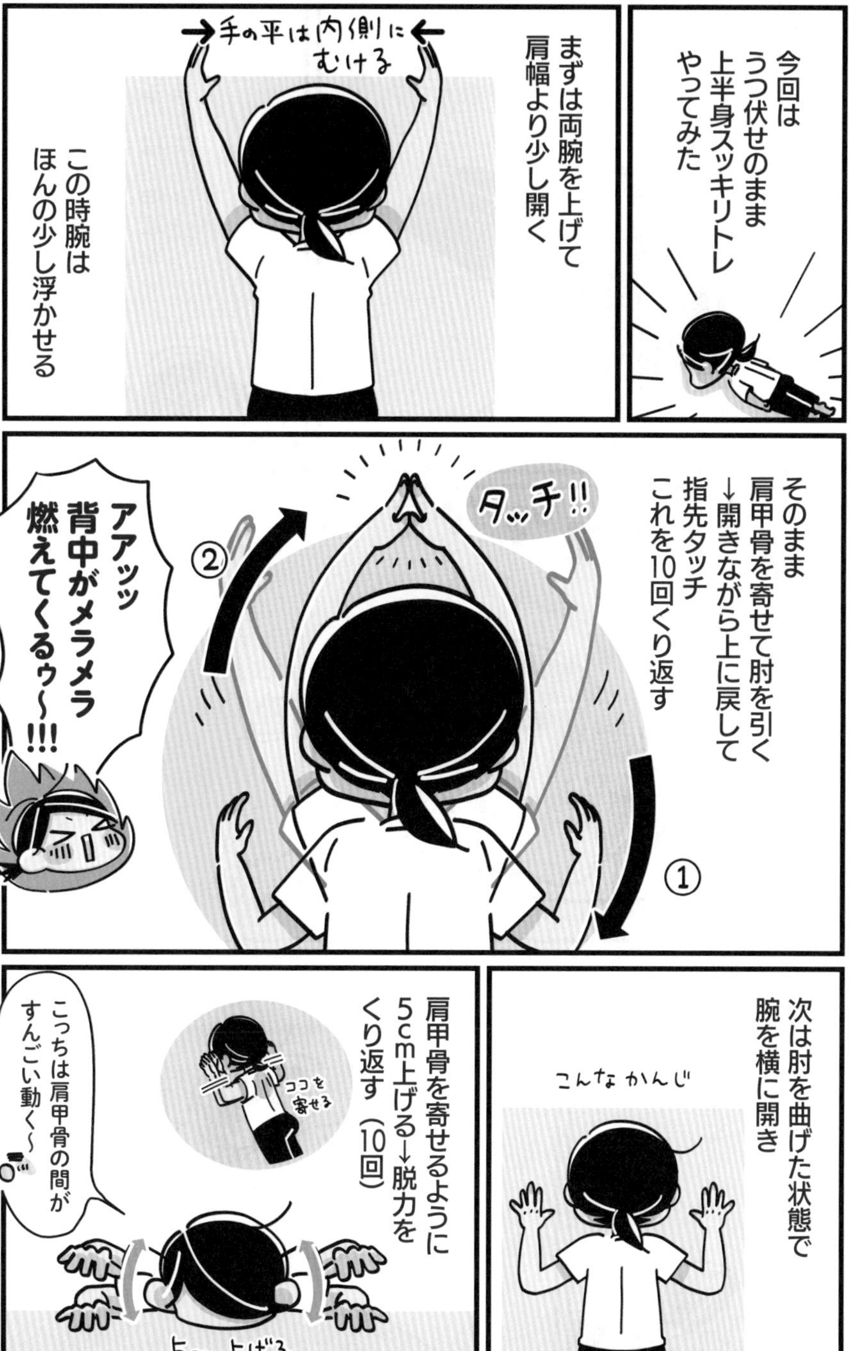
今回は
うつ伏せのまま
上半身スッキリトレ
やってみた
まずは両腕を上げて
肩幅より少し開く
→手の平は内側に←
むける
この時腕は
ほんの少し浮かせる
そのまま
肩甲骨を寄せて肘を引く
↓開きながら上に戻して
指先タッチ
これを10回くり返す
タッチ!!
①
②
アアッッ
背中がメラメラ
燃えてくるゥ～!!!
次は肘を曲げた状態で
腕を横に開き
こんなかんじ
肩甲骨を寄せるように
5cm上げる↓脱力を
くり返す（10回）
ココを
寄せる
5cm 上げる
こっちは肩甲骨の間が
すんごい動く～

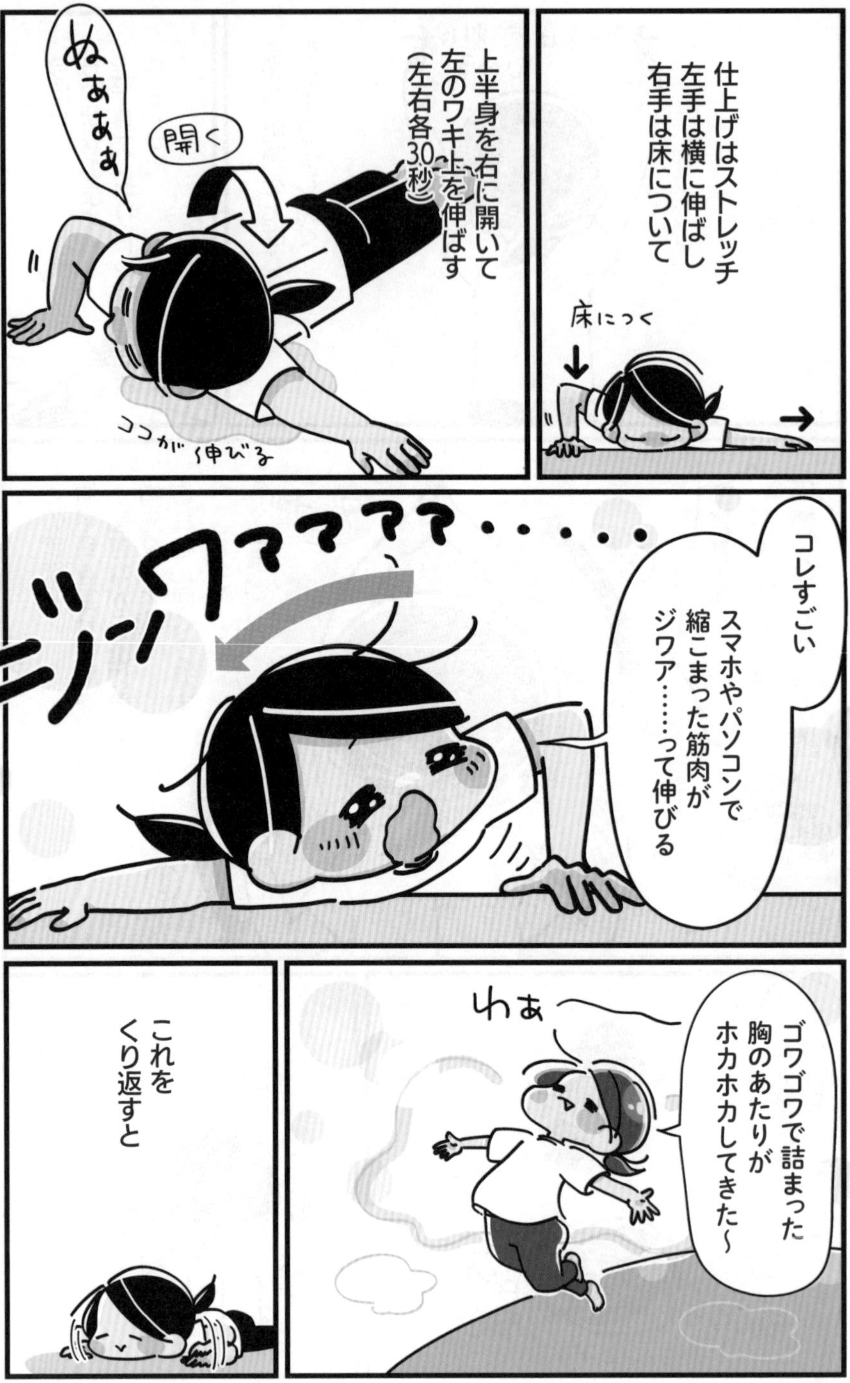
仕上げはストレッチ
左手は横に伸ばし
右手は床について
床につく
上半身を右に開いて
左のワキ上を伸ばす
（左右各30秒）
開く
ぬぁぁぁ
ココが伸びる
コレすごい
スマホやパソコンで
縮こまった筋肉が
ジワア……って伸びる
ジワアアアア・・・・
わぁ
ゴワゴワで詰まった
胸のあたりが
ホカホカしてきた〜
これを
くり返すと

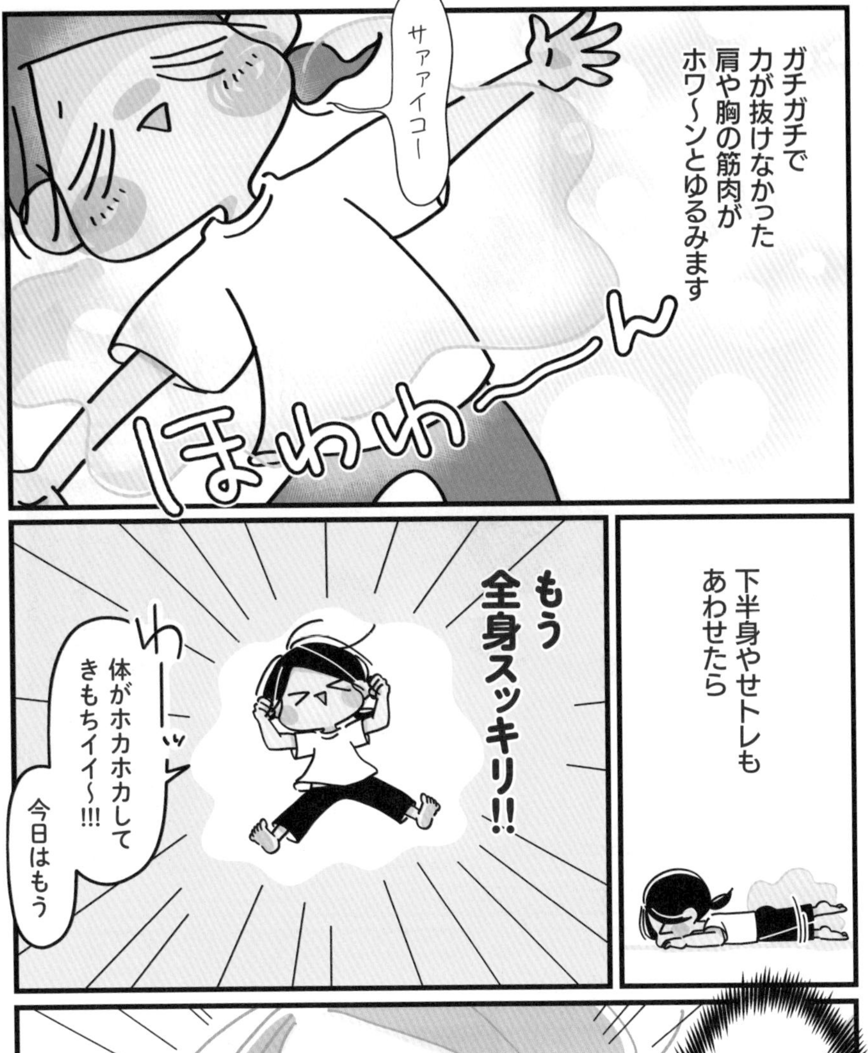
ガチガチで力が抜けなかった肩や胸の筋肉がホワ～ンとゆるみます
サァァイコー
ほわわ～～ん
下半身やせトレもあわせたら
もう全身スッキリ!!
わーーッ
体がホカホカしてきもちイイ～!!!
今日はもう
このまま寝たいからお布団まで台車で運んでくれ…!!!
ァァァァ
睡眠もしっかりとってツラ～イ季節を乗り切ろうね!

上半身は動かして鍛えると姿勢を正しやすくなる! 固まった背中までほぐれます!

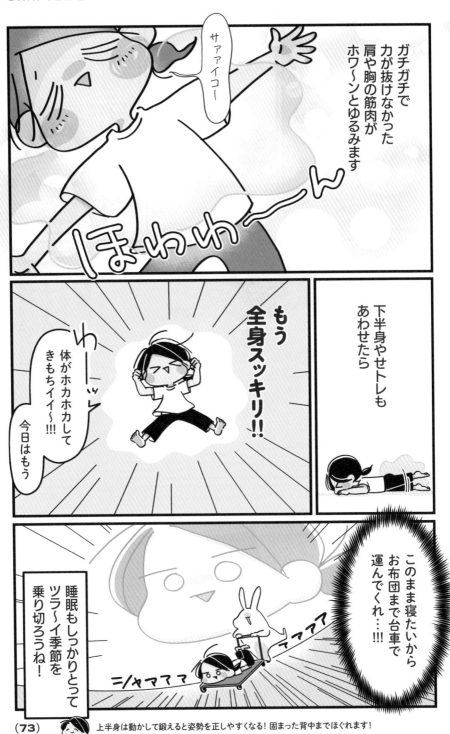

寝る前でもできる! 冷えブヨ下半身ポカポカストレッチ

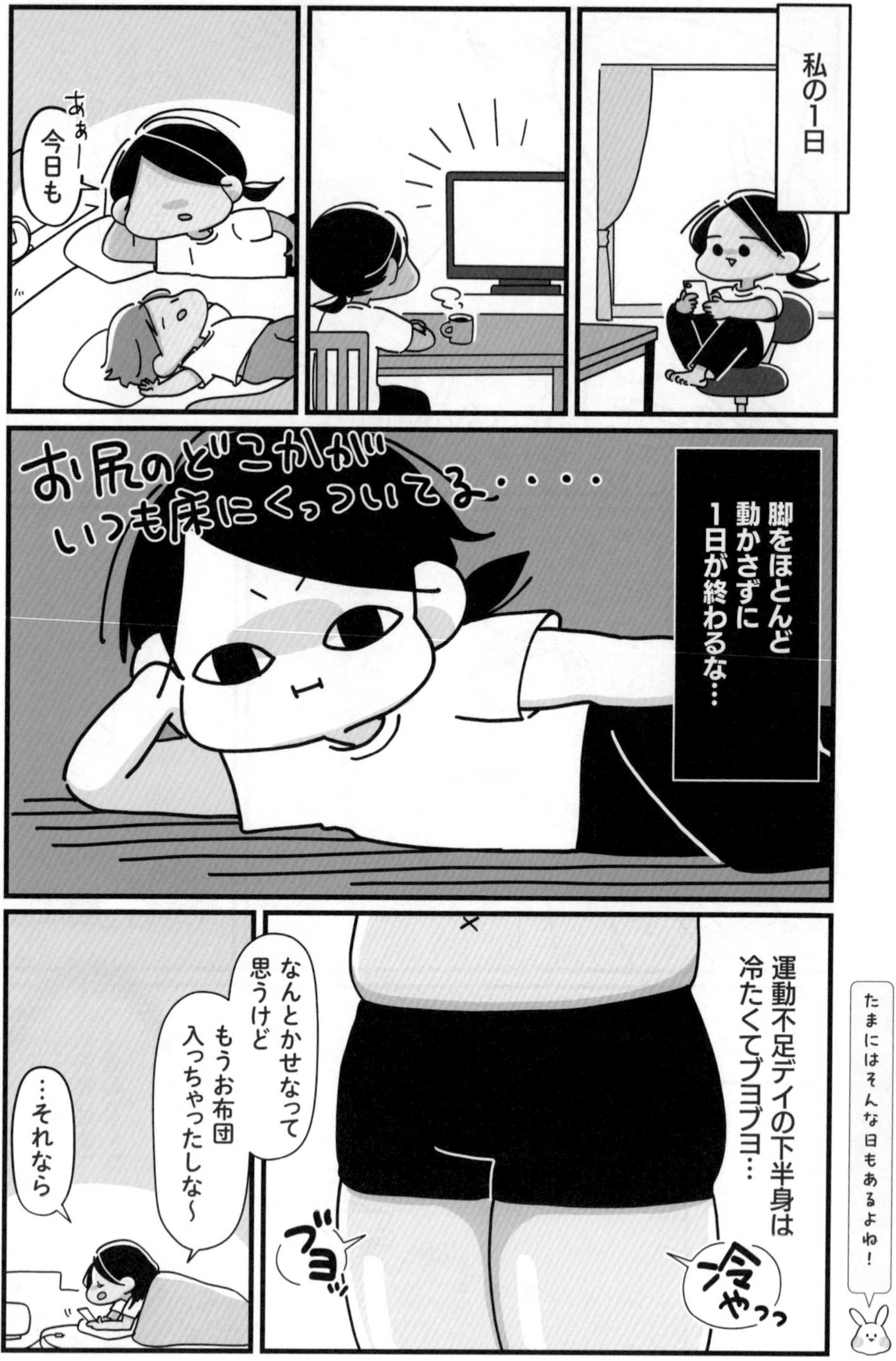

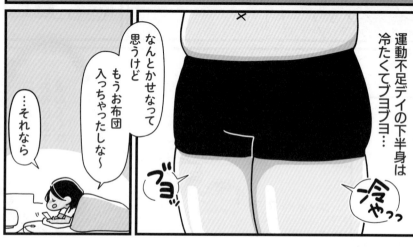

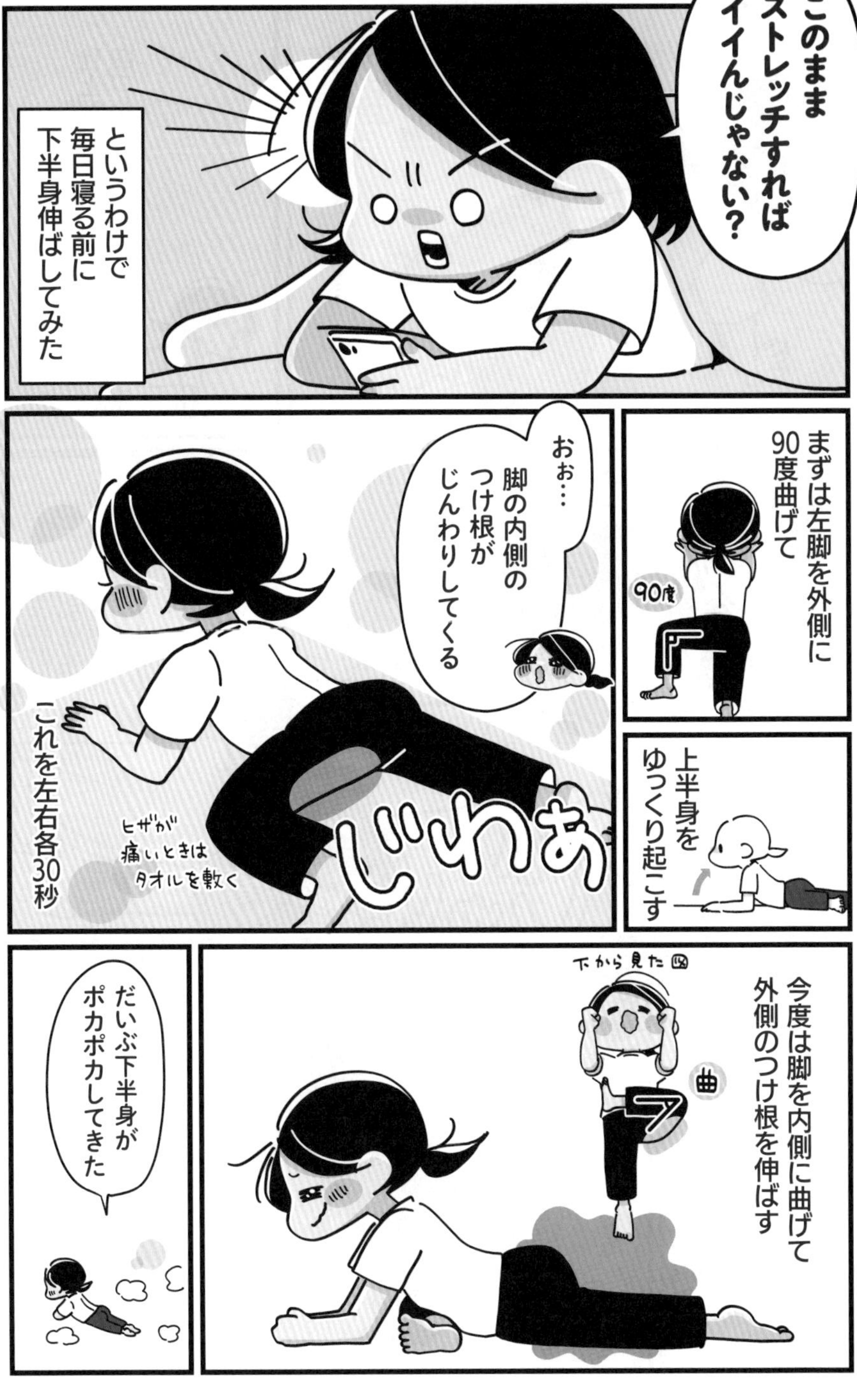
このまま
ストレッチすれば
イイんじゃない?
というわけで
毎日寝る前に
下半身伸ばしてみた
まずは左脚を外側に
90度曲げて
90度
上半身を
ゆっくり起こす
おぉ…
脚の内側の
つけ根が
じんわりしてくる
じわぁ
ヒザが
痛いときは
タオルを敷く
これを左右各30秒
今度は脚を内側に曲げて
外側のつけ根を伸ばす
下から見た図
曲
だいぶ下半身が
ポカポカしてきた

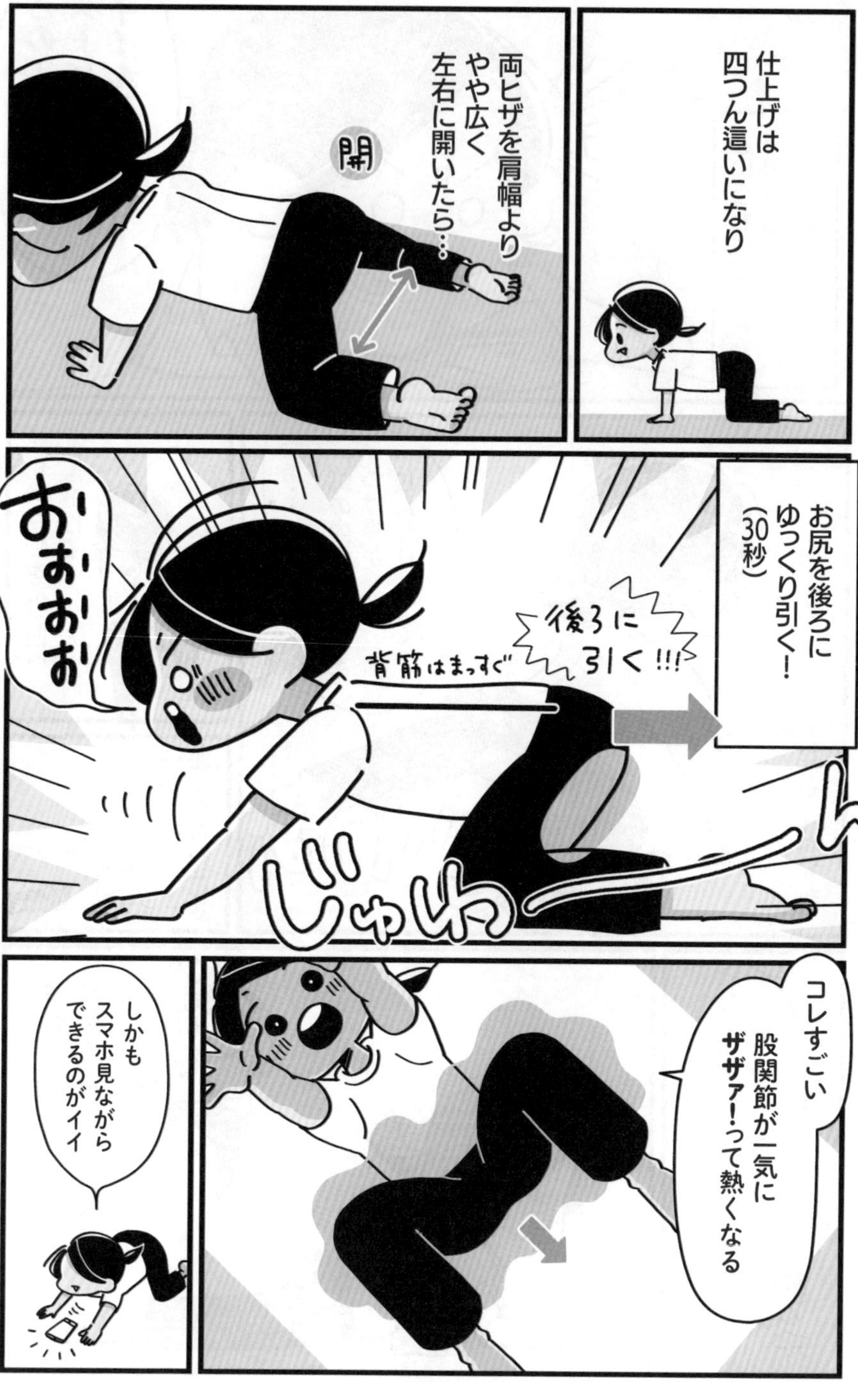

仕上げは
四つん這いになり
両ヒザを肩幅より
やや広く
左右に開いたら…
開
お尻を後ろに
ゆっくり引く！
（30秒）
後ろに
引く!!!
背筋はまっすぐ
おおおお
じゅわーーん
コレすごい
股関節が一気に
ザザア!って熱くなる
しかも
スマホ見ながら
できるのがイイ

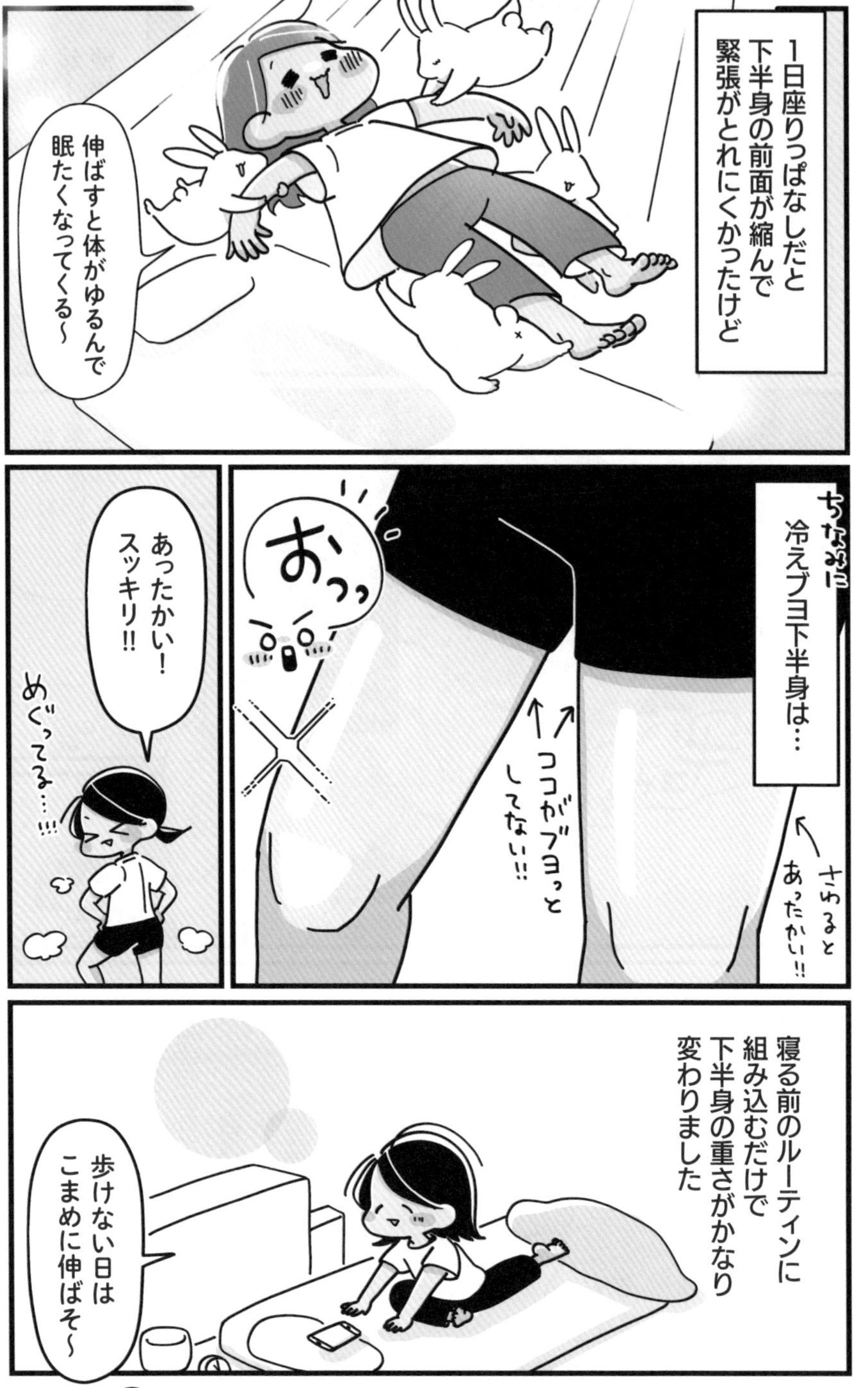
1日座りっぱなしだと
下半身の前面が縮んで
緊張がとれにくかったけど
伸ばすと体がゆるんで
眠たくなってくる〜
ちなみに
冷えブヨ下半身は…
さわると
あったかい!!
ココがブヨっと
してない!!
おっっ
あったかい!
スッキリ!!
めぐってる…!!!
寝る前のルーティンに
組み込むだけで
下半身の重さがかなり
変わりました
歩けない日は
こまめに伸ばそ〜

冬の寒い夜に布団の中でやると下半身がポカポカして寝つきがよくなります!

ガンコな便秘に! お腹ゆるめストレッチ

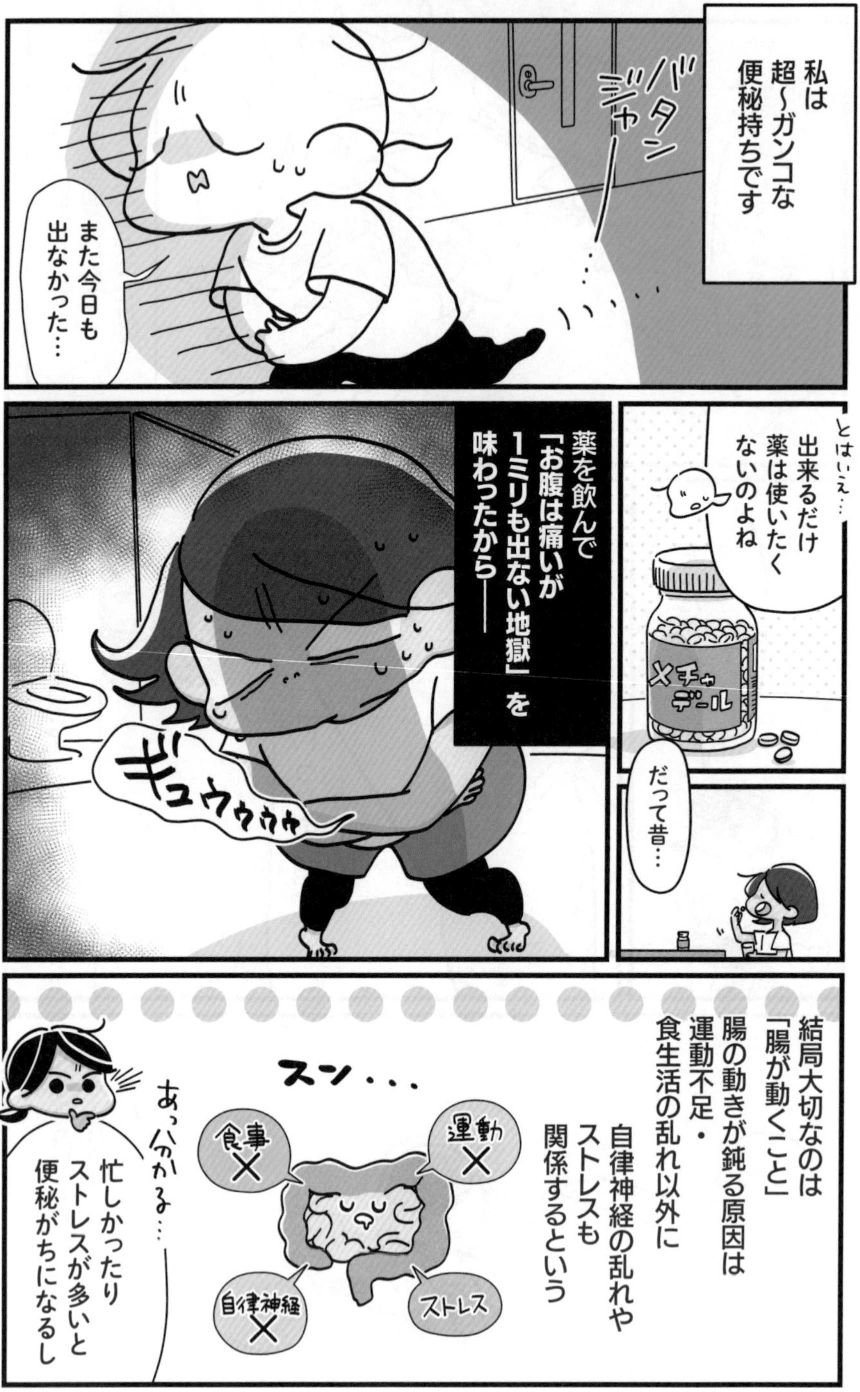
私は超～ガンコな便秘持ちです
バタン
ジャー…
また今日も出なかった…
とはいえ…
出来るだけ薬は使いたくないのよね
メチャデール
だって昔…
薬を飲んで「お腹は痛いが1ミリも出ない地獄」を味わったから――
ギュウウウウウ
結局大切なのは「腸が動くこと」
腸の動きが鈍る原因は運動不足・食生活の乱れ以外に
自律神経の乱れやストレスも関係するという
スン…
食事×
運動×
自律神経×
ストレス
あっ分かる…
忙しかったりストレスが多いと便秘がちになるし

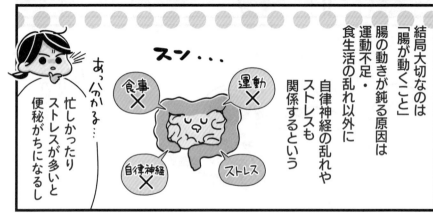

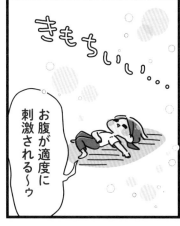

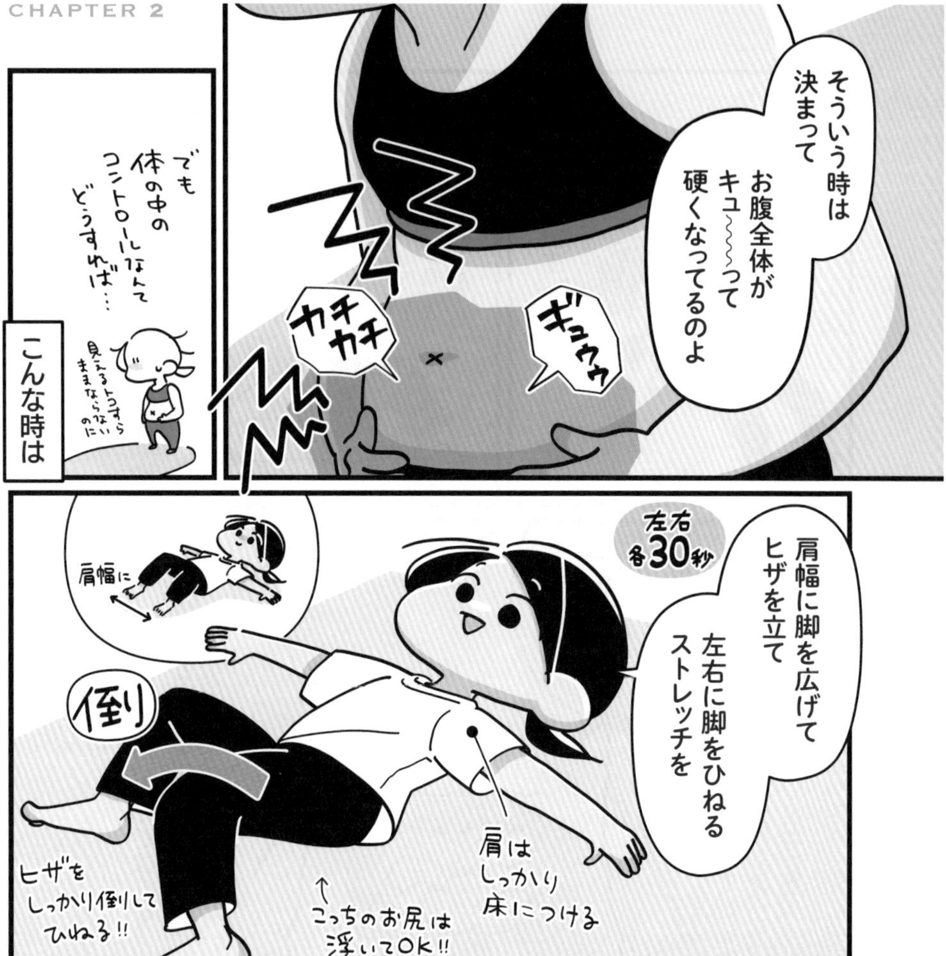
そういう時は決まってお腹全体がキュ〜〜〜って硬くなってるのよ
ギュウウ
カチカチ
でも体の中のコントロールなんてどうすれば…
見えるトコすらままならないのに
こんな時は
左右各30秒
肩幅に脚を広げてヒザを立て左右に脚をひねるストレッチを
肩幅に
倒
肩はしっかり床につける
こっちのお尻は浮いてOK!!
ヒザをしっかり倒してひねる!!
この時にわき腹を掴んで揺らすとお腹がグルグル鳴る
ゆさゆさ
グルルルル…
きもちいいい。。。
お腹が適度に刺激される〜ゥ

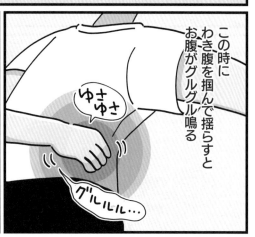

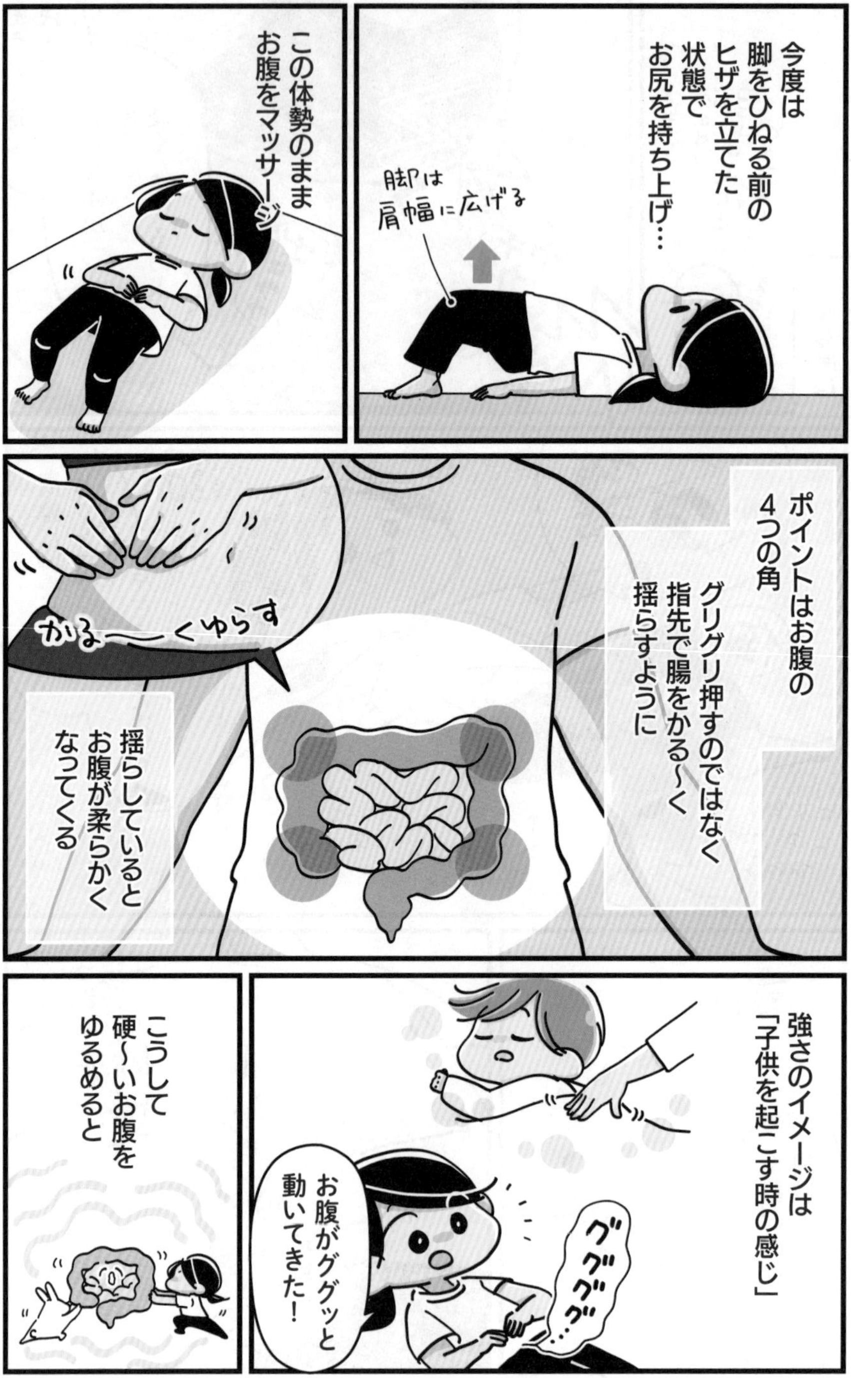
今度は
脚をひねる前の
ヒザを立てた
状態で
お尻を持ち上げ…
脚は
肩幅に広げる
この体勢のまま
お腹をマッサージ
ポイントはお腹の
4つの角
グリグリ押すのではなく
指先で腸をかる〜く
揺らすように
かる——くゆらす
揺らしていると
お腹が柔らかく
なってくる
強さのイメージは
「子供を起こす時の感じ」
お腹がググッと
動いてきた!
ググググ…
こうして
硬〜いお腹を
ゆるめると

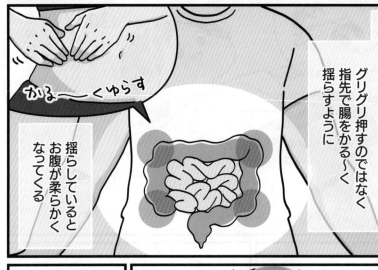

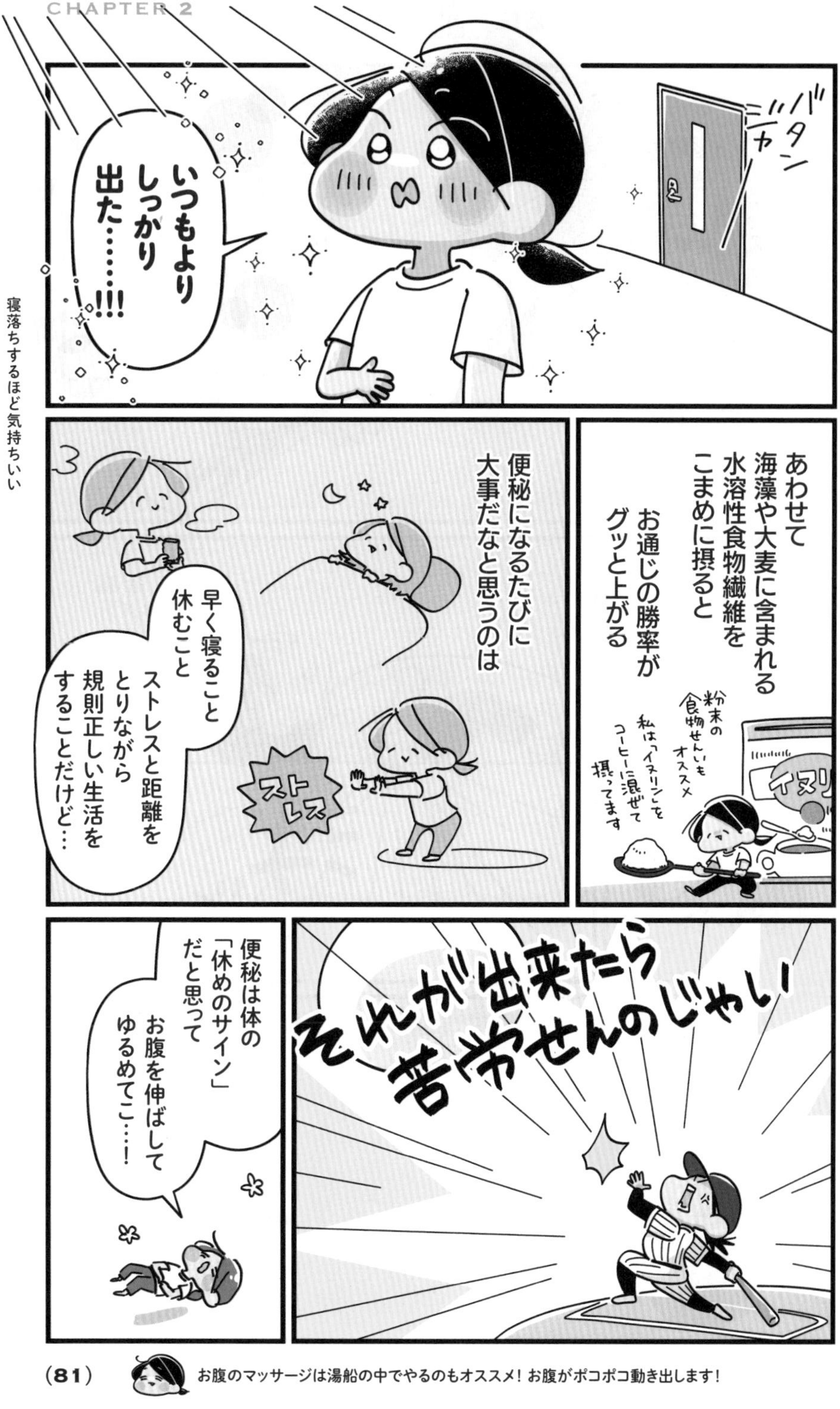
バタン
いつもよりしっかり出た……!!!
あわせて海藻や大麦に含まれる水溶性食物繊維をこまめに摂ると
お通じの勝率がグッと上がる
粉末の食物せんいもオススメ
私は「イヌリン」をコーヒーに混ぜて摂ってます
イヌリ
便秘になるたびに大事だなと思うのは
早く寝ること 休むこと
ストレスと距離をとりながら規則正しい生活をすることだけど…
ストレス
それが出来たら苦労せんのじゃい
便秘は体の「休めのサイン」だと思って
お腹を伸ばしてゆるめてこ…!

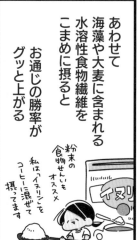

お腹のマッサージは湯船の中でやるのもオススメ！ お腹がポコポコ動き出します！

反り腰の腰痛に! 前ももストレッチ

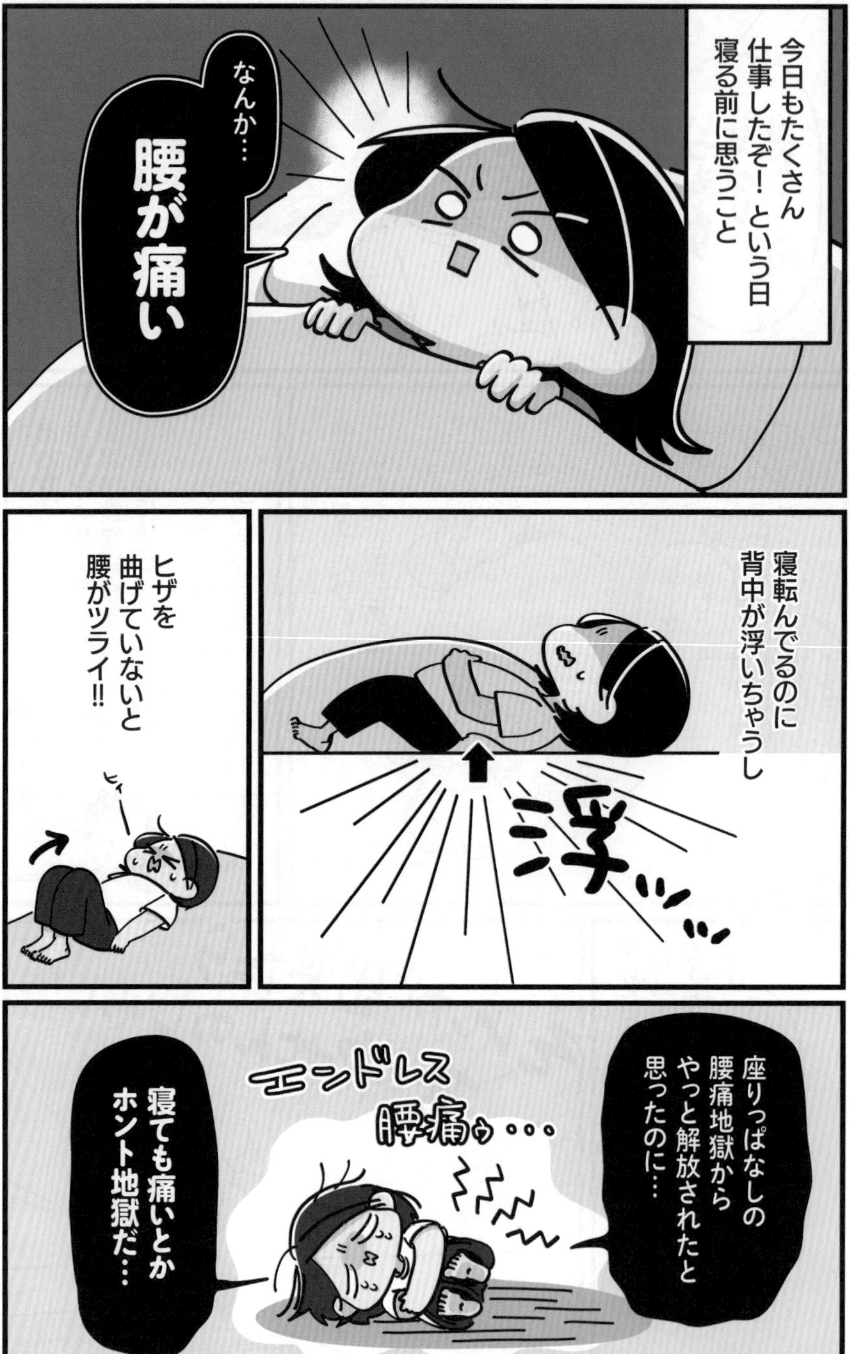

今日もたくさん仕事したぞ! という日寝る前に思うこと
なんか…
腰が痛い
寝転んでるのに背中が浮いちゃうし
浮ッ…
ヒザを曲げていないと腰がツライ!!
ヒィー
座りっぱなしの腰痛地獄からやっと解放されたと思ったのに…
エンドレス腰痛ぅ…
寝ても痛いとかホント地獄だ…

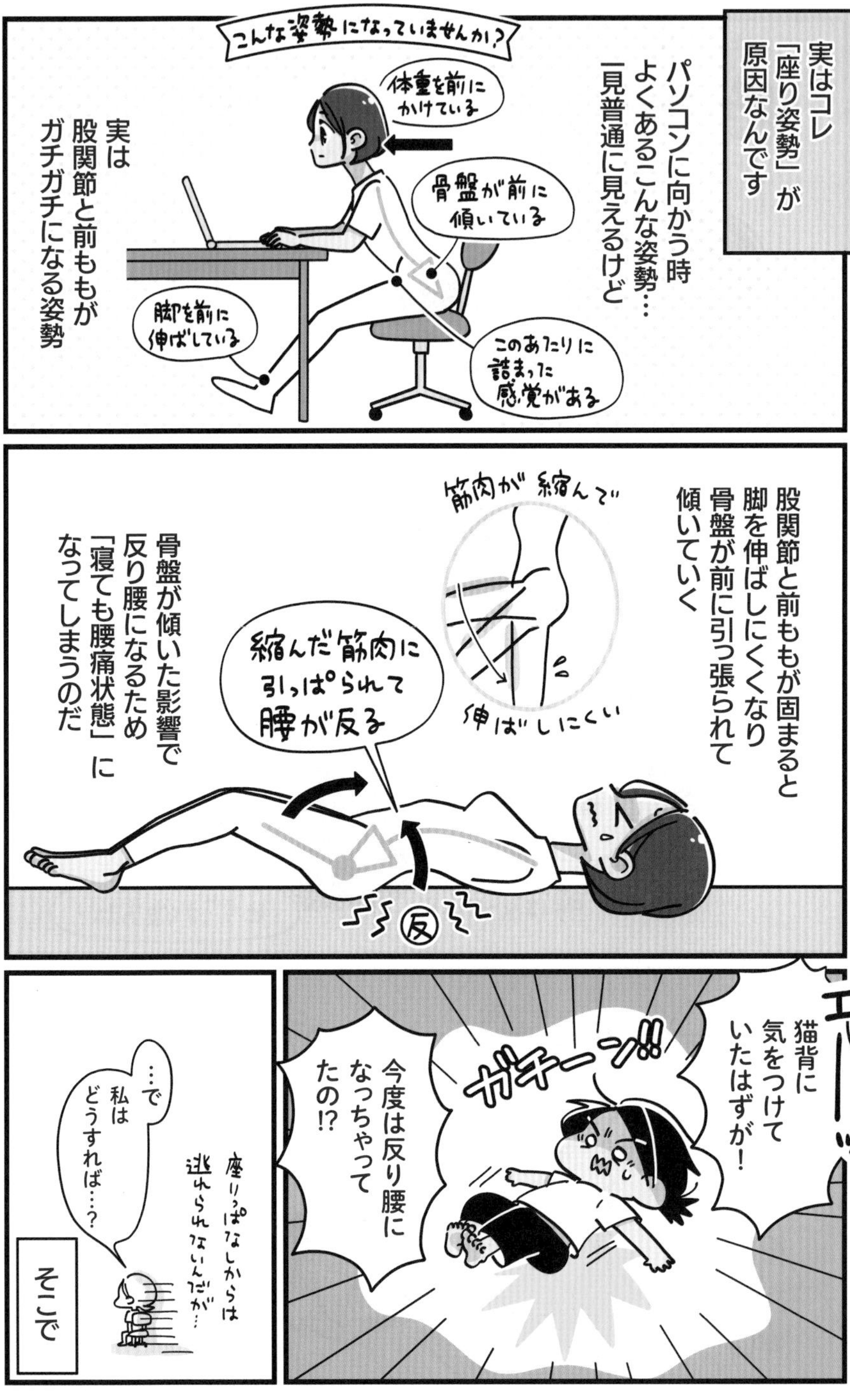
実はコレ「座り姿勢」が原因なんです
パソコンに向かう時よくあるこんな姿勢…一見普通に見えるけど
こんな姿勢になっていませんか？
体重を前にかけている
骨盤が前に傾いている
脚を前に伸ばしている
このあたりに詰まった感覚がある
実は股関節と前ももがガチガチになる姿勢
股関節と前ももが固まると脚を伸ばしにくくなり骨盤が前に引っ張られて傾いていく
筋肉が縮んで
伸ばしにくい
縮んだ筋肉に引っぱられて腰が反る
骨盤が傾いた影響で反り腰になるため「寝ても腰痛状態」になってしまうのだ
反
エーーッ
猫背に気をつけていたはずが！
ガチーーン!!
今度は反り腰になっちゃってたの!?
…で私はどうすれば…？
座りっぱなしからは逃れられないんだが…
そこで

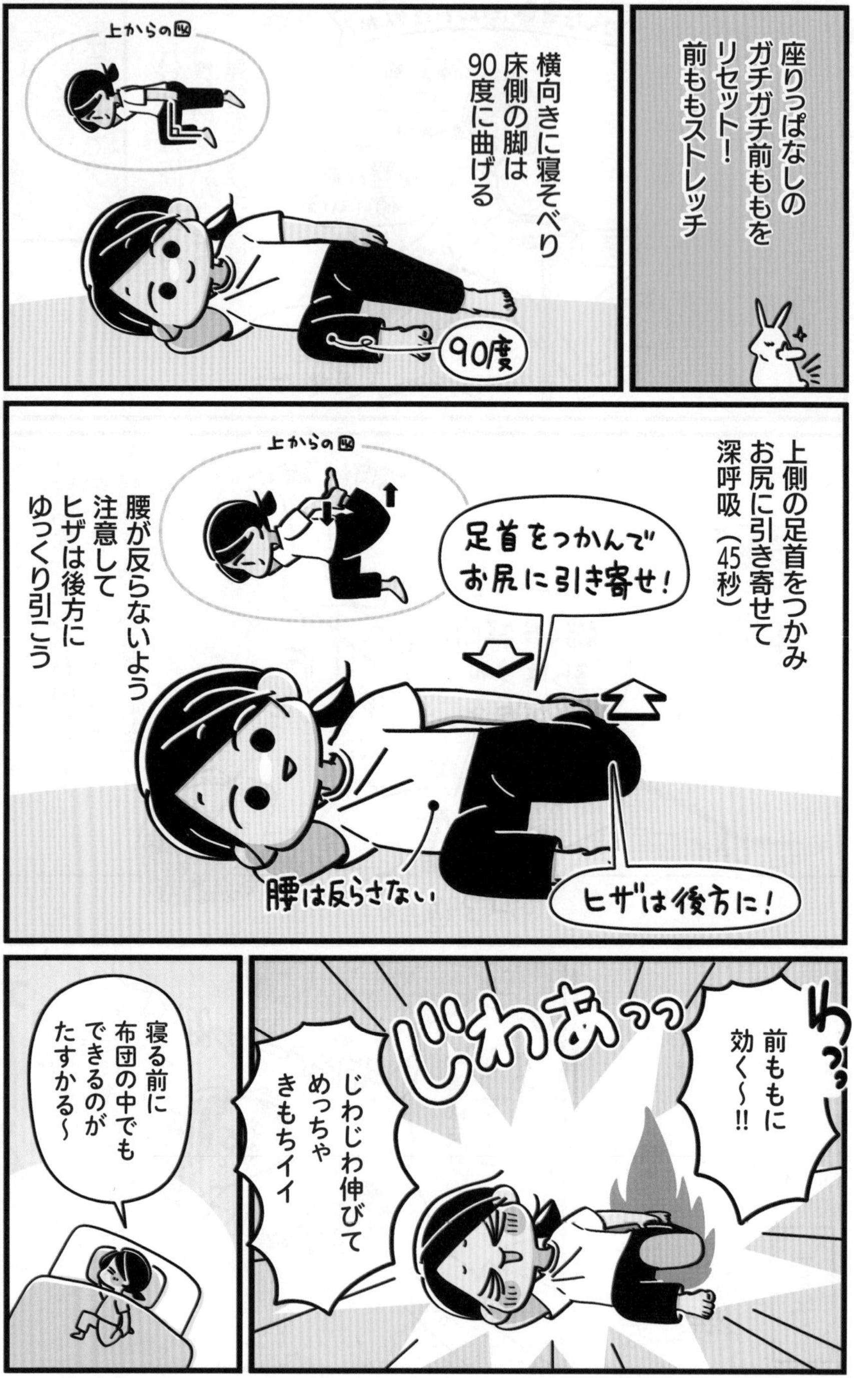
座りっぱなしのガチガチ前ももをリセット！前ももストレッチ
横向きに寝そべり床側の脚は90度に曲げる
上からの図
90度
上側の足首をつかみお尻に引き寄せて深呼吸（45秒）
足首をつかんでお尻に引き寄せ！
上からの図
腰が反らないよう注意してヒザは後方にゆっくり引こう
ヒザは後方に！
腰は反らさない
わっっ
前ももに効く〜!!
じわあっっ
じわじわ伸びてめっちゃきもちイイ
寝る前に布団の中でもできるのがたすかる〜

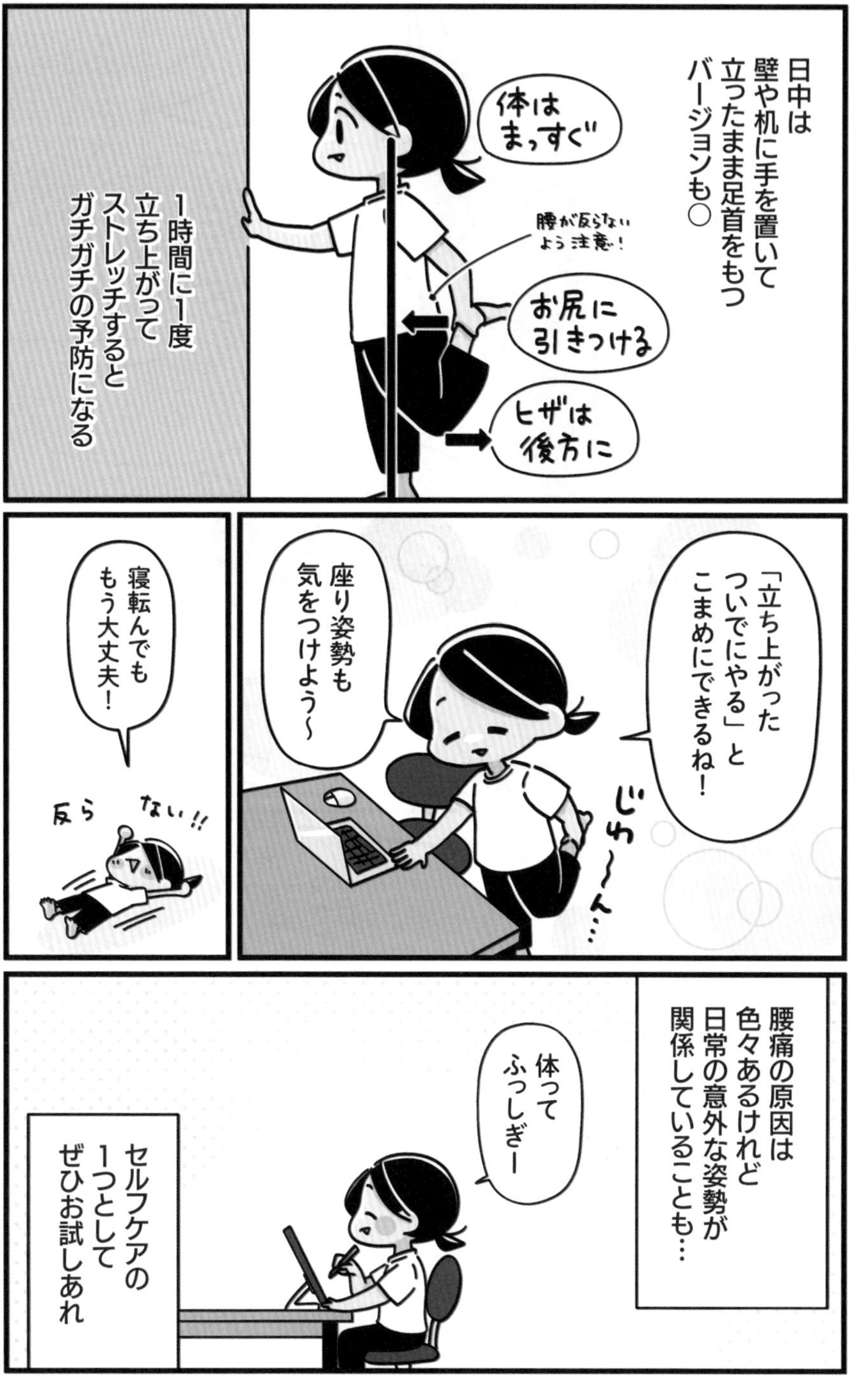
日中は壁や机に手を置いて立ったまま足首をもつバージョンも◯
体はまっすぐ
腰が反らないよう注意！
お尻に引きつける
ヒザは後方に
1時間に1度立ち上がってストレッチするとガチガチの予防になる
「立ち上がったついでにやる」とこまめにできるね！
じわ〜ん…
座り姿勢も気をつけよう〜
寝転んでももう大丈夫！
反らない!!
腰痛の原因は色々あるけれど日常の意外な姿勢が関係していることも…
体ってふっしぎー
セルフケアの1つとしてぜひお試しあれ

猫背かと思いきや隠れ反り腰の人も多いみたい！腰がしんどい人は試してみてね。

胸の詰まりスッキリ! 壁で上半身ストレッチ

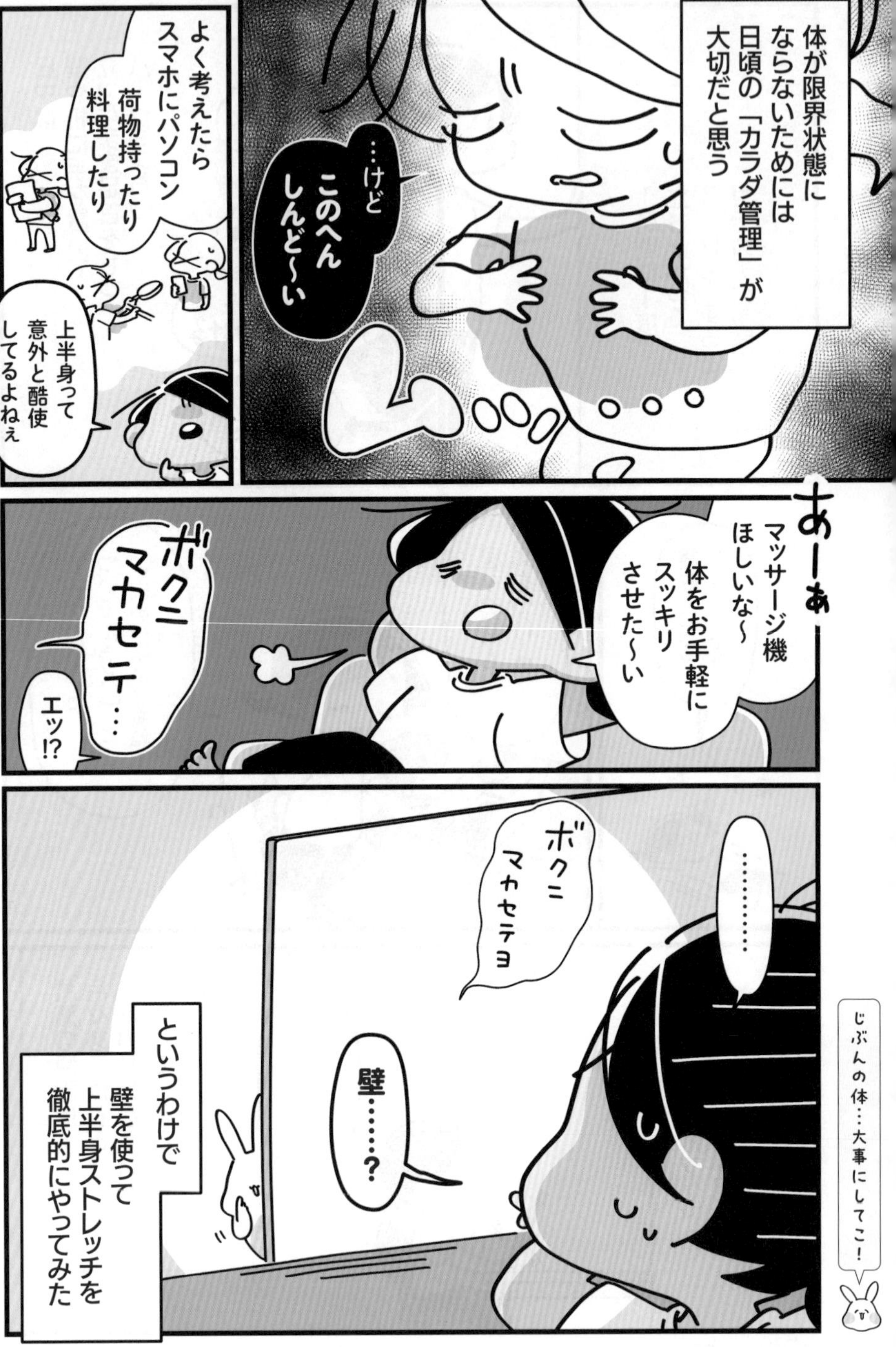
体が限界状態にならないためには日頃の「カラダ管理」が大切だと思う
…けど このへん しんど～い
よく考えたらスマホにパソコン 荷物持ったり 料理したり
上半身って意外と酷使してるよねぇ
あーあ
マッサージ機ほしいな～ 体をお手軽にスッキリさせた～い
ボクニ マカセテ…
エッ!?
…………
ボクニ マカセテヨ
壁……?
というわけで 壁を使って 上半身ストレッチを 徹底的にやってみた
じぶんの体…大事にしてこ!

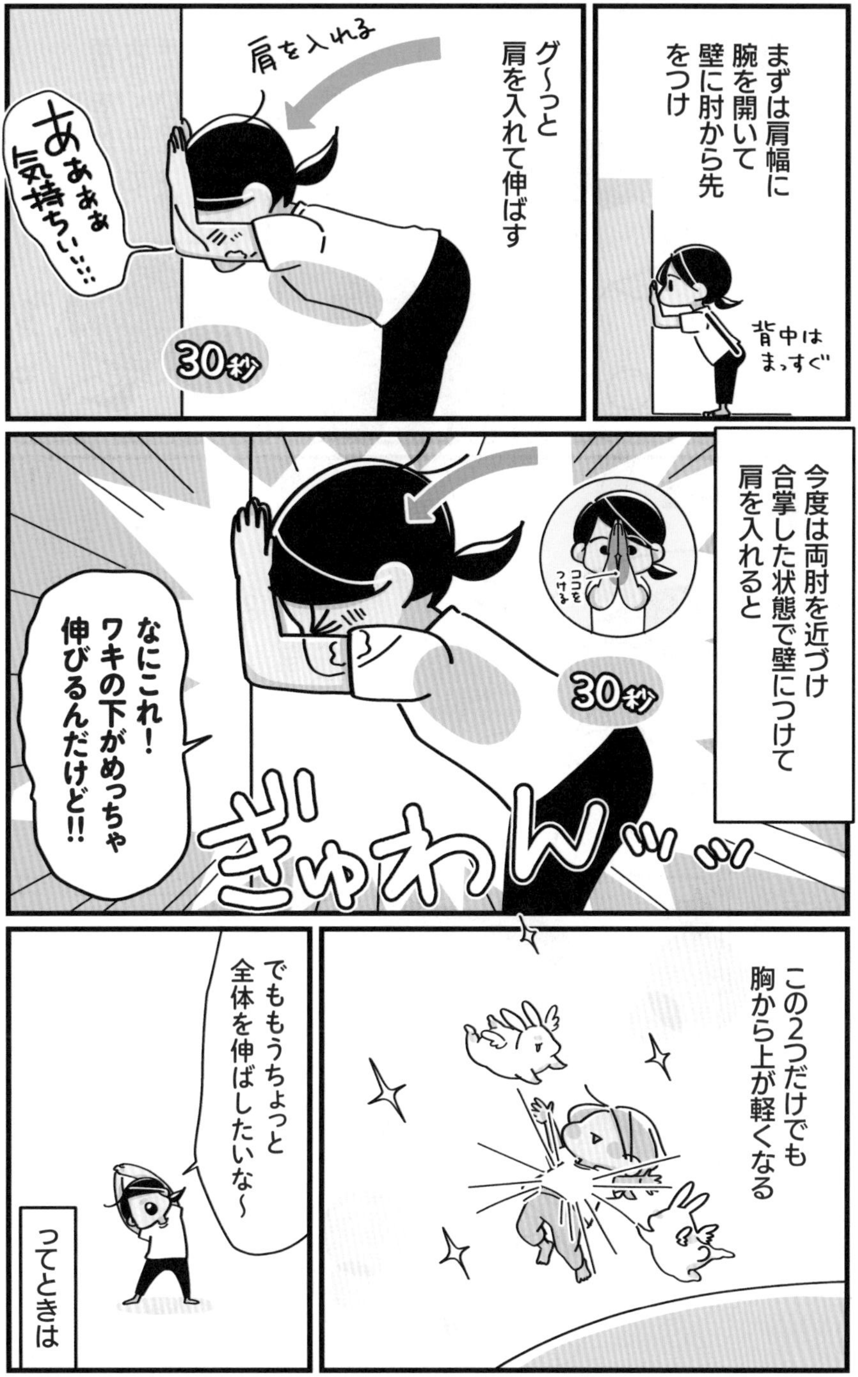
まずは肩幅に
腕を開いて
壁に肘から先
をつけ
背中はまっすぐ
グ〜っと
肩を入れて伸ばす
肩を入れる
あぁぁぁ気持ちい…!!
30秒
今度は両肘を近づけ
合掌した状態で壁につけて
肩を入れると
ココをつける
30秒
なにこれ!
ワキの下がめっちゃ
伸びるんだけど!!
ぎゅわんッッ
この2つだけでも
胸から上が軽くなる
でももうちょっと
全体を伸ばしたいな〜
ってときは

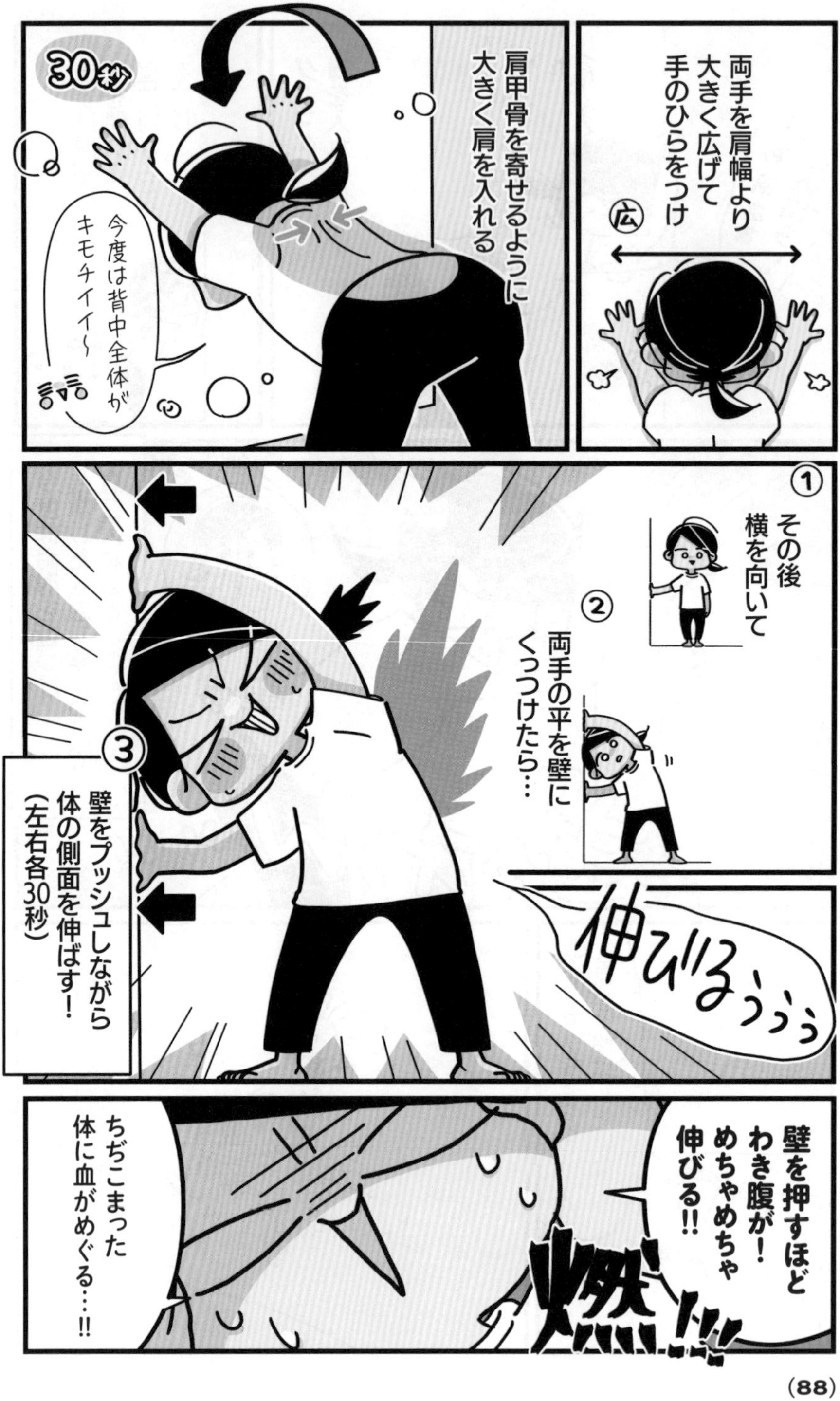
両手を肩幅より
大きく広げて
手のひらをつけ
広
肩甲骨を寄せるように
大きく肩を入れる
30秒
今度は背中全体が
キモチイイ〜
①
その後
横を向いて
②
両手の平を壁に
くっつけたら…
③
壁をプッシュしながら
体の側面を伸ばす！
（左右各30秒）
伸びるぅぅぅ
壁を押すほど
わき腹が！
めちゃめちゃ
伸びる!!
ちぢこまった
体に血がめぐる…!!
燃!!!

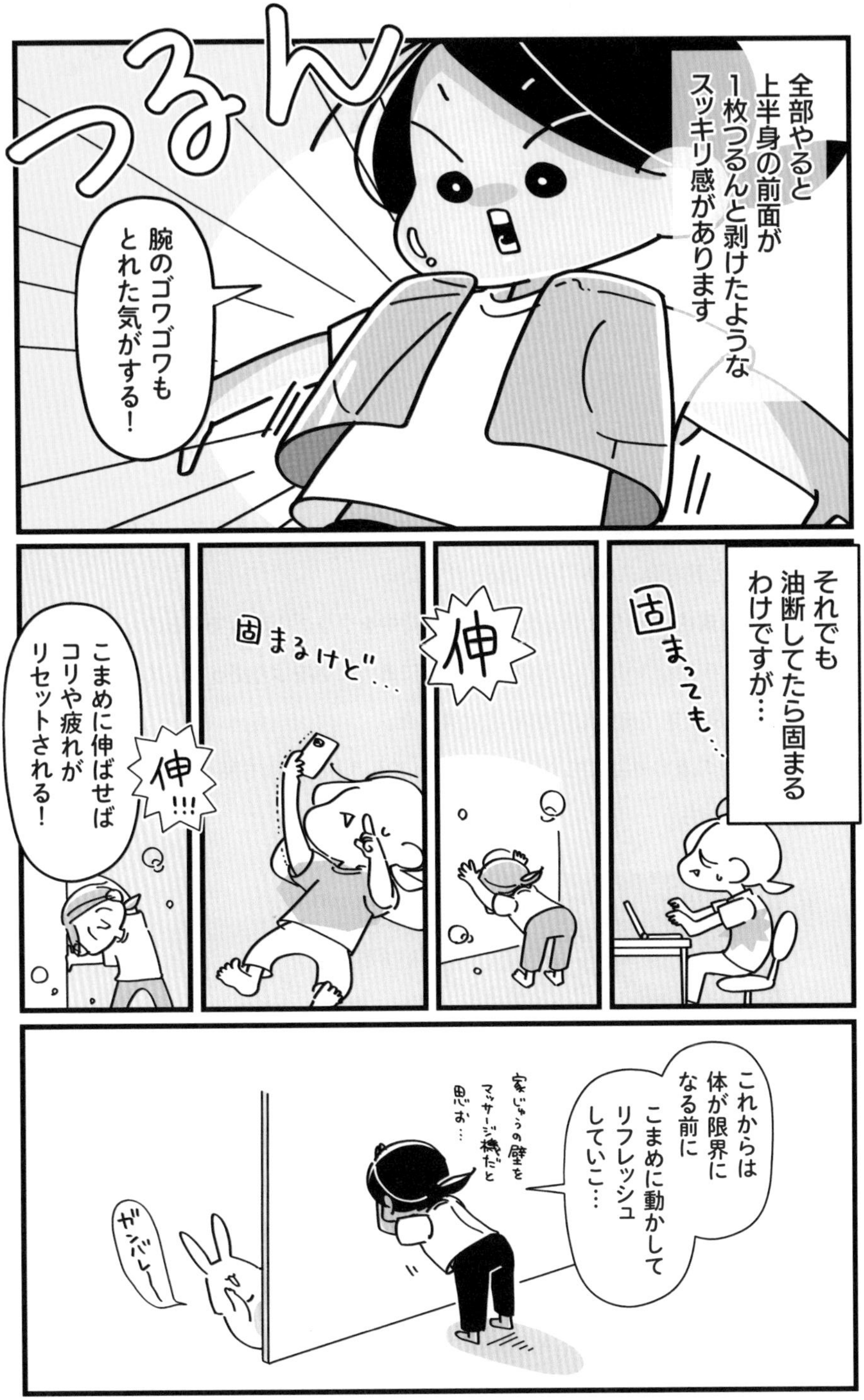

つるん
全部やると上半身の前面が1枚つるんと剥けたようなスッキリ感があります
腕のゴワゴワもとれた気がする！
それでも油断してたら固まるわけですが…
固まっても…
伸
固まるけど…
伸!!!
こまめに伸ばせばコリや疲れがリセットされる！
これからは体が限界になる前にこまめに動かしてリフレッシュしていこ…
家じゅうの壁をマッサージ機だと思お…
ガンバレー

私はトイレに行くついでに廊下の壁でやってます！ これが一番続けやすかったです。

ひと休みコラム②

寝てるだけでいやされる わが家の一軍グッズ

私はオン / オフの切り替えがへたくそだ。布団に入っても目が冴えて、夜ふかしになることもよくある。

そんな寝られない自分のための癒しグッズが、気づいたらめちゃくちゃ増えていた。あずきのチカラは本当に良くて、気になるところにあてながらぼんやりするだけで、こわばった体がみるみるゆるんでいく。ホカホカのあずきが冷めるころにはとろんと眠くなるので、そのまま寝ると朝にはスッキリ疲れがとれている。

中山式快癒器も、寝るだけで腰や背中をグリグリ刺激できるのがズボラにちょうどいい。これは元々実家にあったのをよく使っていて、あまりに良すぎて結婚してから 2 台買った。

布団のまわりはごちゃごちゃになってるけど、どれも私に欠かせないものたち！

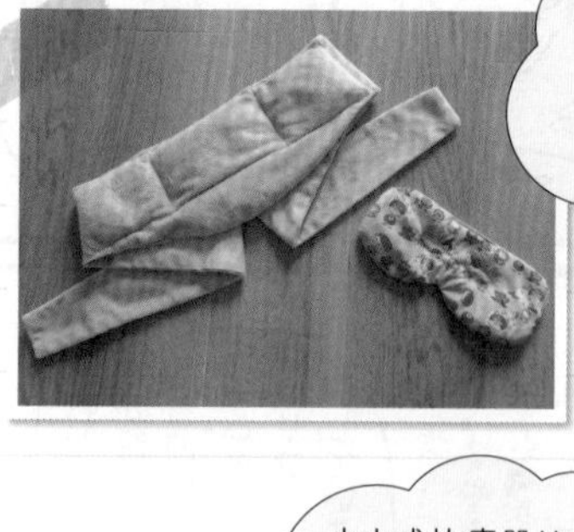

あずきのチカラはどこでもベルトと目もと用がお気に入り。あったかくて気持ちいい！

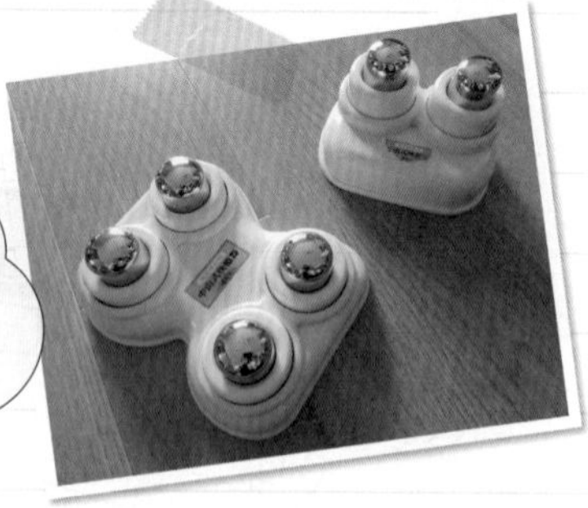

中山式快癒器は 10 年以上使っても壊れる気配がない。一生使えそうな頑丈さ。

第3章

\ 不調知らずの /

「正しい姿勢」を取り戻すストレッチ

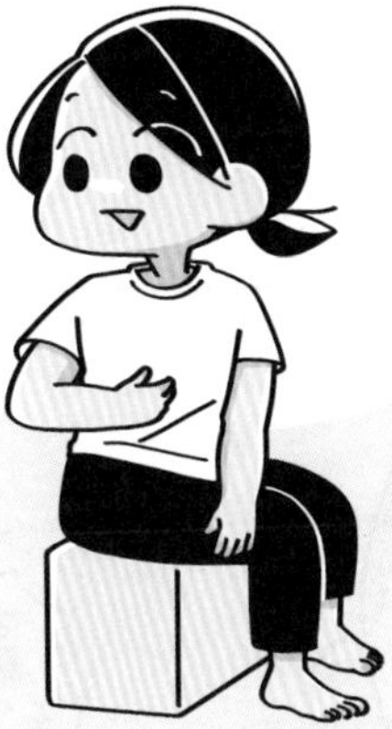

鍼灸師・パーソナルトレーナー　柴 雅仁先生

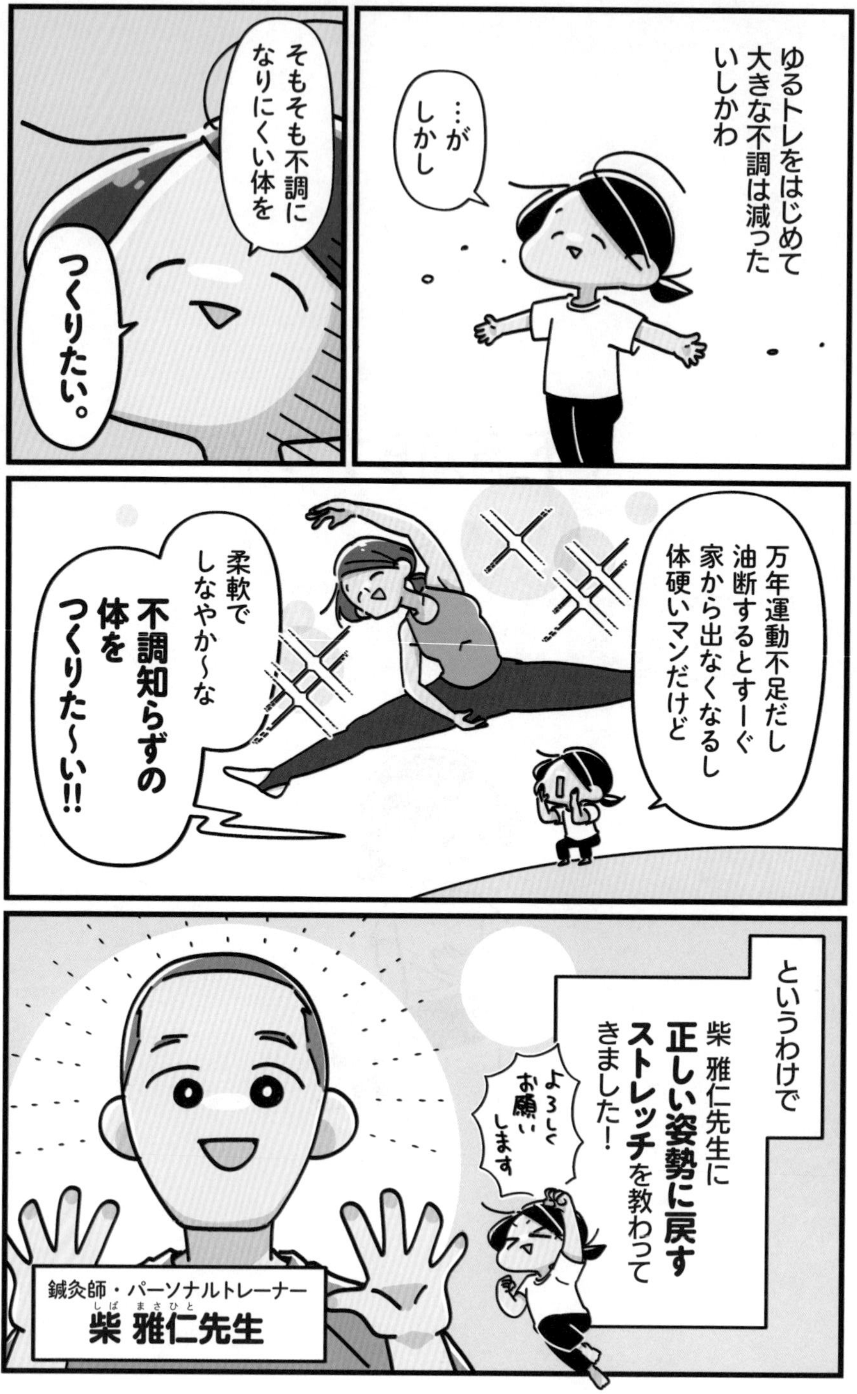
ゆるトレをはじめて大きな不調は減った
いしかわ
…が しかし
そもそも不調になりにくい体を
つくりたい。
万年運動不足だし油断するとすーぐ家から出なくなるし体硬いマンだけど
柔軟でしなやか～な**不調知らずの体をつくりた～い!!**
というわけで柴 雅仁先生に**正しい姿勢に戻すストレッチ**を教わってきました!
よろしくお願いします
鍼灸師・パーソナルトレーナー
柴《しば》 雅仁《まさひと》先生

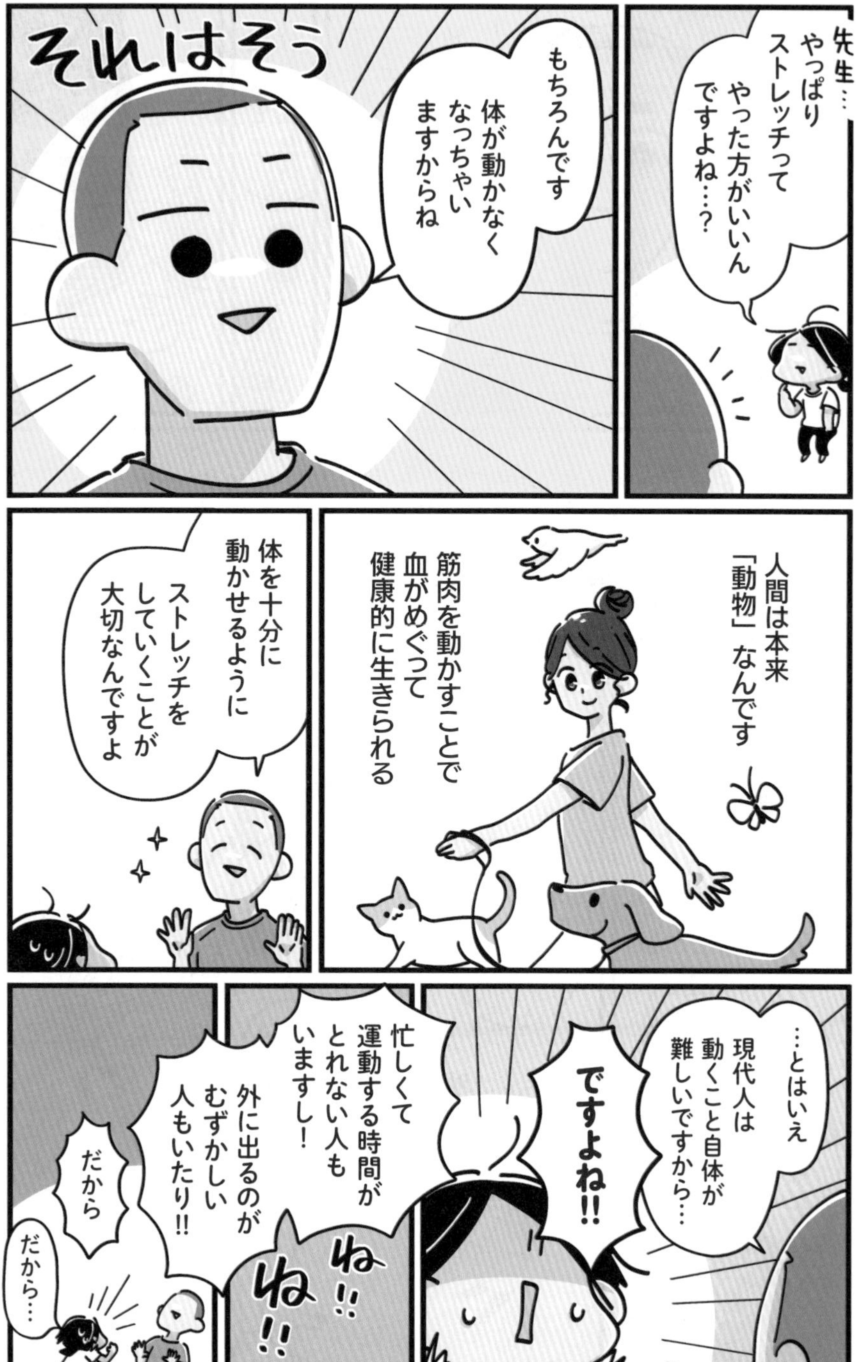
先生…やっぱりストレッチってやった方がいいんですよね…？
それはそう
もちろんです 体が動かなくなっちゃいますからね
人間は本来「動物」なんです
筋肉を動かすことで血がめぐって健康的に生きられる
体を十分に動かせるようにストレッチをしていくことが大切なんですよ
…とはいえ現代人は動くこと自体が難しいですから…
ですよね!!
忙しくて運動する時間がとれない人もいますし！
外に出るのがむずかしい人もいたり!!
ね!!
ね!!
だから
だから…

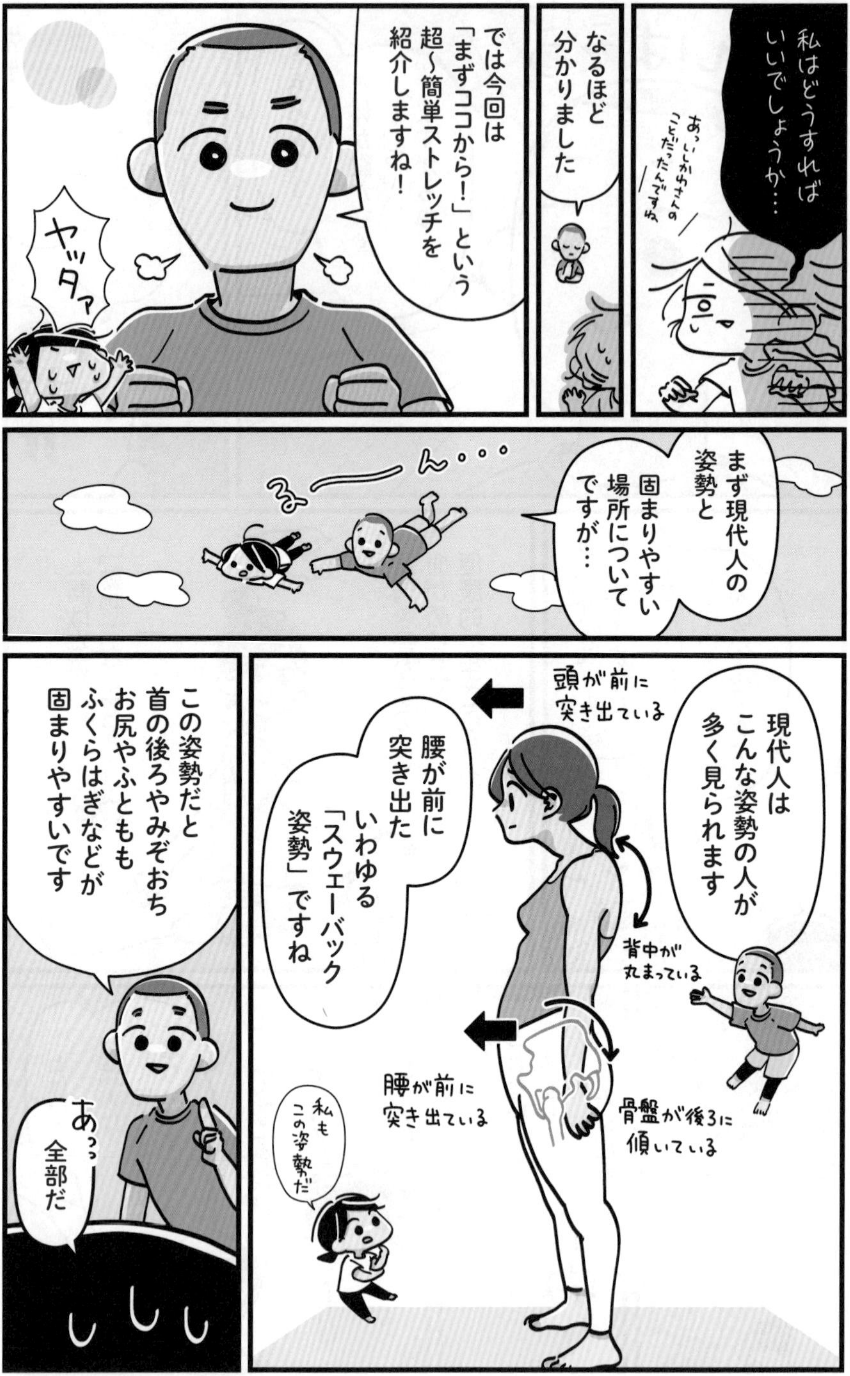
私はどうすればいいでしょうか…
あっ いしかわさんのことだったんですね
なるほど分かりました
では今回は「まずココから!」という超～簡単ストレッチを紹介しますね!
ヤッタァ
まず現代人の姿勢と固まりやすい場所についてですが…
る――ん・・・
現代人はこんな姿勢の人が多く見られます
頭が前に突き出ている
腰が前に突き出たいわゆる「スウェーバック姿勢」ですね
背中が丸まっている
腰が前に突き出ている
骨盤が後ろに傾いている
私もこの姿勢だ
この姿勢だと首の後ろやみぞおちお尻やふとももふくらはぎなどが固まりやすいです
あっっ 全部だ
ししし

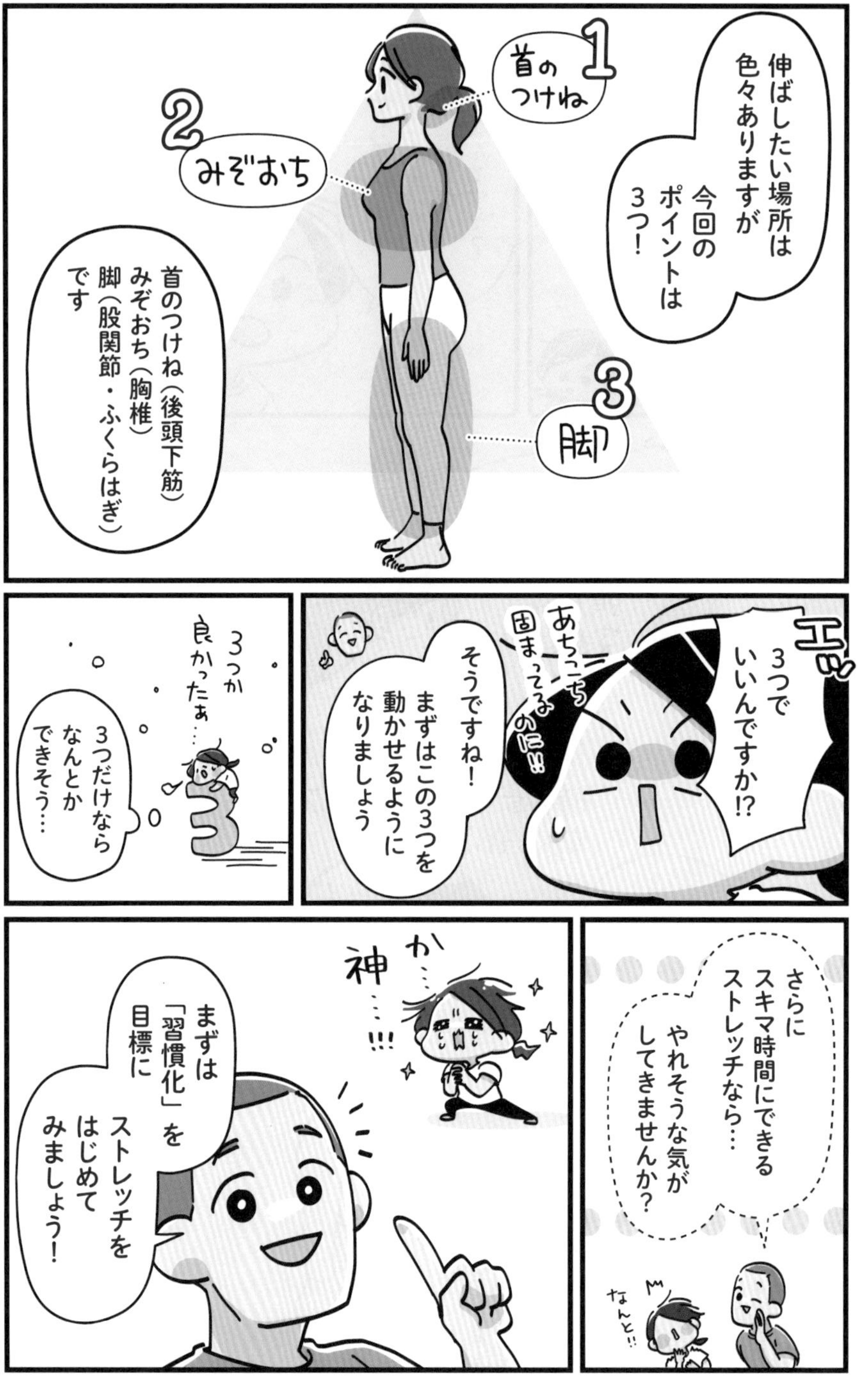

伸ばしたい場所は色々ありますが今回のポイントは3つ！
1 首のつけね
2 みぞおち
3 脚
首のつけね（後頭下筋）みぞおち（胸椎）脚（股関節・ふくらはぎ）です
エッ
3つでいいんですか!?
あちこち固まってるのに!!
そうですね！まずはこの3つを動かせるようになりましょう
3つか良かったぁ…
3つだけならなんとかできそう…
さらにスキマ時間にできるストレッチなら…
やれそうな気がしてきませんか？
なんと!!
神か…!!!
まずは「習慣化」を目標にストレッチをはじめてみましょう！

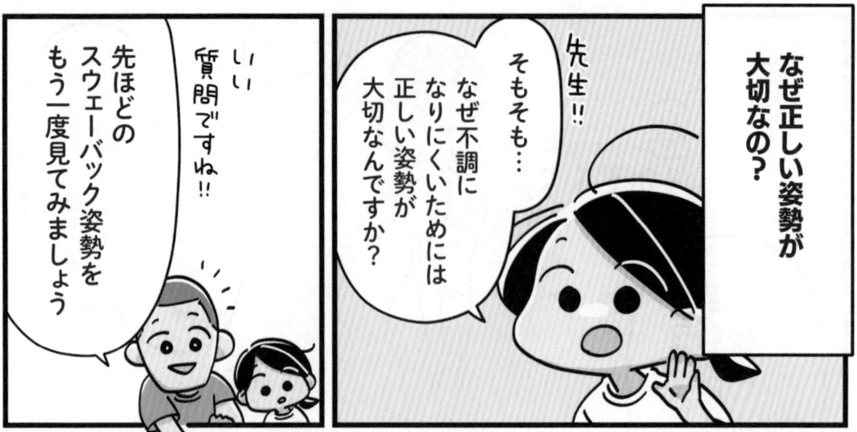
なぜ正しい姿勢が大切なの？
先生!!
そもそも…なぜ不調になりにくいためには正しい姿勢が大切なんですか？
いい質問ですね!!
先ほどのスウェーバック姿勢をもう一度見てみましょう

現代人に多いスウェーバック姿勢

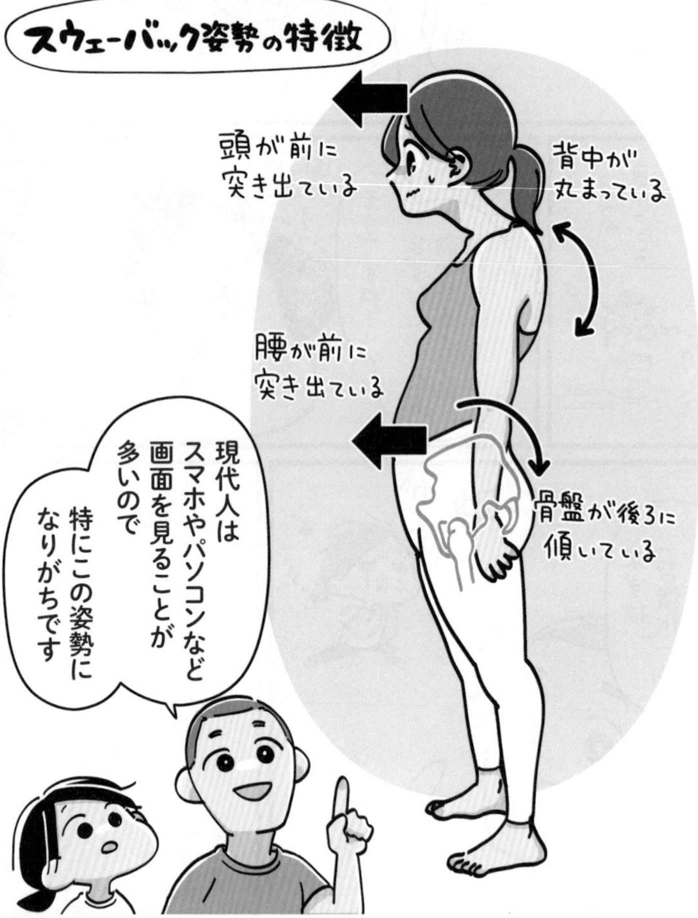
スウェーバック姿勢の特徴
頭が前に突き出ている
背中が丸まっている
腰が前に突き出ている
骨盤が後ろに傾いている
現代人はスマホやパソコンなど画面を見ることが多いので特にこの姿勢になりがちです

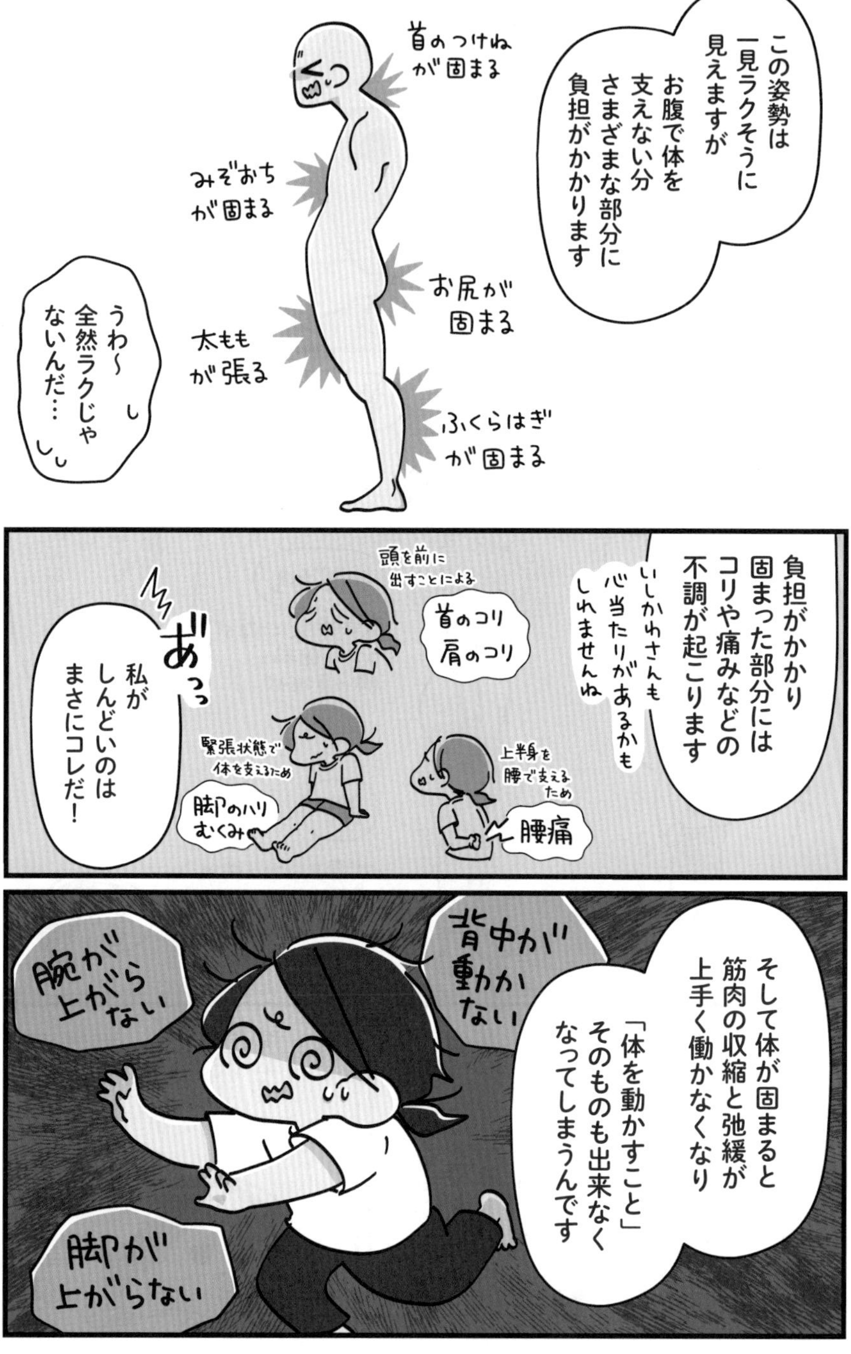
この姿勢は一見ラクそうに見えますがお腹で体を支えない分さまざまな部分に負担がかかります
首のつけねが固まる
みぞおちが固まる
お尻が固まる
太ももが張る
ふくらはぎが固まる
うわ～全然ラクじゃないんだ…
負担がかかり固まった部分にはコリや痛みなどの不調が起こります
いしかわさんも心当たりがあるかもしれませんね
頭を前に出すことによる
首のコリ 肩のコリ
あっ
私がしんどいのはまさにコレだ！
緊張状態で体を支えるため
脚のハリ むくみ
上半身を腰で支えるため
腰痛
そして体が固まると筋肉の収縮と弛緩が上手く働かなくなり「体を動かすこと」そのものも出来なくなってしまうんです
背中が動かない
腕が上がらない
脚が上がらない

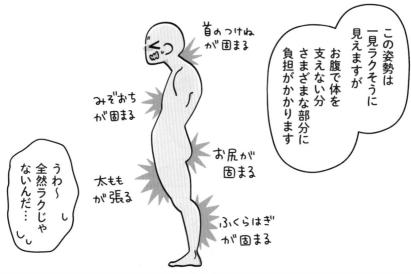

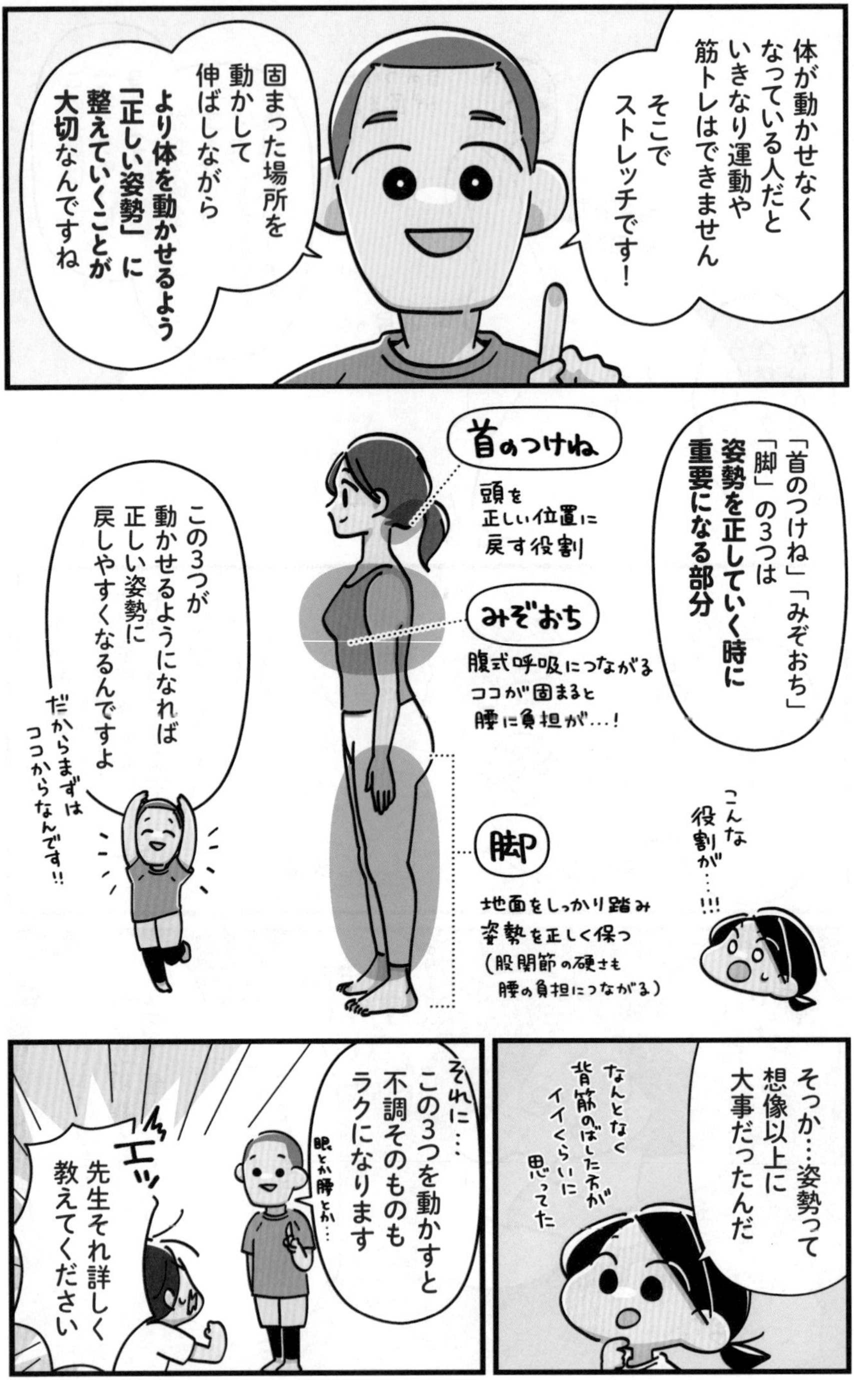
体が動かせなくなっている人だといきなり運動や筋トレはできません
そこでストレッチです！
固まった場所を動かして伸ばしながらより体を動かせるよう「正しい姿勢」に整えていくことが大切なんですね
「首のつけね」「みぞおち」「脚」の3つは姿勢を正していく時に重要になる部分
首のつけね
頭を正しい位置に戻す役割
みぞおち
腹式呼吸につながる ココが固まると腰に負担が…！
脚
地面をしっかり踏み姿勢を正しく保つ（股関節の硬さも腰の負担につながる）
こんな役割が…!!!
この3つが動かせるようになれば正しい姿勢に戻しやすくなるんですよ
だからまずはココからなんです!!
そっか…姿勢って想像以上に大事だったんだ
なんとなく背筋のばした方がイイくらいに思ってた
それに…この3つを動かすと不調そのものもラクになります
眼とか腰とか…
エッ
先生それ詳しく教えてください

1 首のつけね（後頭下筋）

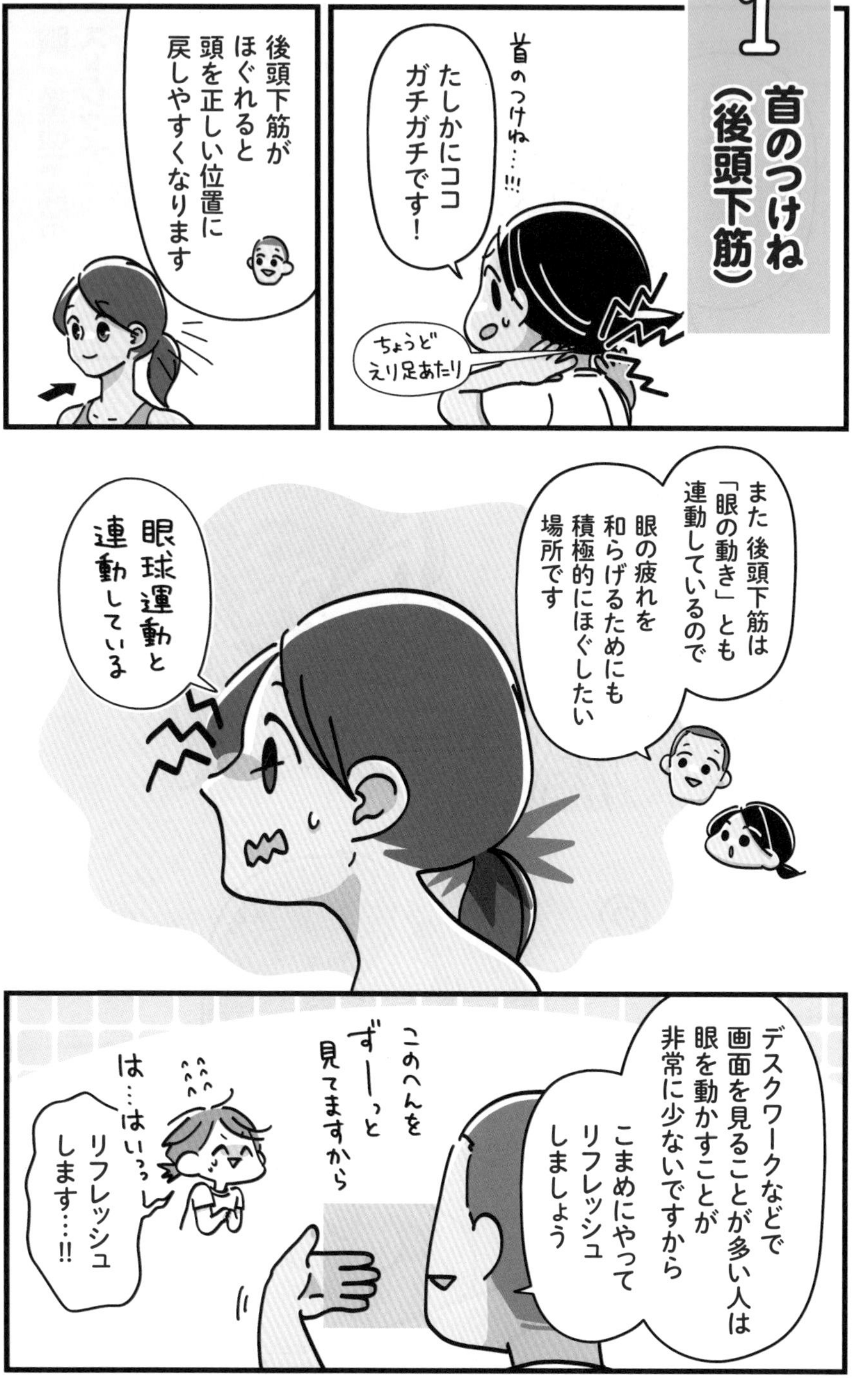
首のつけね…!!!
たしかにココ
ガチガチです！
ちょうど
えり足あたり
後頭下筋が
ほぐれると
頭を正しい位置に
戻しやすくなります
また後頭下筋は
「眼の動き」とも
連動しているので
眼の疲れを
和らげるためにも
積極的にほぐしたい
場所です
眼球運動と
連動している
デスクワークなどで
画面を見ることが多い人は
眼を動かすことが
非常に少ないですから
こまめにやって
リフレッシュ
しましょう
このへんを
ずーっと
見てますから
は…はいっっ
リフレッシュ
します…!!

★☆ 眼・後頭下筋のストレッチ

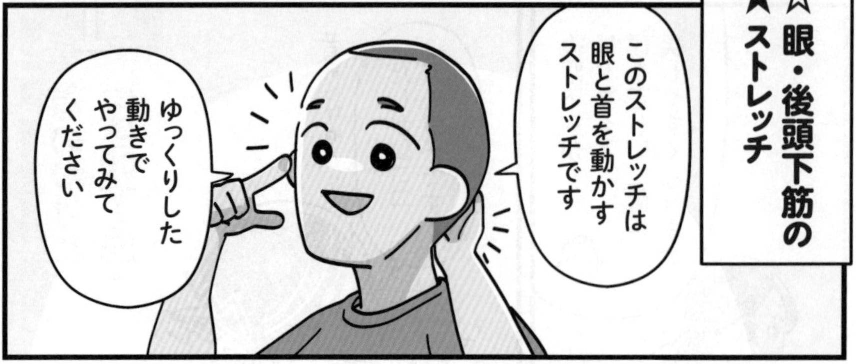
このストレッチは眼と首を動かすストレッチです
ゆっくりした動きでやってみてください

1

座った状態で軽くアゴを引く

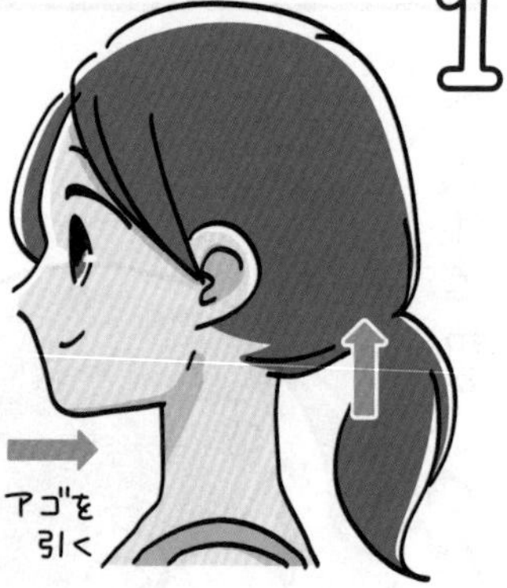
アゴを引く

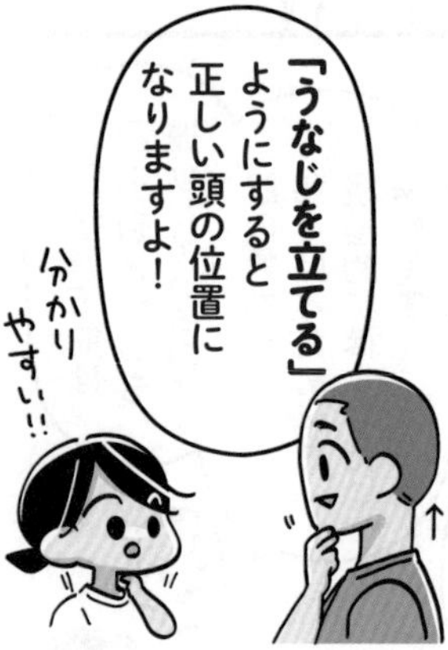
「うなじを立てる」ようにすると正しい頭の位置になりますよ！
分かりやすい!!

2

視線の先に人差し指をまっすぐ立てる

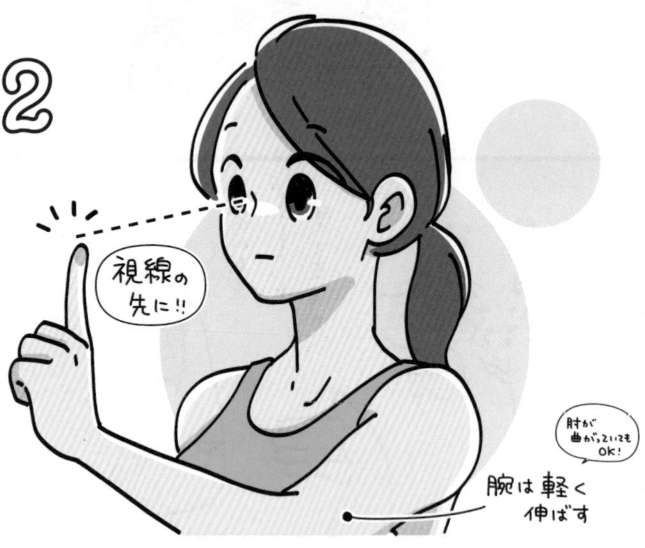
視線の先に!!
肘が曲がっていてもOK!
腕は軽く伸ばす

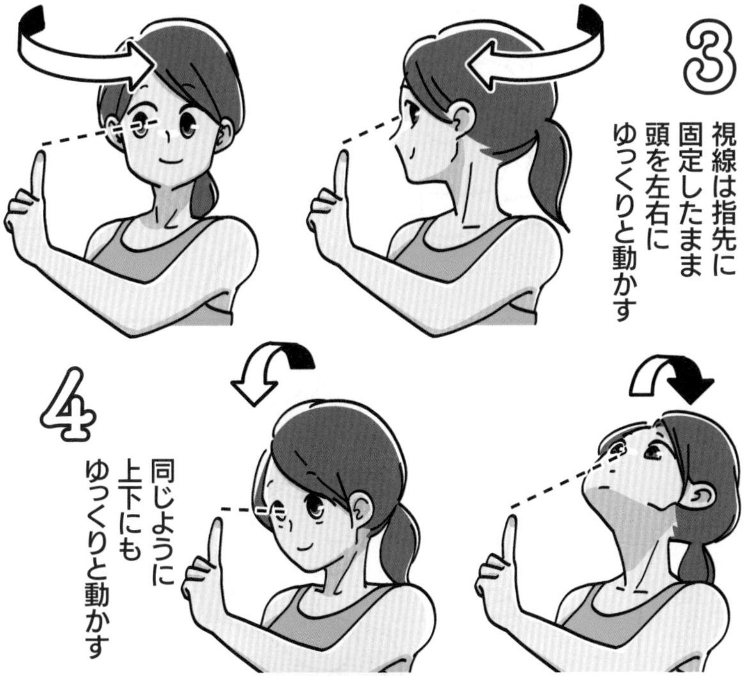
3
視線は指先に固定したまま頭を左右にゆっくりと動かす
4
同じように上下にもゆっくりと動かす

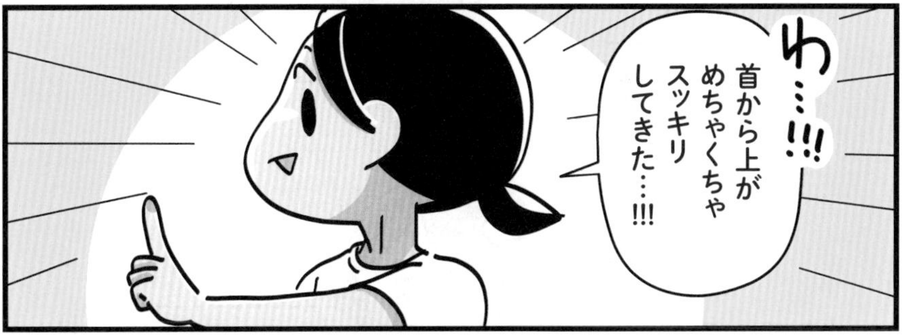
わ…!!!
首から上がめちゃくちゃスッキリしてきた…!!!

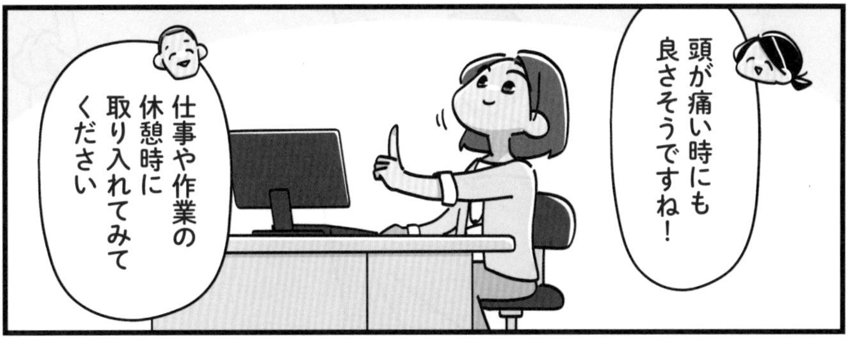
頭が痛い時にも良さそうですね！
仕事や作業の休憩時に取り入れてみてください

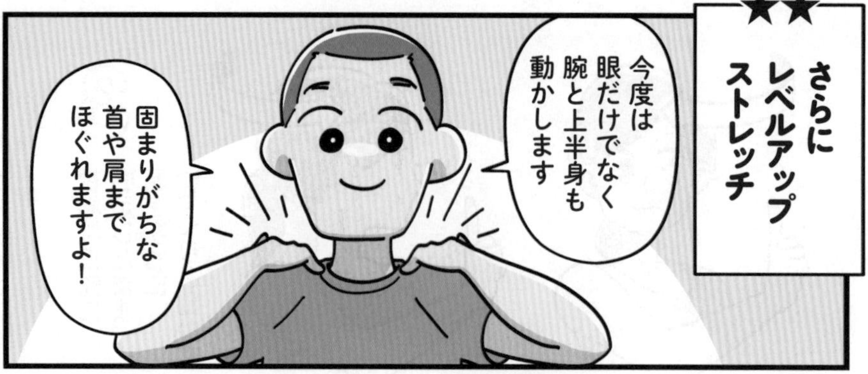
★★
さらにレベルアップストレッチ
今度は眼だけでなく腕と上半身も動かします
固まりがちな首や肩までほぐれますよ！

視線の先に!!
腕は軽く伸ばす
肘が曲がっていてもOK!
左指を立てたなら腕を左に動かします
胸を開くイメージです

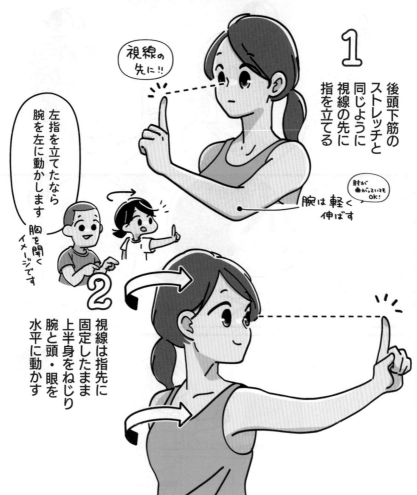

1
後頭下筋のストレッチと同じように視線の先に指を立てる

2
視線は指先に固定したまま上半身をねじり腕と頭・眼を水平に動かす

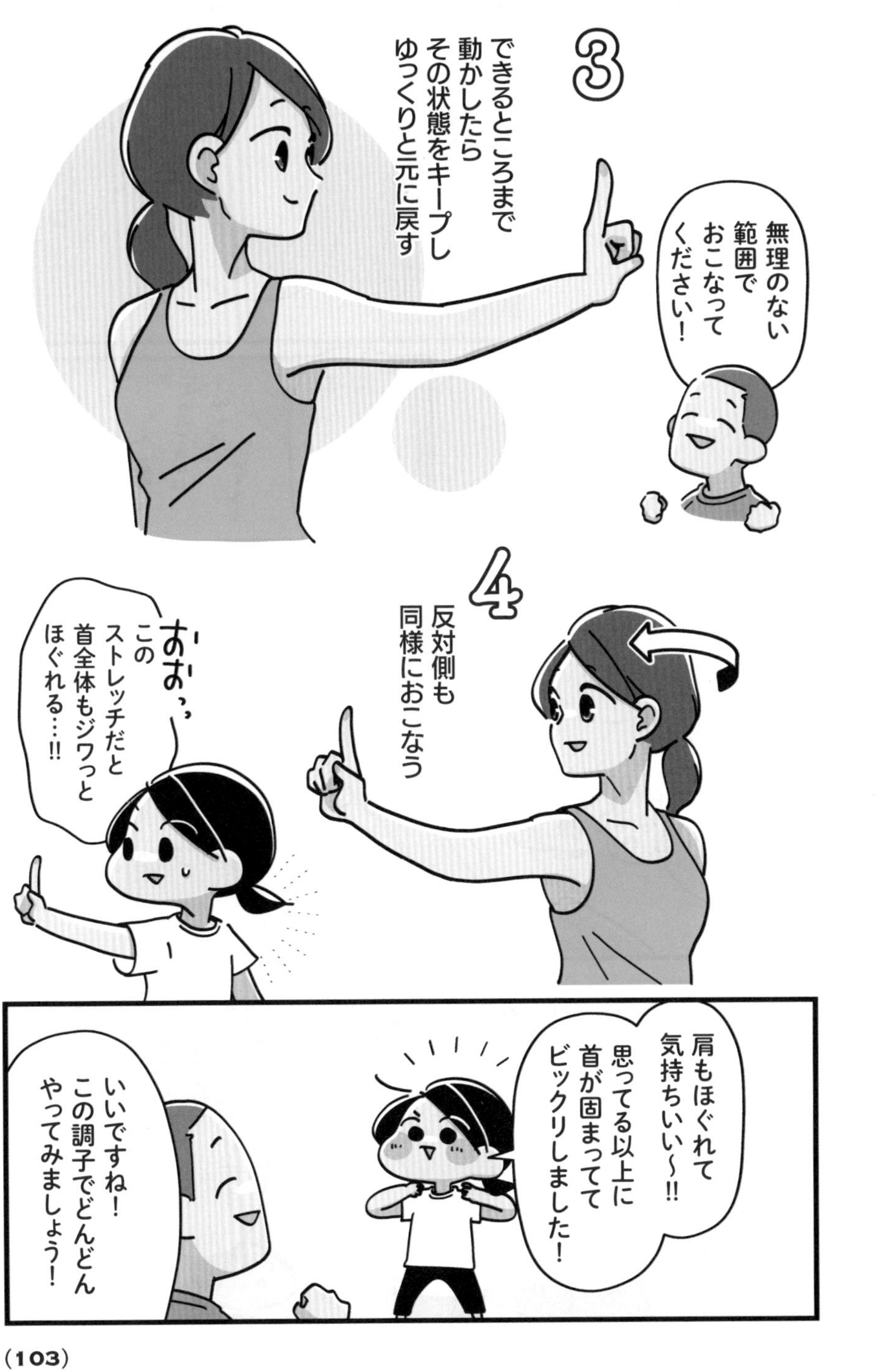
3
できるところまで動かしたらその状態をキープしゆっくりと元に戻す
無理のない範囲でおこなってください！
4
反対側も同様におこなう
おお。。このストレッチだと首全体もジワっとほぐれる…!!
肩もほぐれて気持ちいい〜!!思ってる以上に首が固まっててビックリしました！
いいですね！この調子でどんどんやってみましょう！

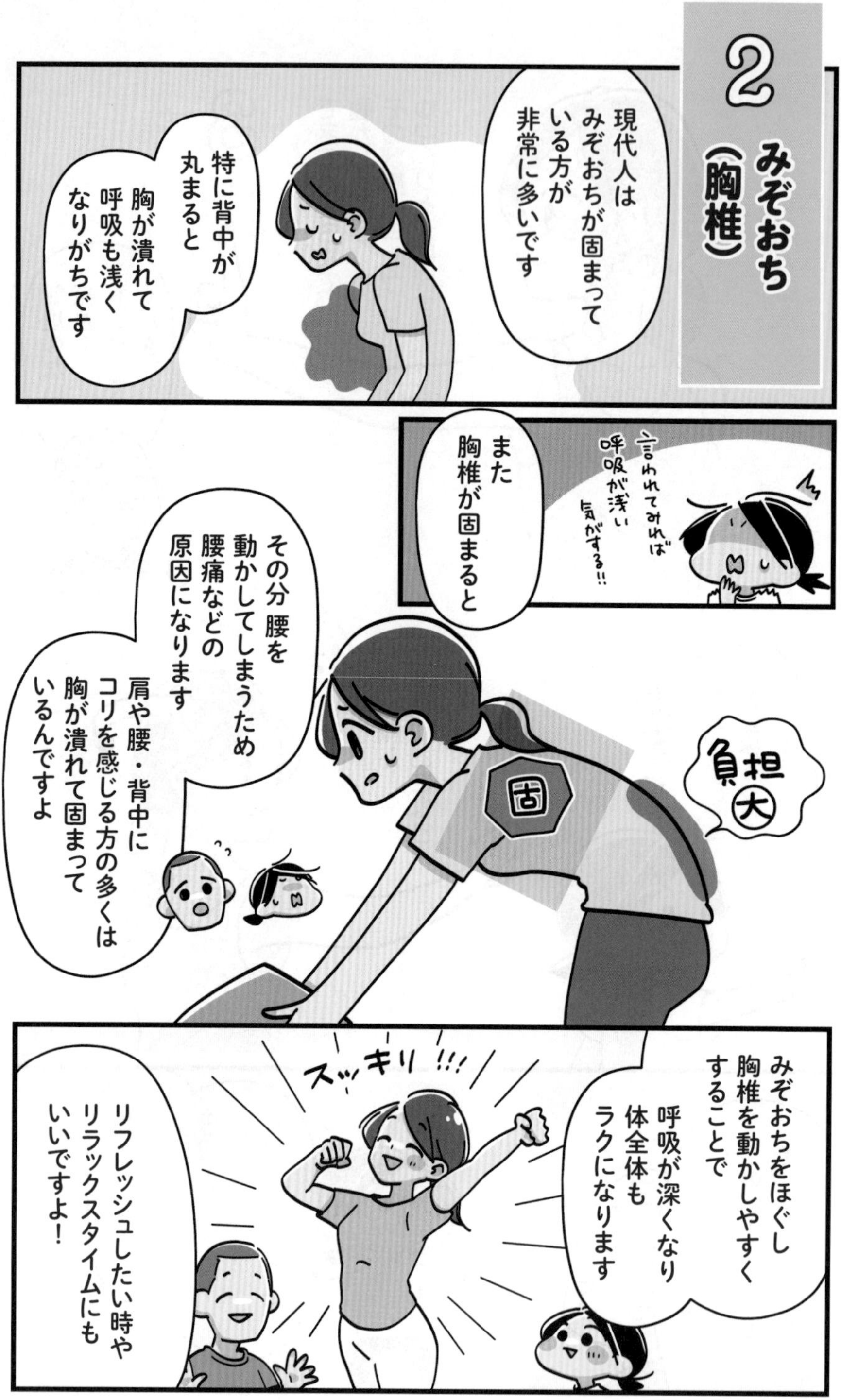
2
みぞおち
（胸椎）
現代人はみぞおちが固まっている方が非常に多いです
特に背中が丸まると胸が潰れて呼吸も浅くなりがちです
言われてみれば呼吸が浅い気がする!!
また胸椎が固まると
負担大
固
その分腰を動かしてしまうため腰痛などの原因になります
肩や腰・背中にコリを感じる方の多くは胸が潰れて固まっているんですよ
みぞおちをほぐし胸椎を動かしやすくすることで呼吸が深くなり体全体もラクになります
スッキリ!!!
リフレッシュしたい時やリラックスタイムにもいいですよ!

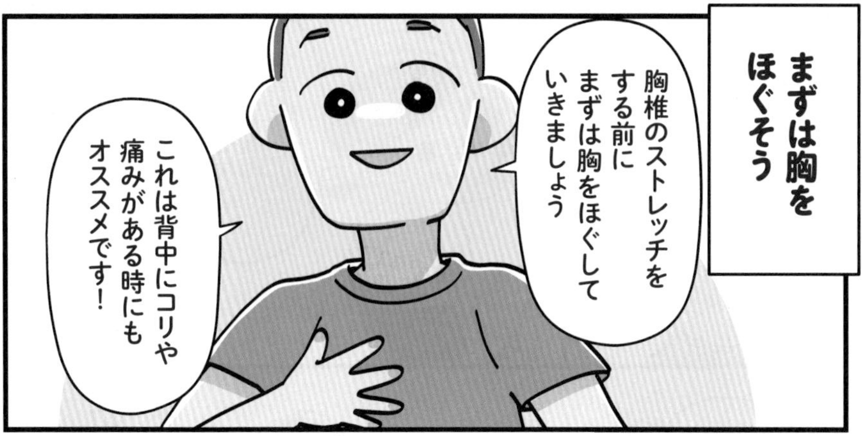
まずは胸をほぐそう
胸椎のストレッチをする前にまずは胸をほぐしていきましょう
これは背中にコリや痛みがある時にもオススメです！

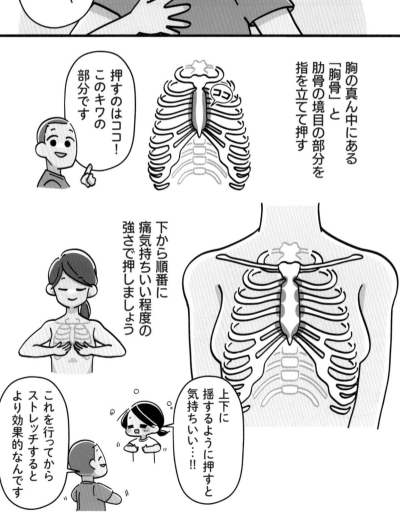

胸の真ん中にある「胸骨」と肋骨の境目の部分を指を立てて押す

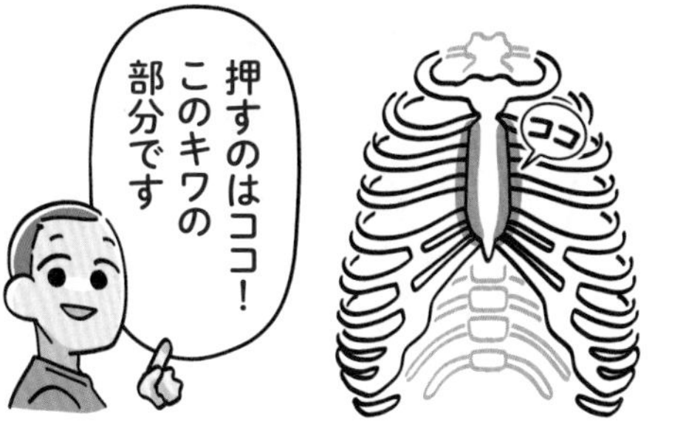
ココ
押すのはココ！このキワの部分です

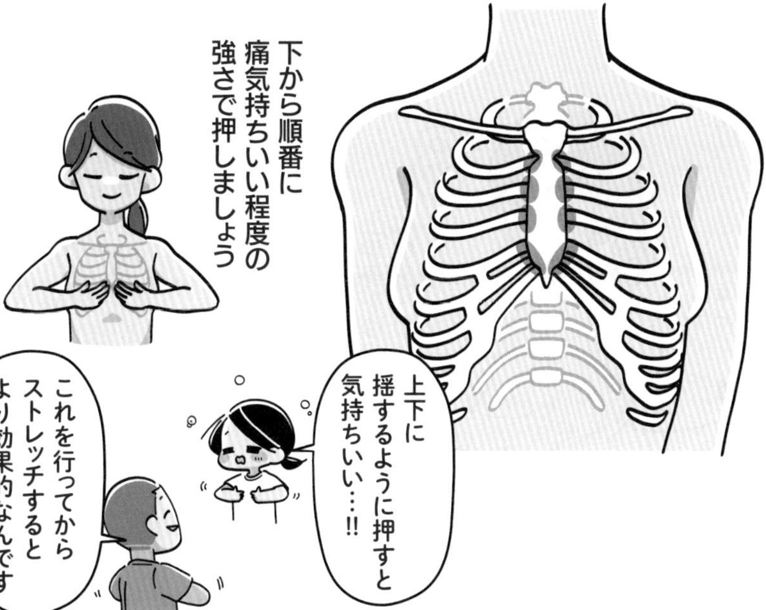
下から順番に痛気持ちいい程度の強さで押しましょう
上下に揺するように押すと気持ちいい…!!
これを行ってからストレッチするとより効果的なんです

★☆みぞおち（胸椎）のストレッチ

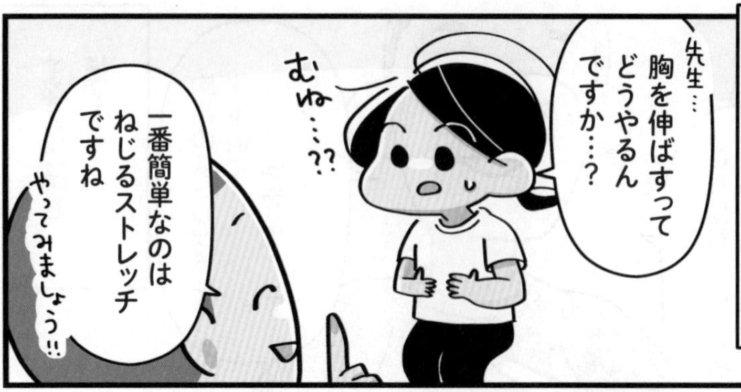
先生…胸を伸ばすってどうやるんですか…？
むね…？？
一番簡単なのはねじるストレッチですね
やってみましょう!!

1

背筋を伸ばして座った状態で左手でみぞおちを触る

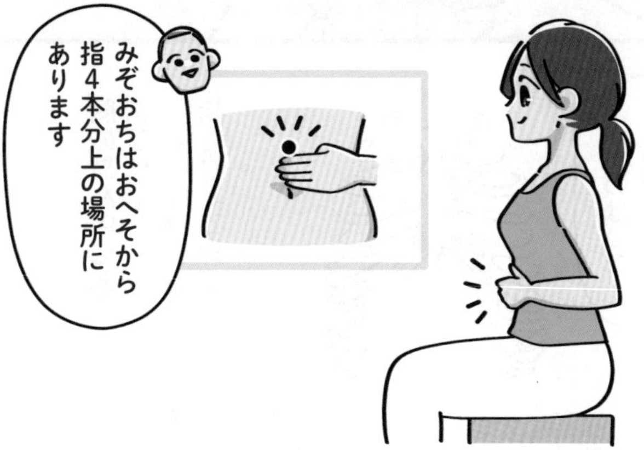
みぞおちはおへそから指4本分上の場所にあります

2

左足の太ももに右手を添えて

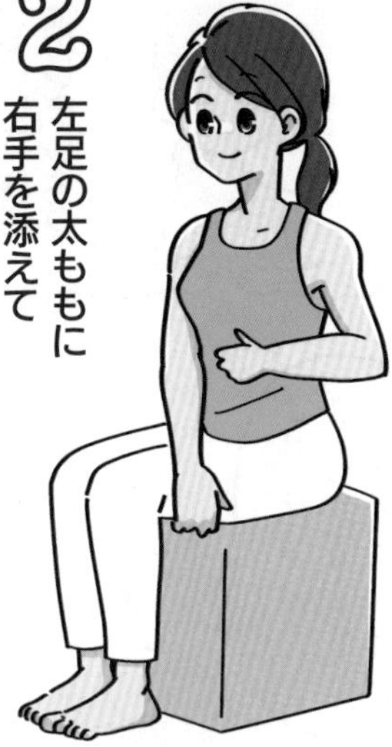

3

みぞおちを支点に上半身をゆっくり左にねじっていく

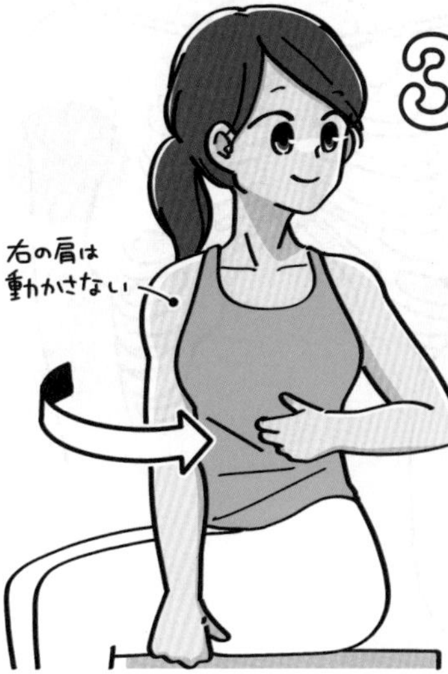
右の肩は動かさない

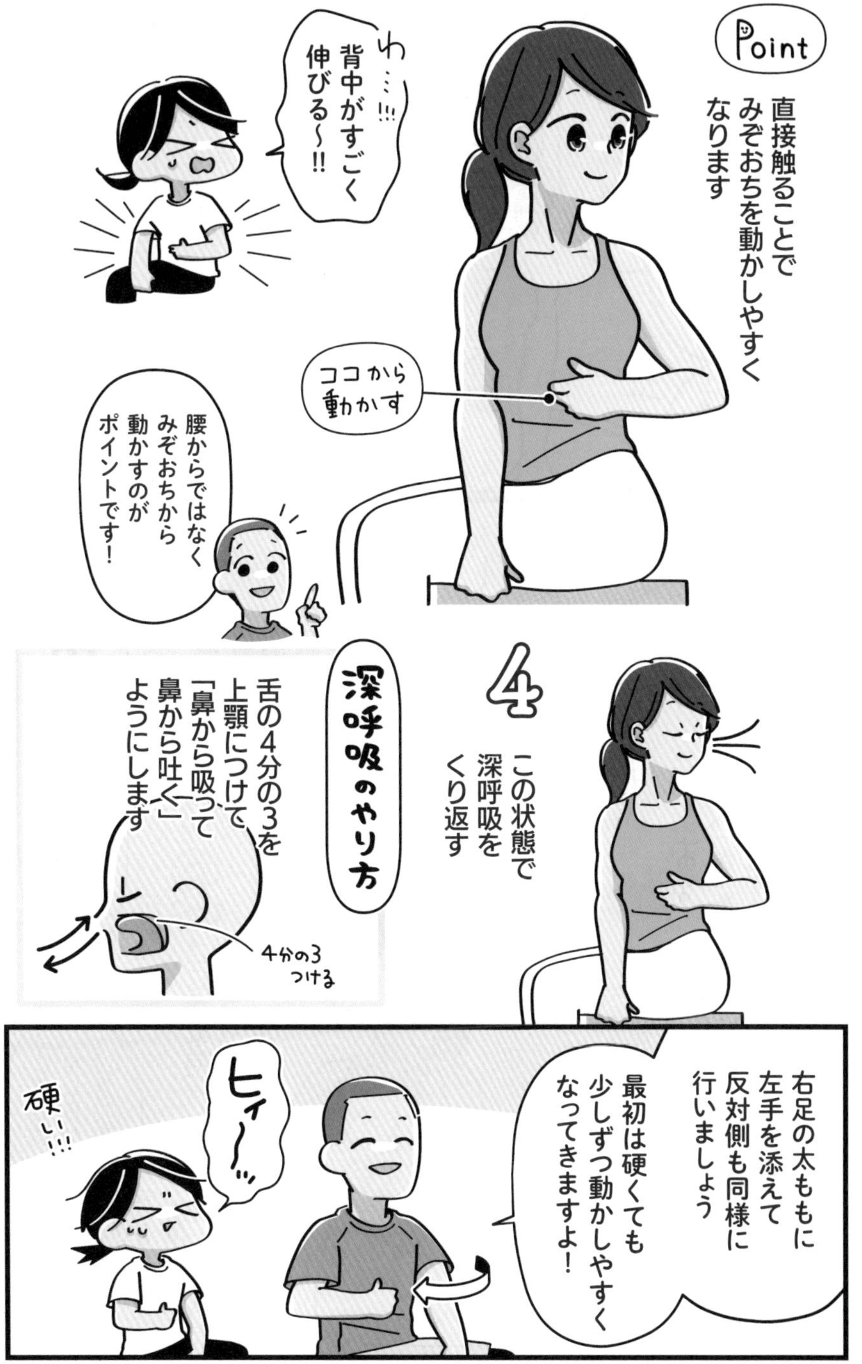
Point
直接触ることで
みぞおちを動かしやすく
なります
わ…!!!
背中がすごく
伸びる〜!!
ココから
動かす
腰からではなく
みぞおちから
動かすのが
ポイントです!
4
この状態で
深呼吸を
くり返す
深呼吸のやり方
舌の4分の3を
上顎につけて
「鼻から吸って
鼻から吐く」
ようにします
4分の3
つける
右足の太ももに
左手を添えて
反対側も同様に
行いましょう
最初は硬くても
少しずつ動かしやすく
なってきますよ!
ヒィ〜…
硬い!!!

★★ さらにレベルアップストレッチ

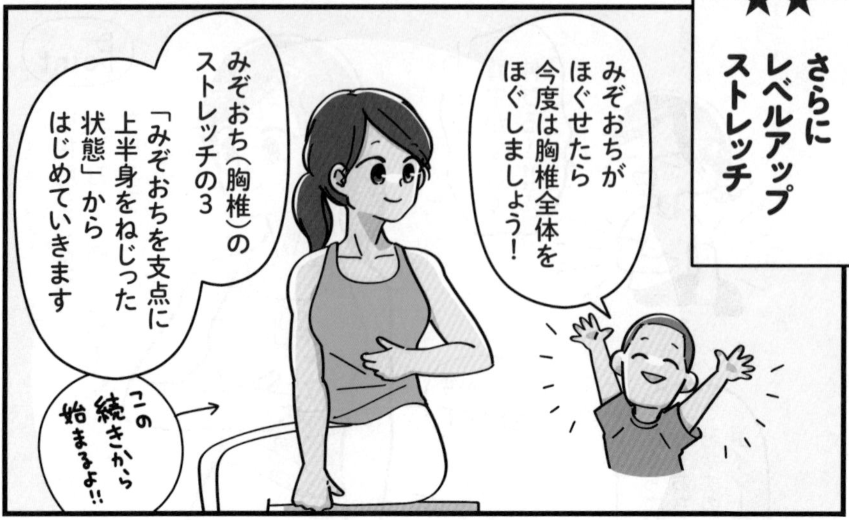
みぞおちがほぐせたら今度は胸椎全体をほぐしましょう!
みぞおち(胸椎)のストレッチの3
「みぞおちを支点に上半身をねじった状態」からはじめていきます
この続きから始まるよ!!

胸の中心部を伸ばす

1 みぞおちに触れている手を胸の中央に移動させる

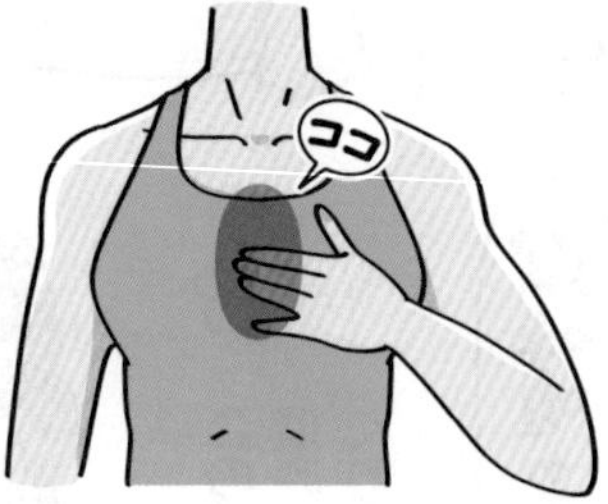
ココ

2 ここを支点に胸をさらにねじって伸ばす

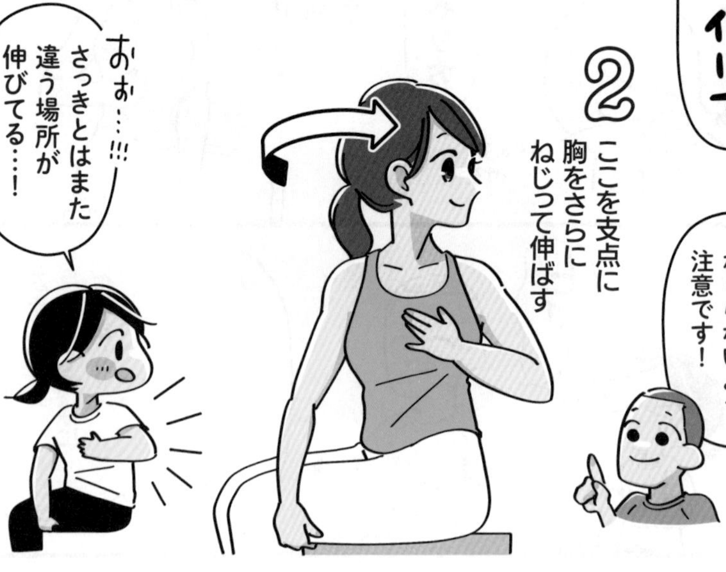
これも腰からねじらないよう注意です!
おぉ…!!!
さっきとはまた違う場所が伸びてる…!

胸の上部を伸ばす

1

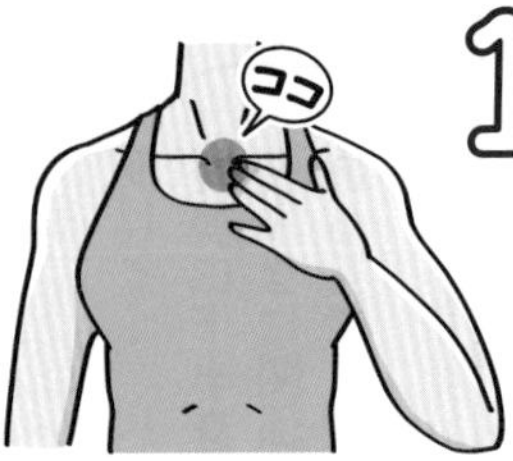
ココ

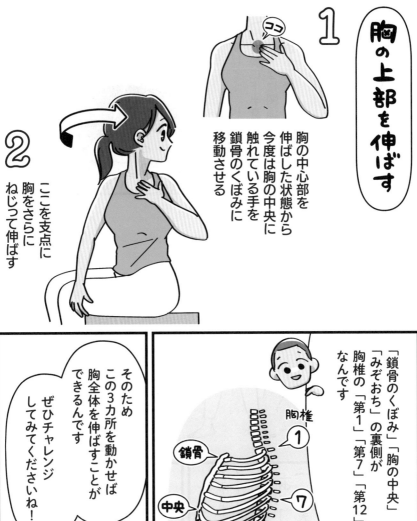

胸の中心部を伸ばした状態から今度は胸の中央に触れている手を鎖骨のくぼみに移動させる

2

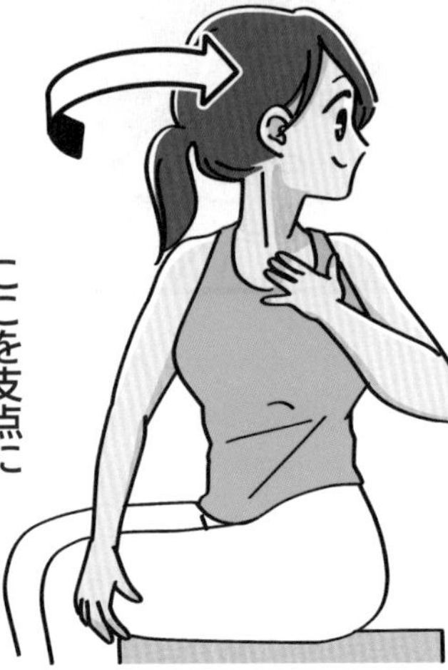

ここを支点に胸をさらにねじって伸ばす

「鎖骨のくぼみ」「胸の中央」「みぞおち」の裏側が胸椎の「第1」「第7」「第12」なんです
胸椎
1
7
12
鎖骨
中央
みぞおち
おぉ!!

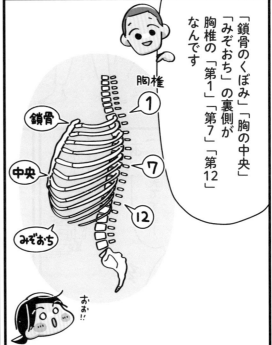

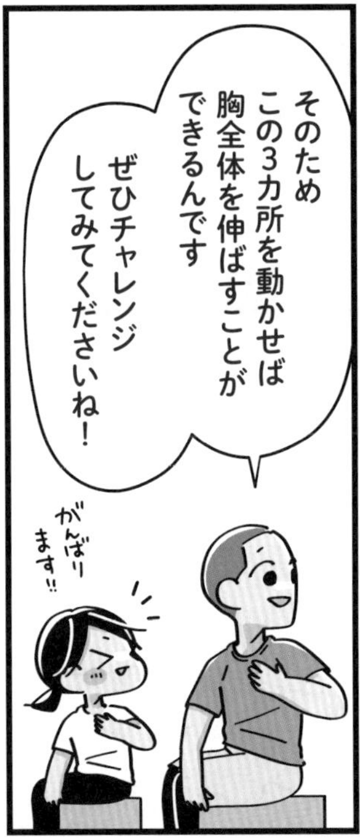
そのため この3カ所を動かせば胸全体を伸ばすことができるんです
ぜひチャレンジしてみてくださいね!
がんばります!!

3 脚（股関節・ふくらはぎ）

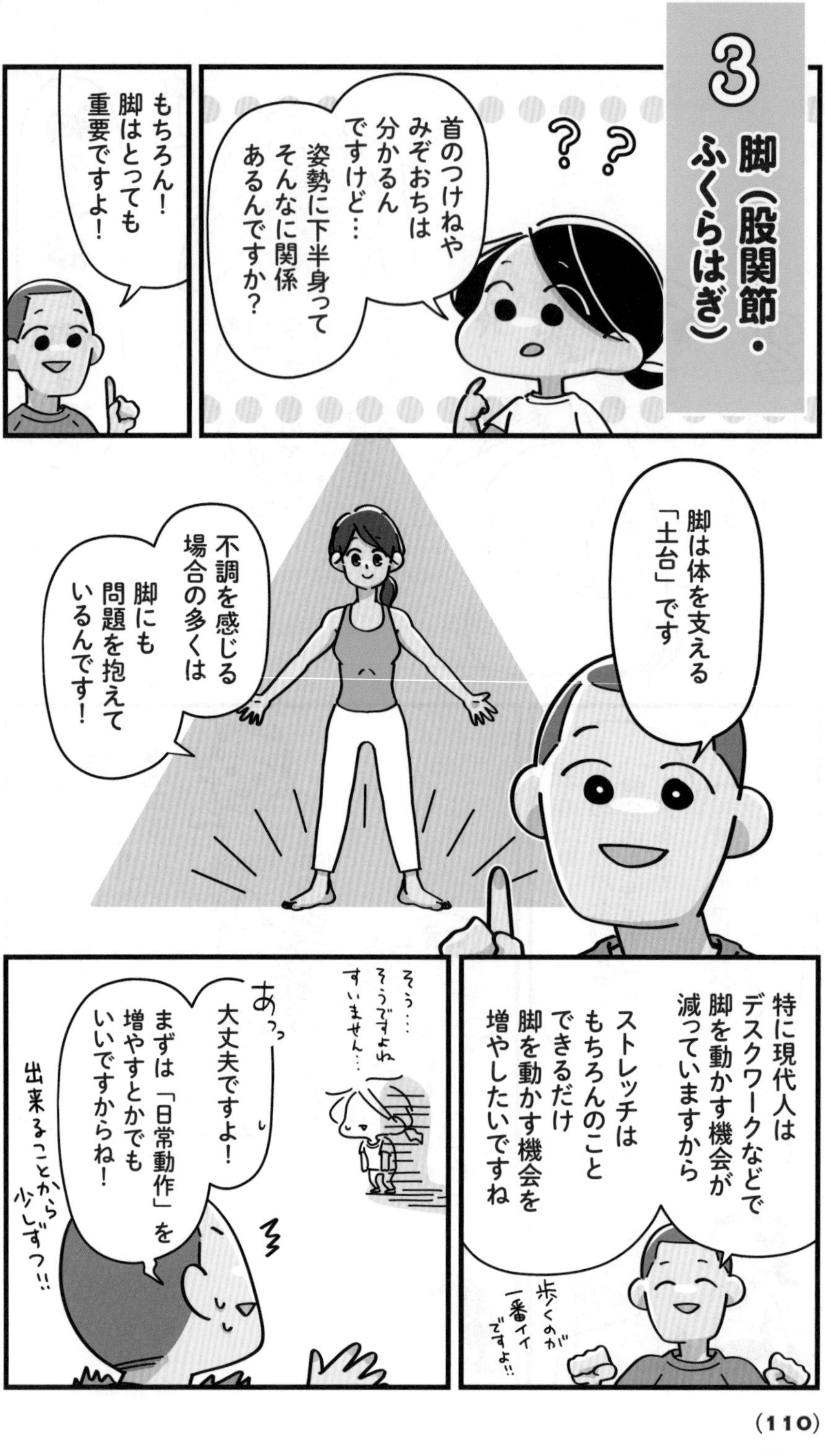

？？
首のつけねやみぞおちは分かるんですけど…姿勢に下半身ってそんなに関係あるんですか？
もちろん！脚はとっても重要ですよ！
脚は体を支える「土台」です
不調を感じる場合の多くは脚にも問題を抱えているんです！
特に現代人はデスクワークなどで脚を動かす機会が減っていますから
ストレッチはもちろんのことできるだけ脚を動かす機会を増やしたいですね
歩くのが一番イイですよ!!
そう…そうですよね すいません…
あっっ
大丈夫ですよ！
まずは「日常動作」を増やすとかでもいいですからね！
出来ることから少しずつ!!

★☆ 股関節を動かすストレッチ

下半身をしっかり
動かせるように
するためにも
まずは
「股関節を動かす」
練習をしましょう！
股関節がスムーズに
動くようになれば
冷えやむくみの
解消にも繋がります

1 そけい部（Vライン）の真ん中に指を置く

真ん中に

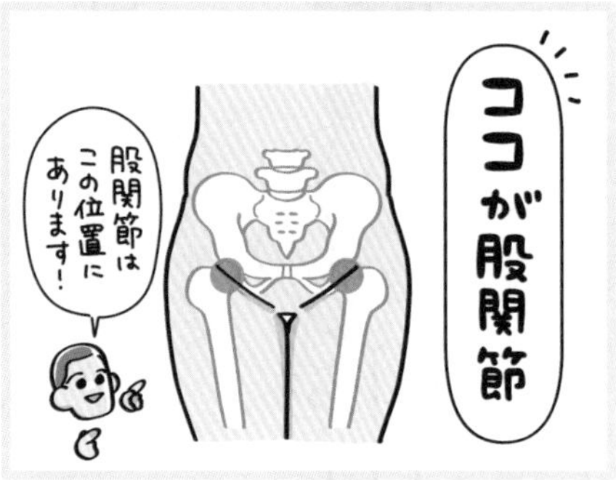
ココが股関節
股関節はこの位置にあります！

2 指を置いたまま イスに座り 背筋を伸ばす

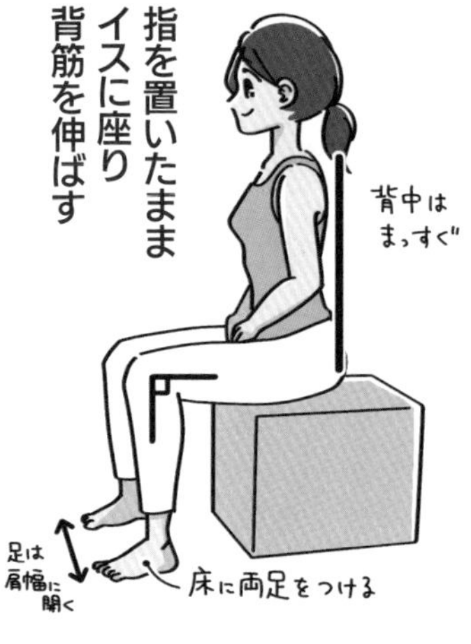
背中はまっすぐ
足は肩幅に開く
床に両足をつける

3 触れている所を支点に 上半身を ゆっくり倒す

おぉ～!!
股関節を動かすって
こんな感じなんですね！

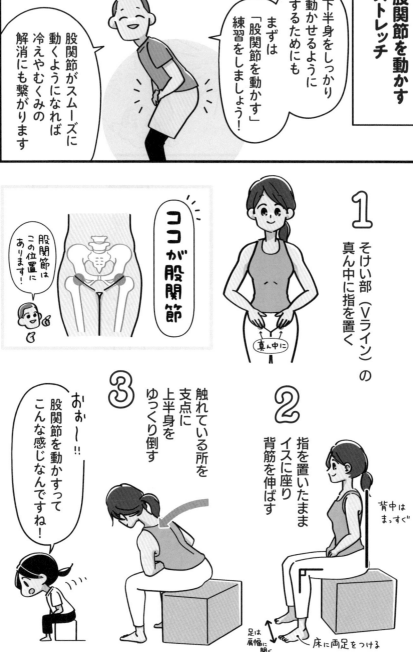

★★ さらにレベルアップストレッチ

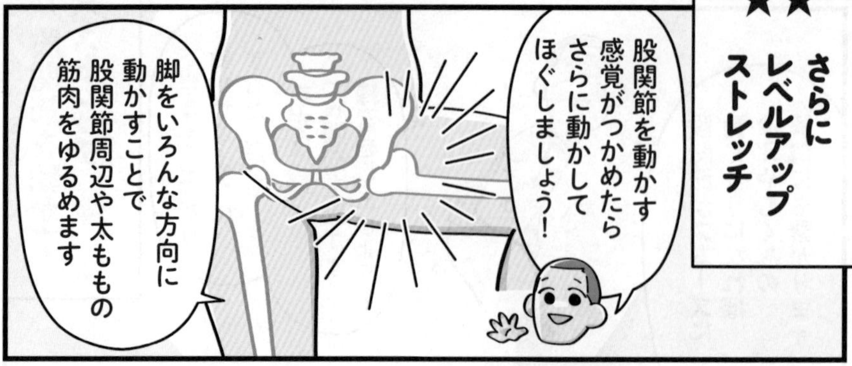
股関節を動かす感覚がつかめたらさらに動かしてほぐしましょう！
脚をいろんな方向に動かすことで股関節周辺や太ももの筋肉をゆるめます

1 壁に右手を置いてそけい部の真ん中に左の指を置く

ココ

2 この状態で左足を左右に大きく動かす

ココを支点に

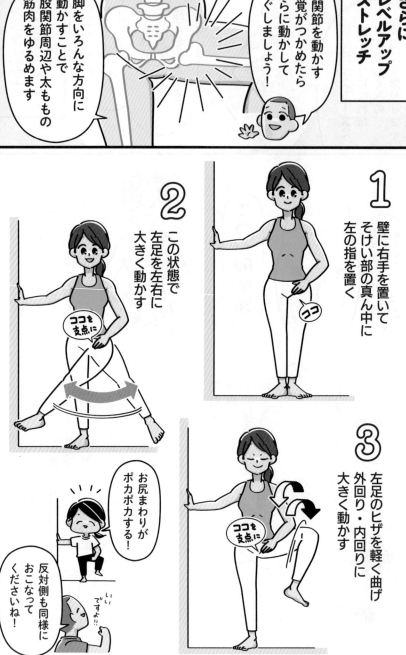

3 左足のヒザを軽く曲げ外回り・内回りに大きく動かす

ココを支点に

お尻まわりがポカポカする！
反対側も同様におこなってくださいね！
いいですよ!!

股関節をゆるめるストレッチ

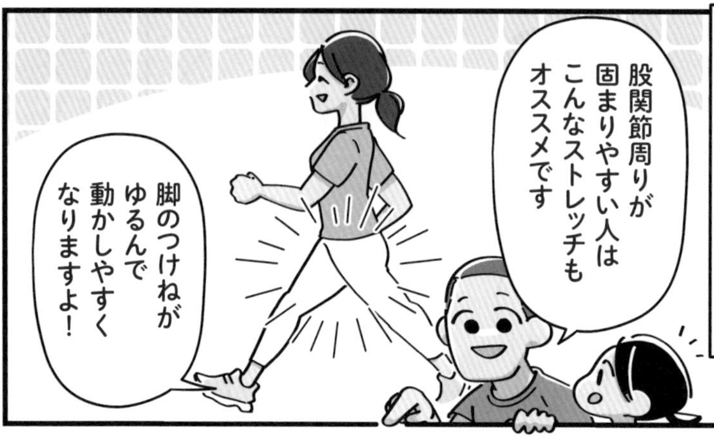
股関節周りが
固まりやすい人は
こんなストレッチも
オススメです
脚のつけねが
ゆるんで
動かしやすく
なりますよ！

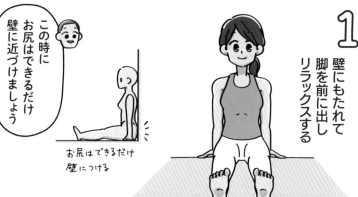

1

壁にもたれて
脚を前に出し
リラックスする

この時に
お尻はできるだけ
壁に近づけましょう
お尻はできるだけ
壁につける

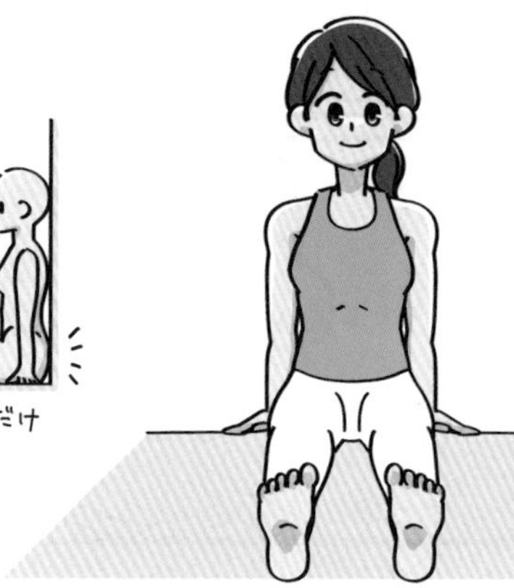

2

左手で右のそけい部の
真ん中を触りながら
右手で右の太ももを
コロコロと転がす

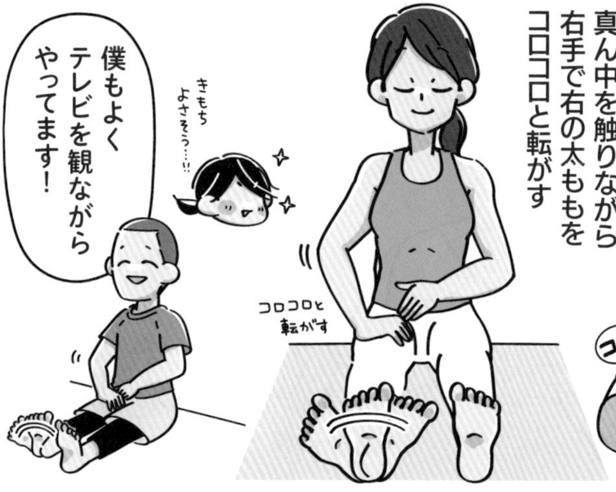
僕もよく
テレビを観ながら
やってます！
きもち
よさそう…!!
コロコロと
転がす

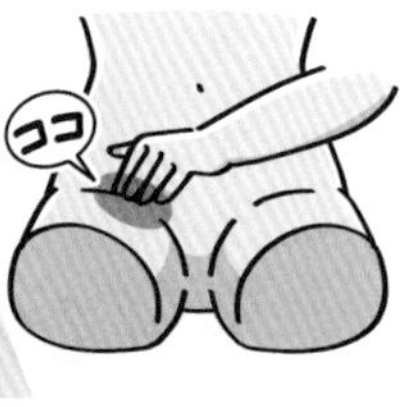
ココ

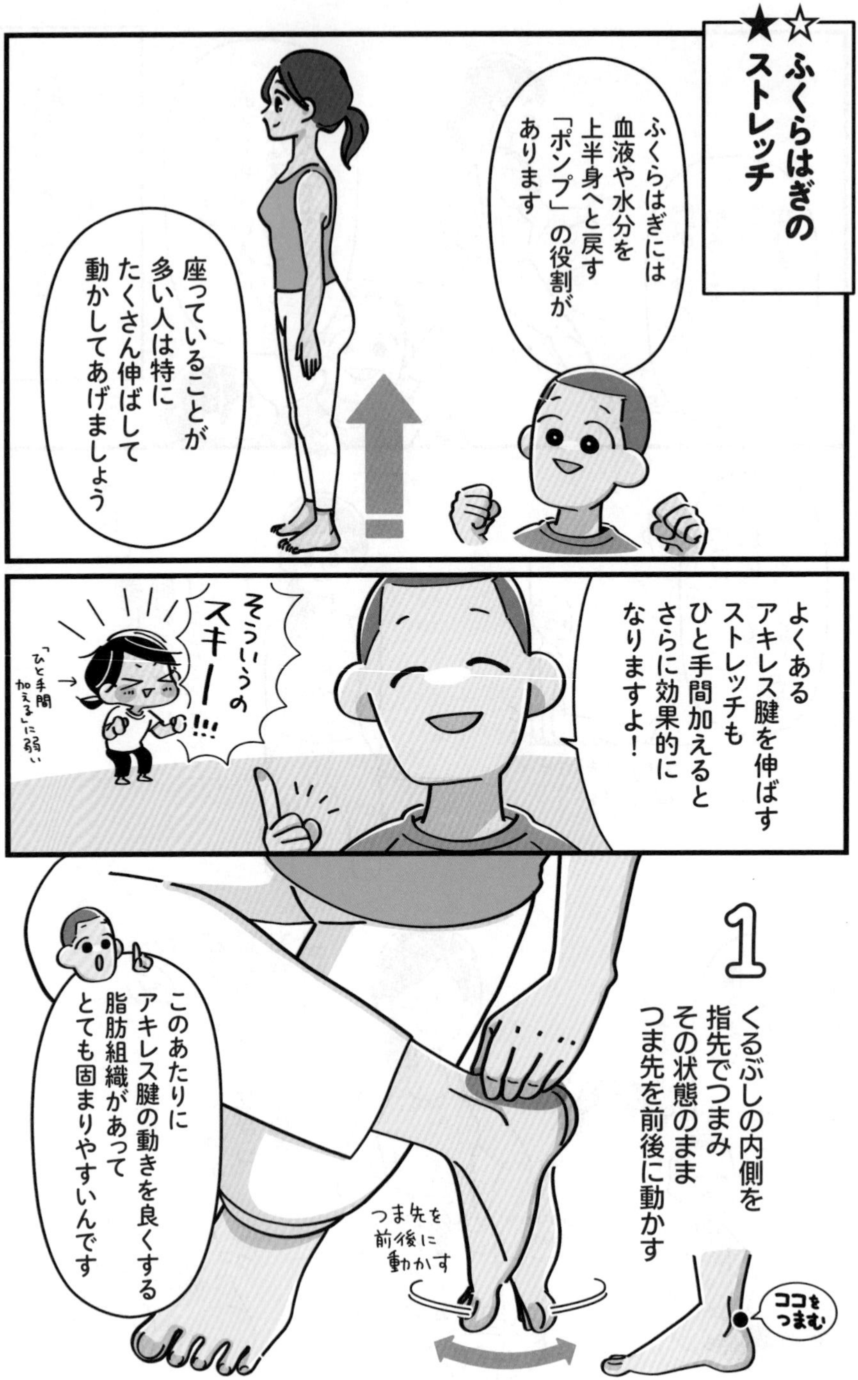
★☆ ふくらはぎのストレッチ
ふくらはぎには血液や水分を上半身へと戻す「ポンプ」の役割があります
座っていることが多い人は特にたくさん伸ばして動かしてあげましょう
よくあるアキレス腱を伸ばすストレッチもひと手間加えるとさらに効果的になりますよ!
そういうのスキー!!!
「ひと手間加える」に弱い
1 くるぶしの内側を指先でつまみその状態のままつま先を前後に動かす
ココをつまむ
つま先を前後に動かす
このあたりにアキレス腱の動きを良くする脂肪組織があってとても固まりやすいんです

2

くるぶしの内側をほぐし終わったら脚を前後に開きふくらはぎを伸ばす

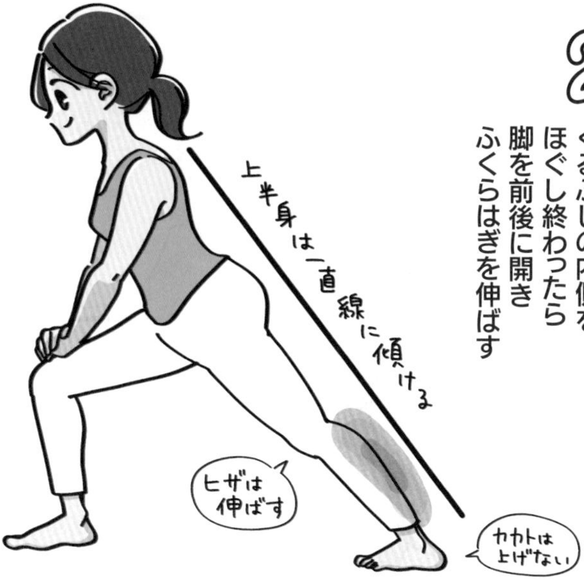
上半身は一直線に傾ける
ヒザは伸ばす
カカトは上げない

3

後ろの脚のつま先を内側に傾けて伸ばす
↓外側に傾けて伸ばす
……をくり返すことでより広範囲の筋肉を伸ばしていく

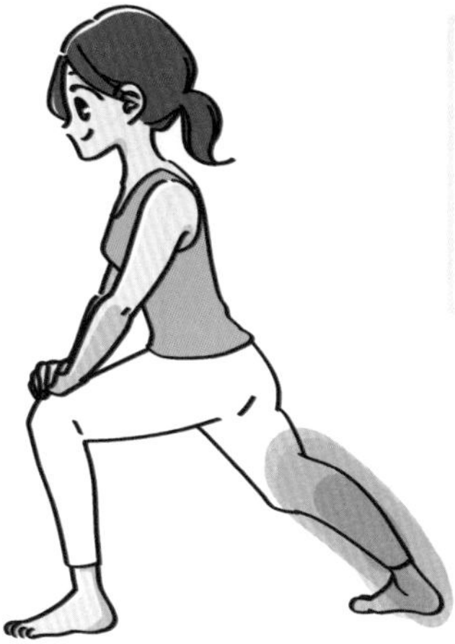

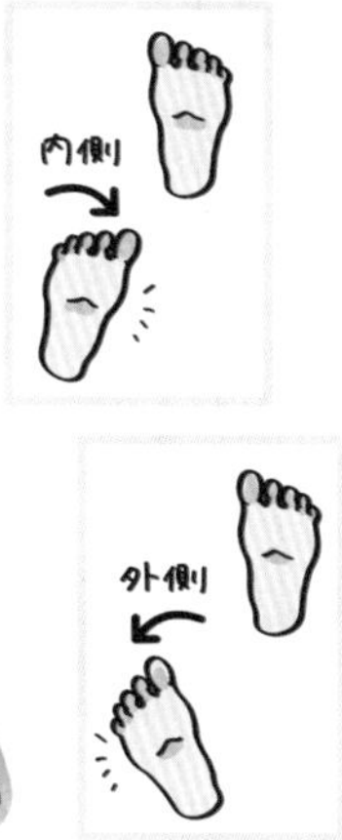
内側
外側

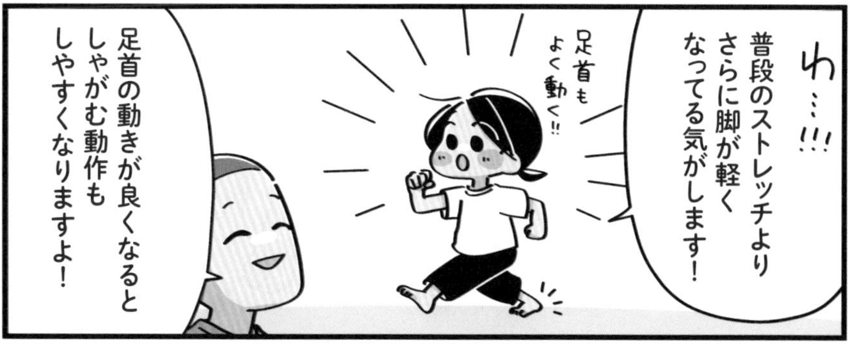
わ……!!!
普段のストレッチよりさらに脚が軽くなってる気がします!
足首もよく動く!!
足首の動きが良くなるとしゃがむ動作もしやすくなりますよ!

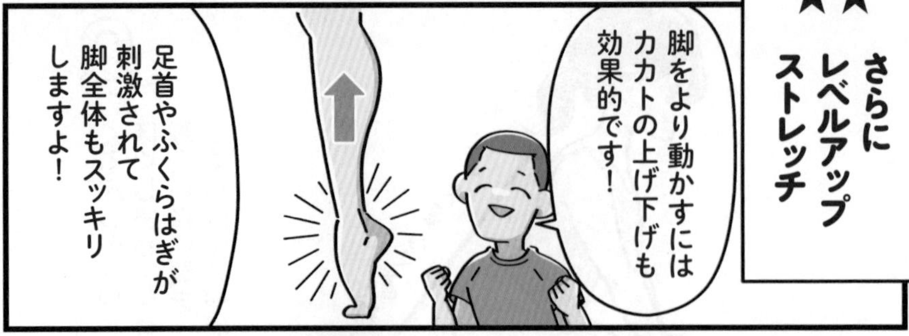
脚をより動かすには
カカトの上げ下げも
効果的です！
足首やふくらはぎが
刺激されて
脚全体もスッキリ
しますよ！

★★

さらにレベルアップストレッチ

カーフレイズ

壁に片手を置いて
つま先をまっすぐ
前に向け
カカトを上げ下げする

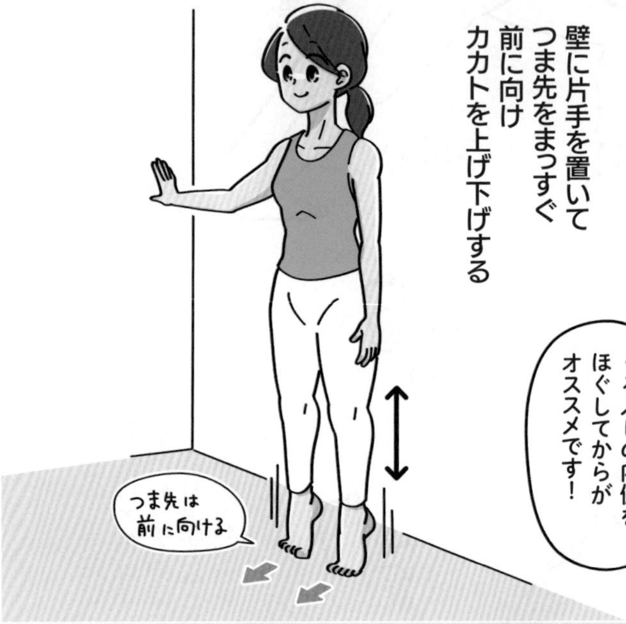
つま先は
前に向ける

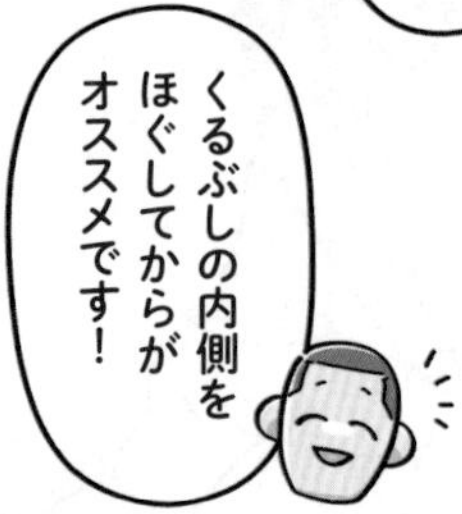
くるぶしの内側を
ほぐしてからが
オススメです！

つま先を外側・内側に
向けておこなうことで
ふくらはぎ全体を
動かすことができます

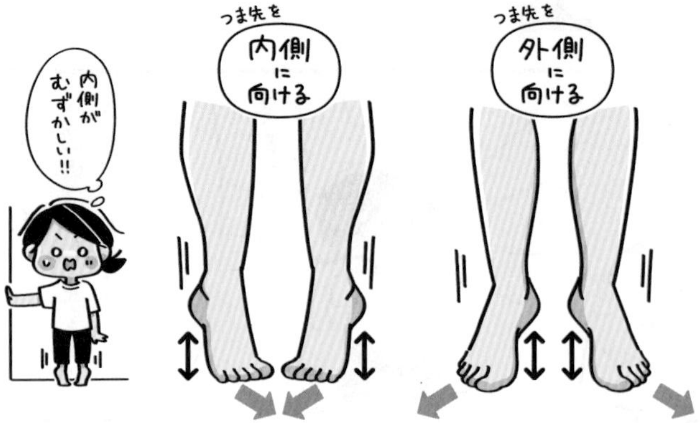
つま先を
外側
に
向ける
つま先を
内側
に
向ける
内側が
むずかしい!!

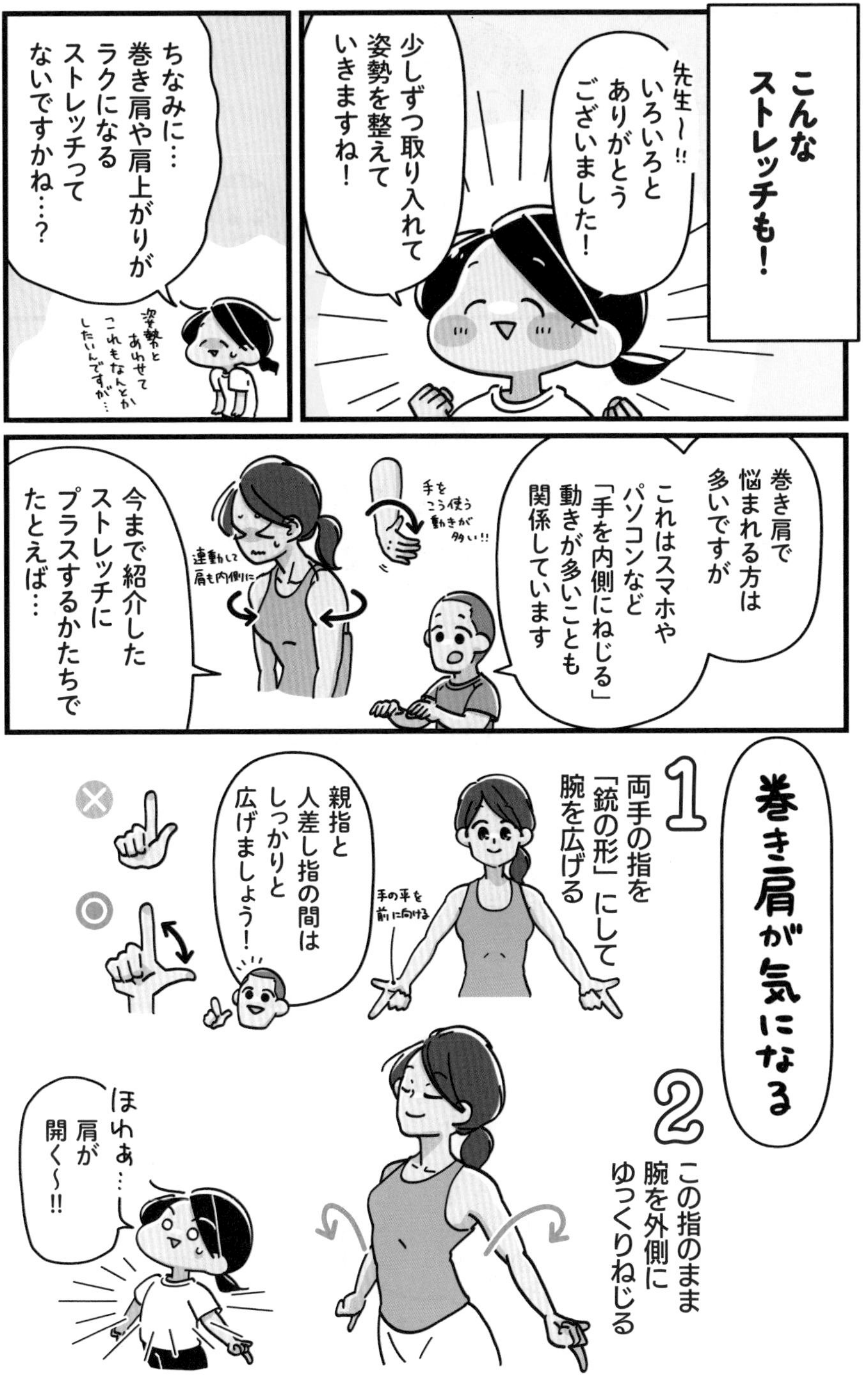
こんなストレッチも！
先生〜!!
いろいろとありがとうございました！
少しずつ取り入れて姿勢を整えていきますね！
ちなみに…巻き肩や肩上がりがラクになるストレッチってないですかね…？
姿勢とあわせてこれもなんとかしたいんですが…
巻き肩で悩まれる方は多いですが
これはスマホやパソコンなど「手を内側にねじる」動きが多いことも関係しています
手をこう使う動きが多い!!
連動して肩も内側に
今まで紹介したストレッチにプラスするかたちでたとえば…
巻き肩が気になる
1 両手の指を「銃の形」にして腕を広げる
手の平を前に向ける
親指と人差し指の間はしっかりと広げましょう！
2 この指のまま腕を外側にゆっくりねじる
ほわぁ…
肩が開く〜!!

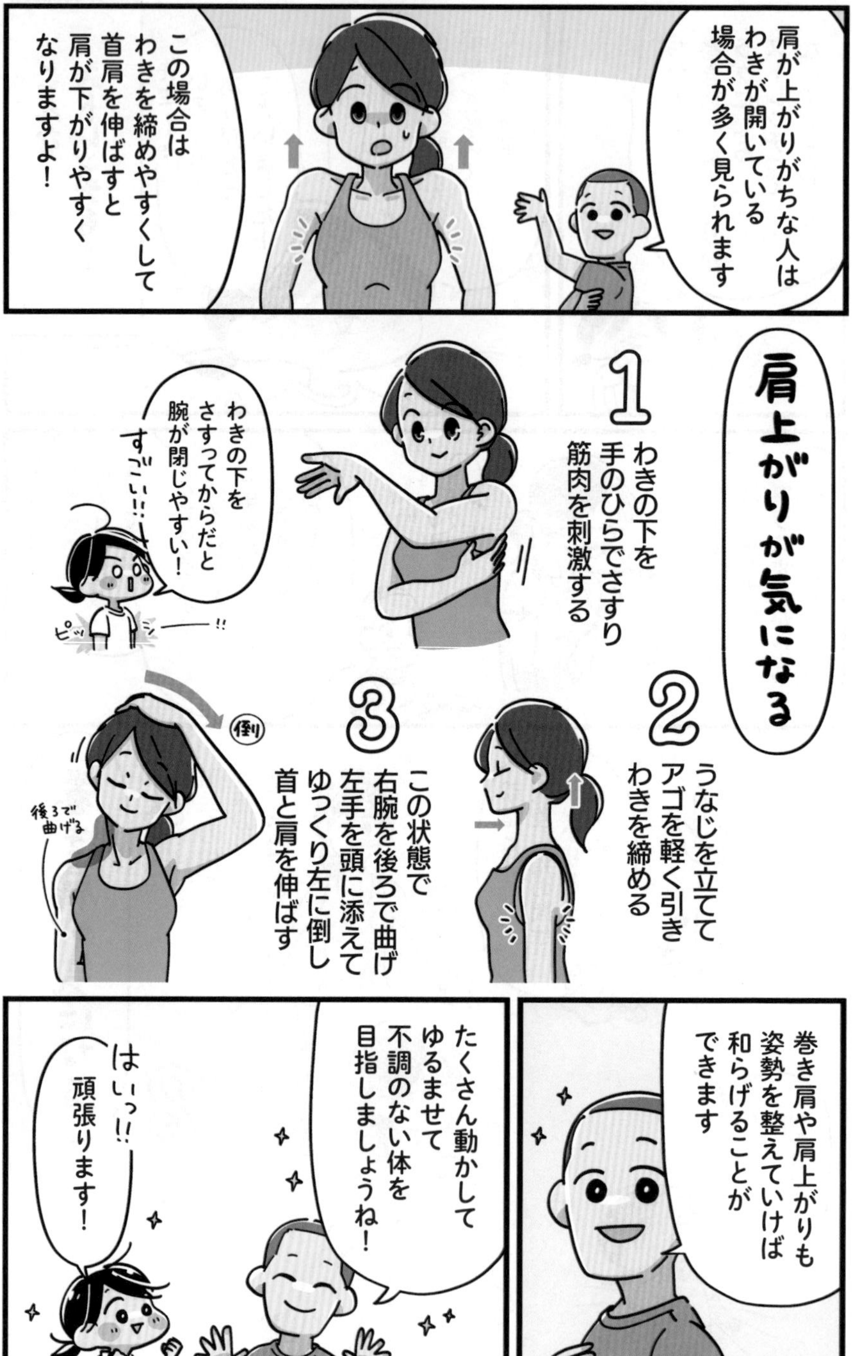

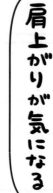

肩が上がりがちな人は
わきが開いている
場合が多く見られます
この場合は
わきを締めやすくして
首肩を伸ばすと
肩が下がりやすく
なりますよ！
肩上がりが気になる
1 わきの下を
手のひらでさすり
筋肉を刺激する
わきの下を
さすってからだと
腕が閉じやすい！
すごい!!
ピッ
シ――!!
2 うなじを立てて
アゴを軽く引き
わきを締める
3 この状態で
右腕を後ろで曲げ
左手を頭に添えて
ゆっくり左に倒し
首と肩を伸ばす
倒
後ろで
曲げる
巻き肩や肩上がりも
姿勢を整えていけば
和らげることが
できます
たくさん動かして
ゆるませて
不調のない体を
目指しましょうね！
はいっ!!
頑張ります！

ハードルが下がる

ストレッチのポイント ゆるゆるQ&A

先生!!

ストレッチって何分もかけないと効果がないですよね？

大丈夫！コリをほぐすだけなら「10秒」でもOKです

でも…

ストレッチは「○分○セットした方がいい」とかあるんじゃ…？

セット数より「継続」！まずは続けられる時間と量からはじめましょう

じつは私…

すぐ三日坊主になっちゃうんですよ…サボるのって良くないですよね

いいえ！僕もできない日はしょっちゅうあります！「ま、いっか」のスタンスですよ

えぇ〜

そんなラフな感じでイイんですか!?

今日できなくても明日やればそれでイイんです！「年単位」のイメージでゆるく長くがポイントですよ

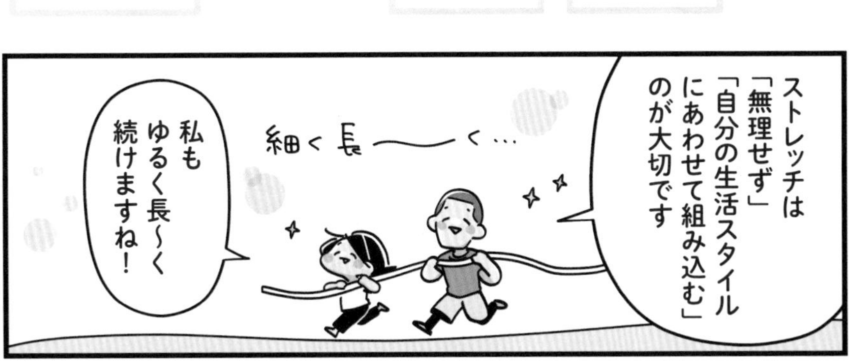
ストレッチは「無理せず」「自分の生活スタイルにあわせて組み込む」のが大切です
細く長〜〜く…
私もゆるく長〜く続けますね！

ひと休みコラム③

柴先生に学んだ ゆるませ動かし術

柴先生にストレッチを教わってびっくりしたのは、「私って胸がめっちゃ硬いんだ!」ということ。私は昔から背中が張るのが悩みで、背中はかなり硬いだろうなと思っていたけれど……。胸を悪戦苦闘しながら伸ばしているうちに、いつの間にか背中も腰も軽くなっていたのには驚いた。体って本当にあちこち連動しているんだな〜。

今でも作業の合間にストレッチを取り入れながら、こまめに体を動かすようにしている。先生のストレッチは触って動かすシンプルなものばかりで、忘れっぽい私でもちゃんとできるのがすごい。

体が動けばゆるんで調子がいい。ゆるめばもっと体を動かしやすくなる。その方が私も長く続けられるかもしれない。

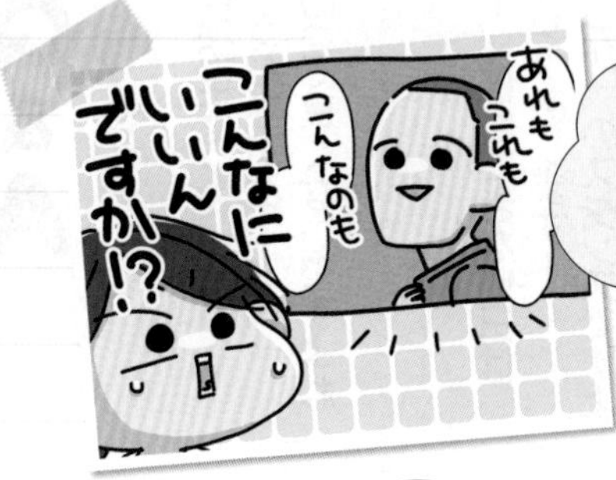

あれもこれも
こんなのも
こんなにいいんですか!?

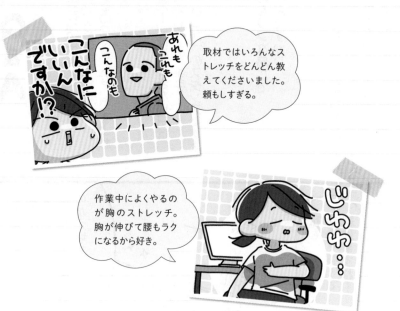

取材ではいろんなストレッチをどんどん教えてくださいました。頼もしすぎる。

作業中によくやるのが胸のストレッチ。胸が伸びて腰もラクになるから好き。

じわわ‥

第4章

＼疲れにくい体をつくる／

パーツ別「ゆるトレ」

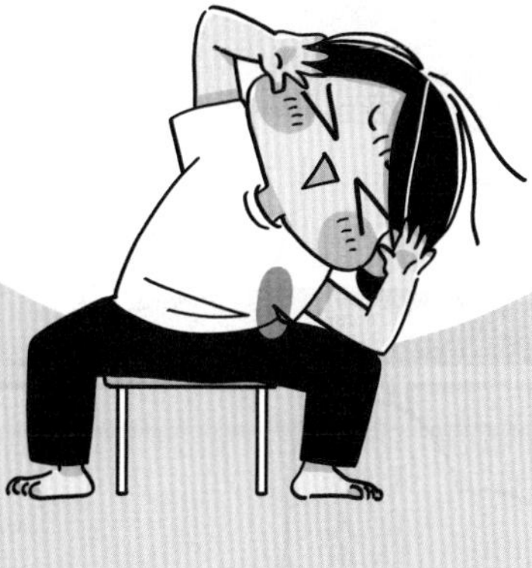

背中 背中のハミ肉撃退! 背中燃焼トレ

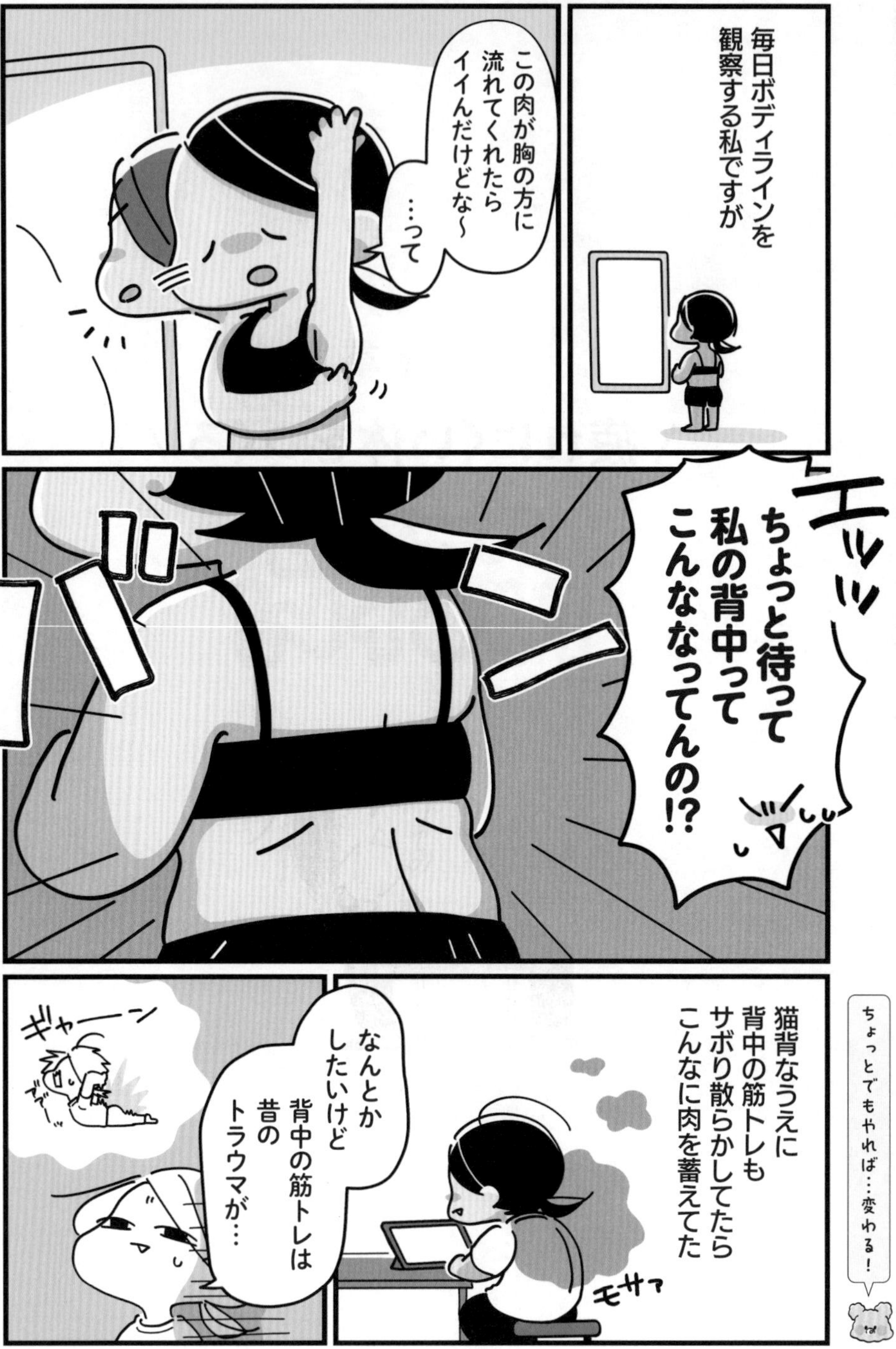
毎日ボディラインを観察する私ですが
この肉が胸の方に流れてくれたらイイんだけどな～
…って
エッッ
ちょっと待って私の背中ってこんなになってんの!?
猫背なうえに背中の筋トレもサボり散らかしてたらこんなに肉を蓄えてた
モサァ
なんとかしたいけど背中の筋トレは昔のトラウマが…
ギャーーン
ちょっとでもやれば…変わる!

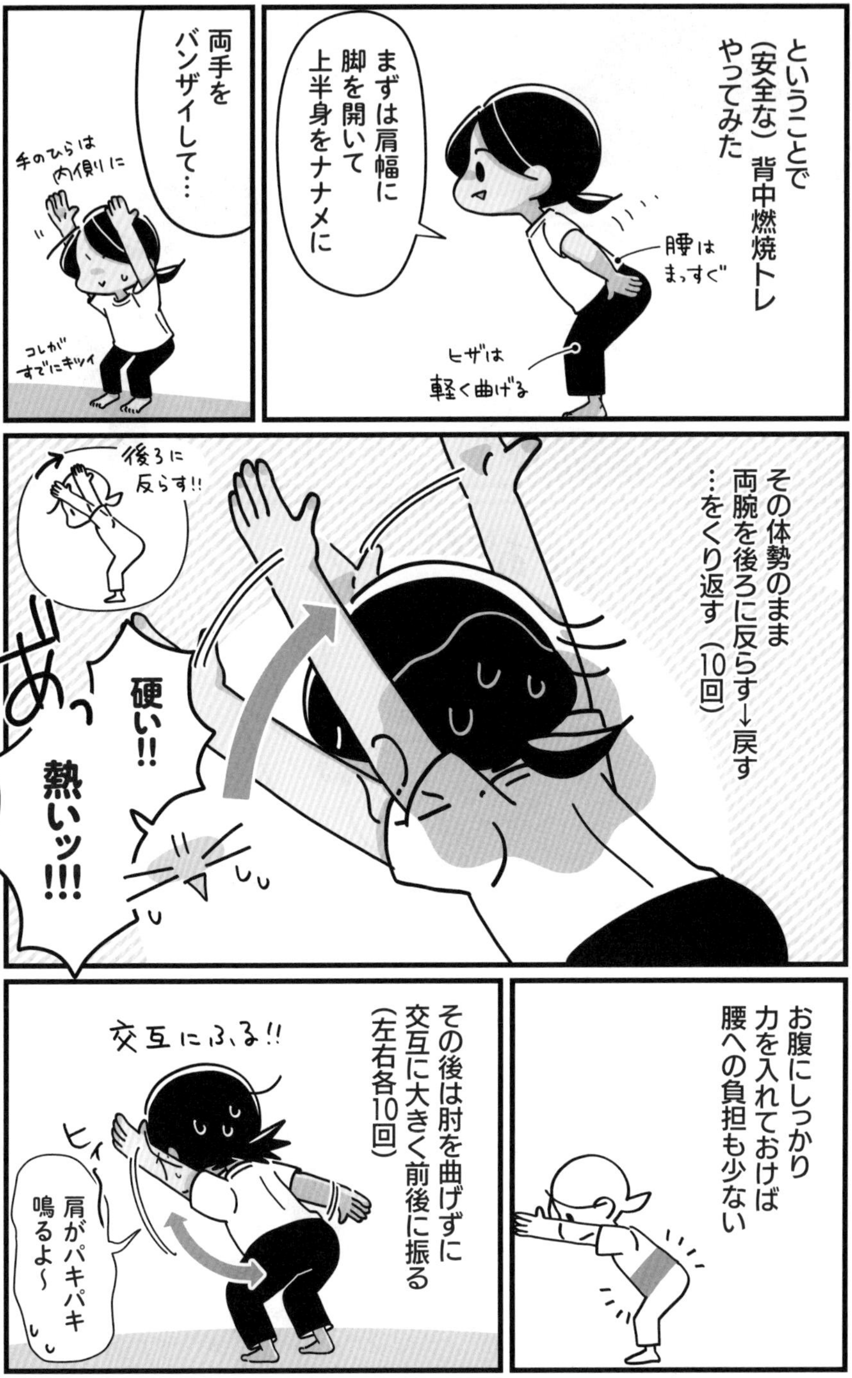

ということで（安全な）背中燃焼トレやってみた
まずは肩幅に脚を開いて上半身をナナメに
腰はまっすぐ
ヒザは軽く曲げる
両手をバンザイして…
手のひらは内側に
コレがすでにキツイ
その体勢のまま両腕を後ろに反らす↓戻す…をくり返す（10回）
後ろに反らす!!
あっ
硬い!!
熱いッ!!!
お腹にしっかり力を入れておけば腰への負担も少ない
その後は肘を曲げずに交互に大きく前後に振る（左右各10回）
交互にふる!!
ヒィ
肩がパキパキ鳴るよ〜

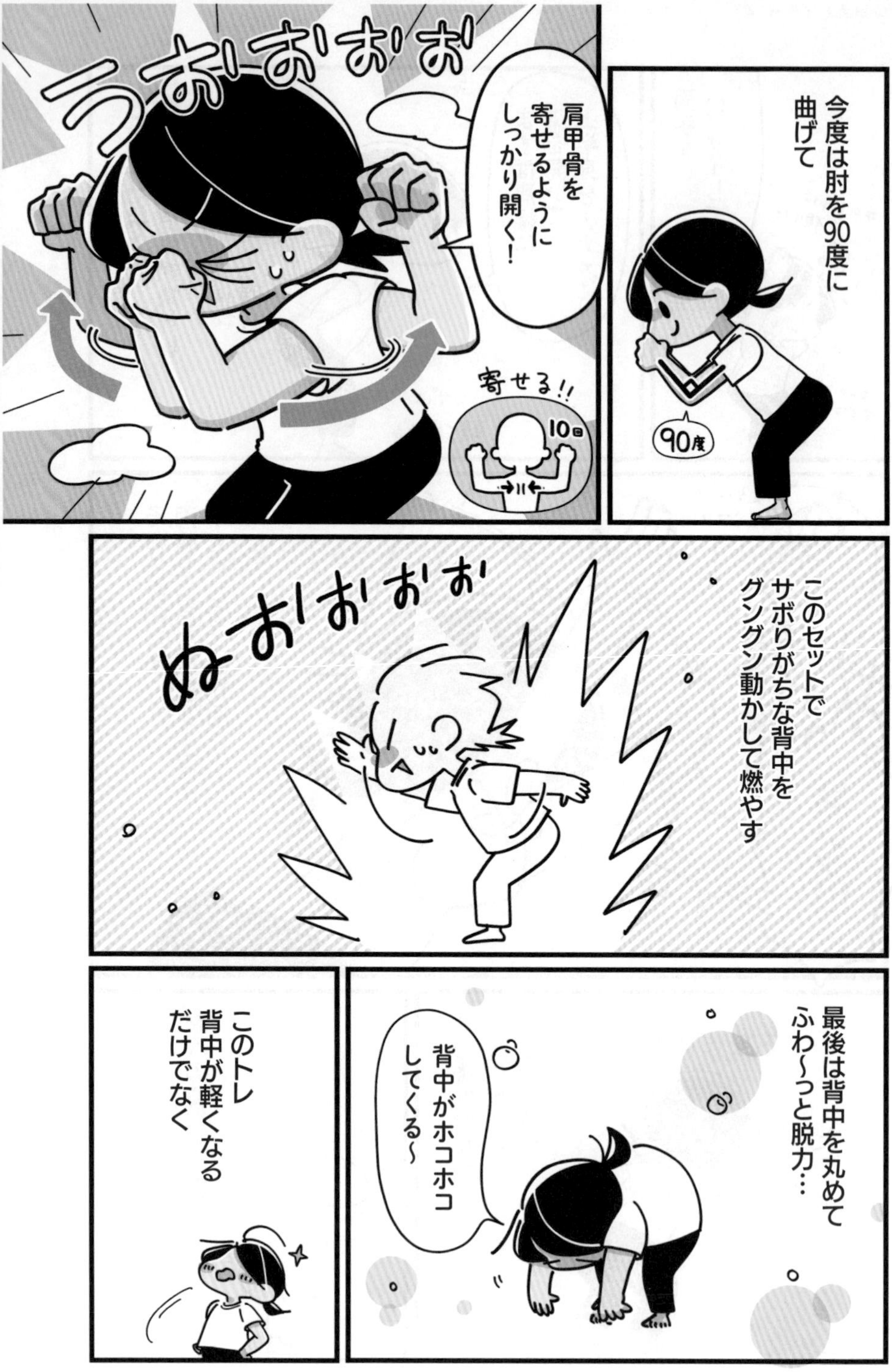

今度は肘を90度に
曲げて
90度
うおおおお
肩甲骨を
寄せるように
しっかり開く!
寄せる!!
10回
このセットで
サボりがちな背中を
グングン動かして燃やす
ぬおおおお
最後は背中を丸めて
ふわ〜っと脱力…
背中がホコホコ
してくる〜
このトレ
背中が軽くなる
だけでなく

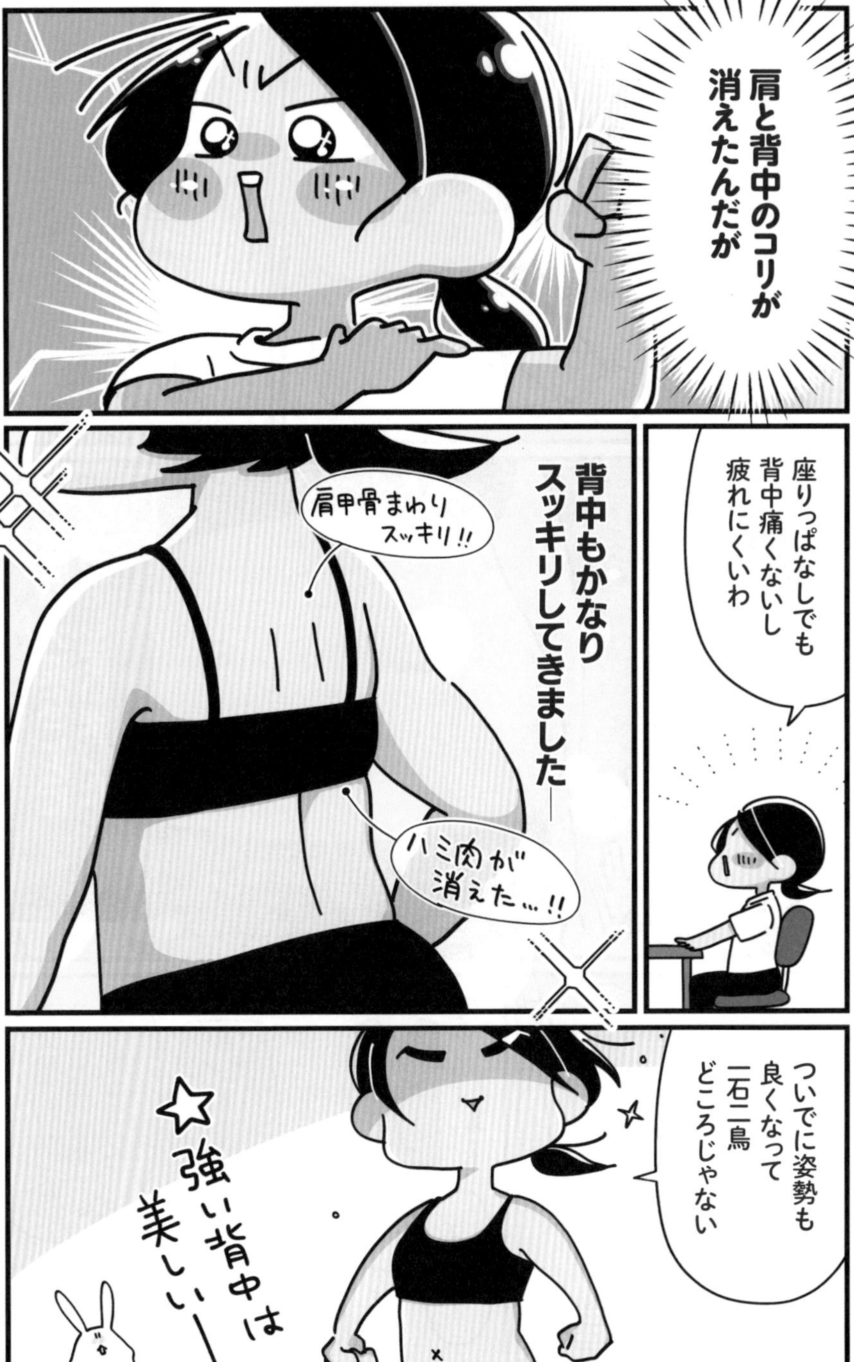
肩と背中のコリが消えたんだが
座りっぱなしでも背中痛くないし疲れにくいわ
背中もかなりスッキリしてきました―
肩甲骨まわりスッキリ!!
ハミ肉が消えた…!!
ついでに姿勢も良くなって一石二鳥どころじゃない
強い背中は美しい―

運動不足だと背中を鍛えるのって難しい！このゆるトレなら無理なくできてます。

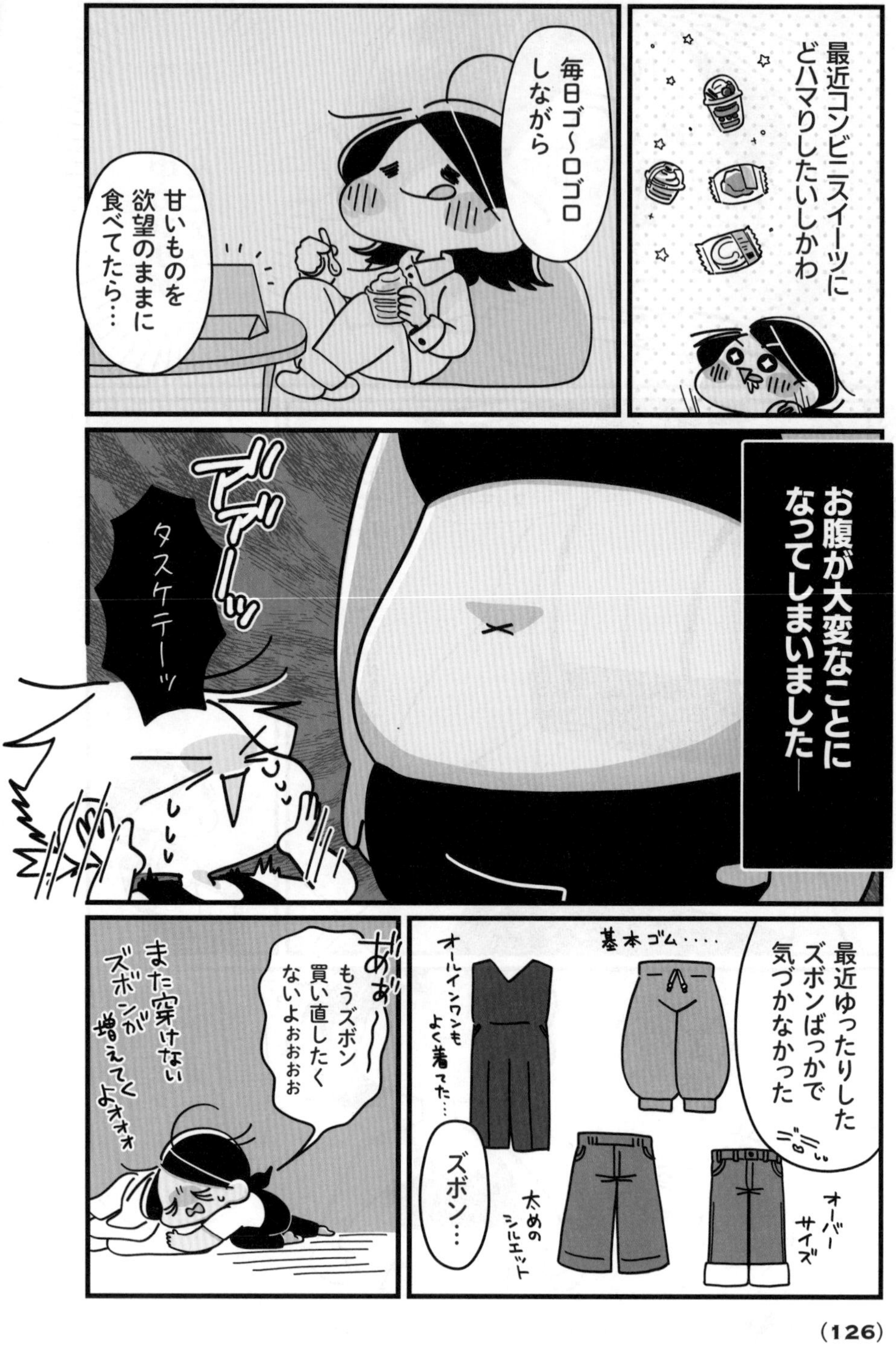
最近コンビニスイーツにどハマりしたいしかわ
毎日ゴ〜ロゴロしながら
甘いものを欲望のままに食べてたら…
お腹が大変なことになってしまいました——
ビアァ〜ッ
タスケテ〜ッ
最近ゆったりしたズボンばっかで気づかなかった
基本ゴム….
オールインワンもよく着てた…
太めのシルエット
オーバーサイズ
ズボン…
あぁ〜 もうズボン買い直したくないよおおおお
また穿けないズボンが増えてくよォォォ

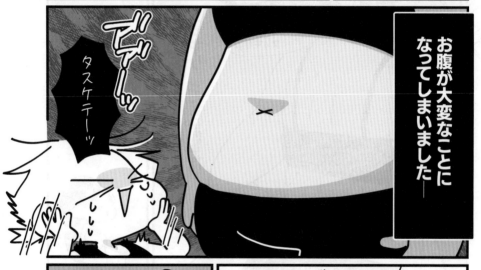

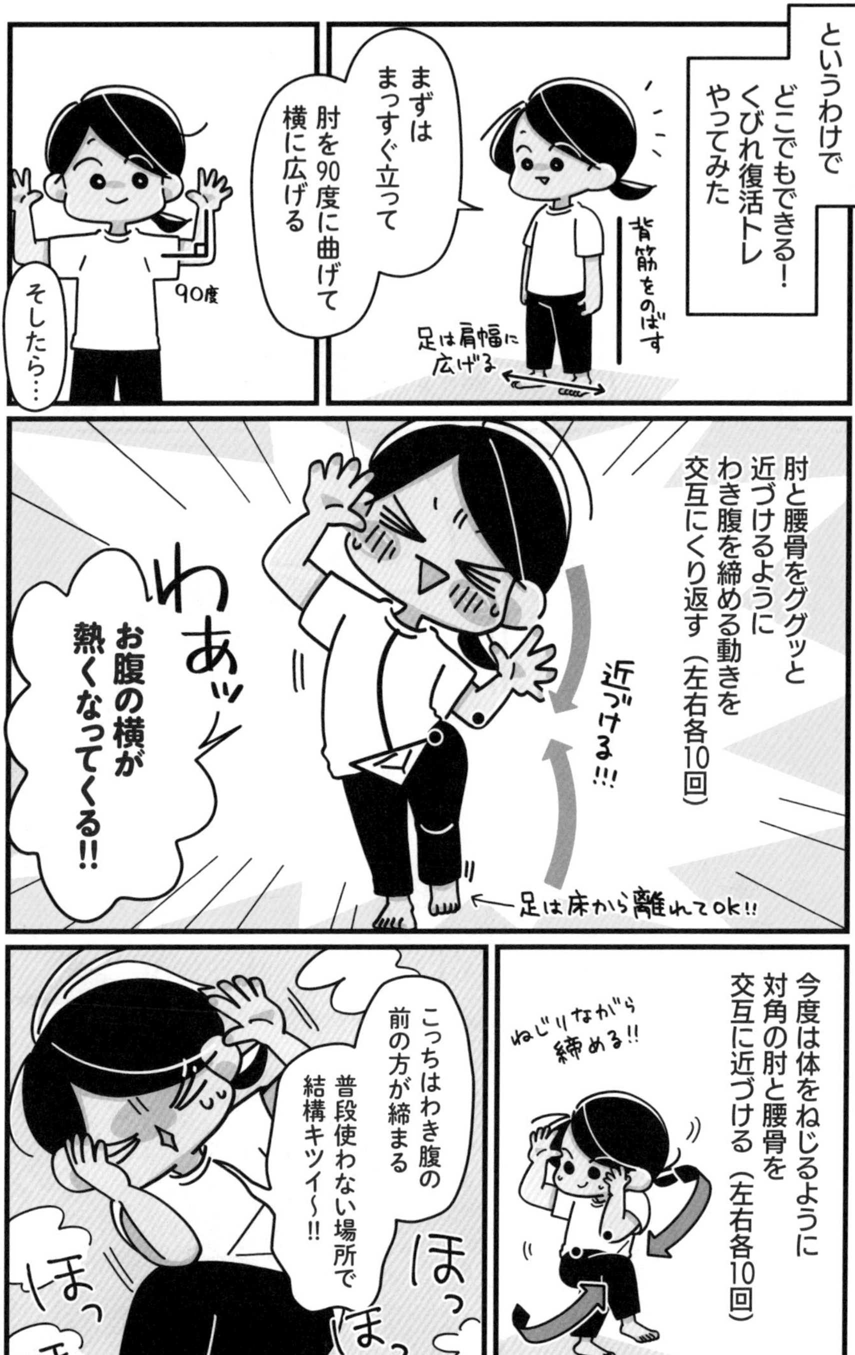
というわけで
どこでもできる！
くびれ復活トレ
やってみた
背筋をのばす
足は肩幅に広げる
まずは
まっすぐ立って
肘を90度に曲げて
横に広げる
90度
そしたら…
肘と腰骨をググッと
近づけるように
わき腹を締める動きを
交互にくり返す（左右各10回）
近づける!!!
わあッ
お腹の横が
熱くなってくる!!
足は床から離れてOK!!
今度は体をねじるように
対角の肘と腰骨を
交互に近づける（左右各10回）
ねじりながら締める!!
こっちはわき腹の
前の方が締まる
普段使わない場所で
結構キツイ〜!!
ほっ
ほっ
ほっ
ほっ

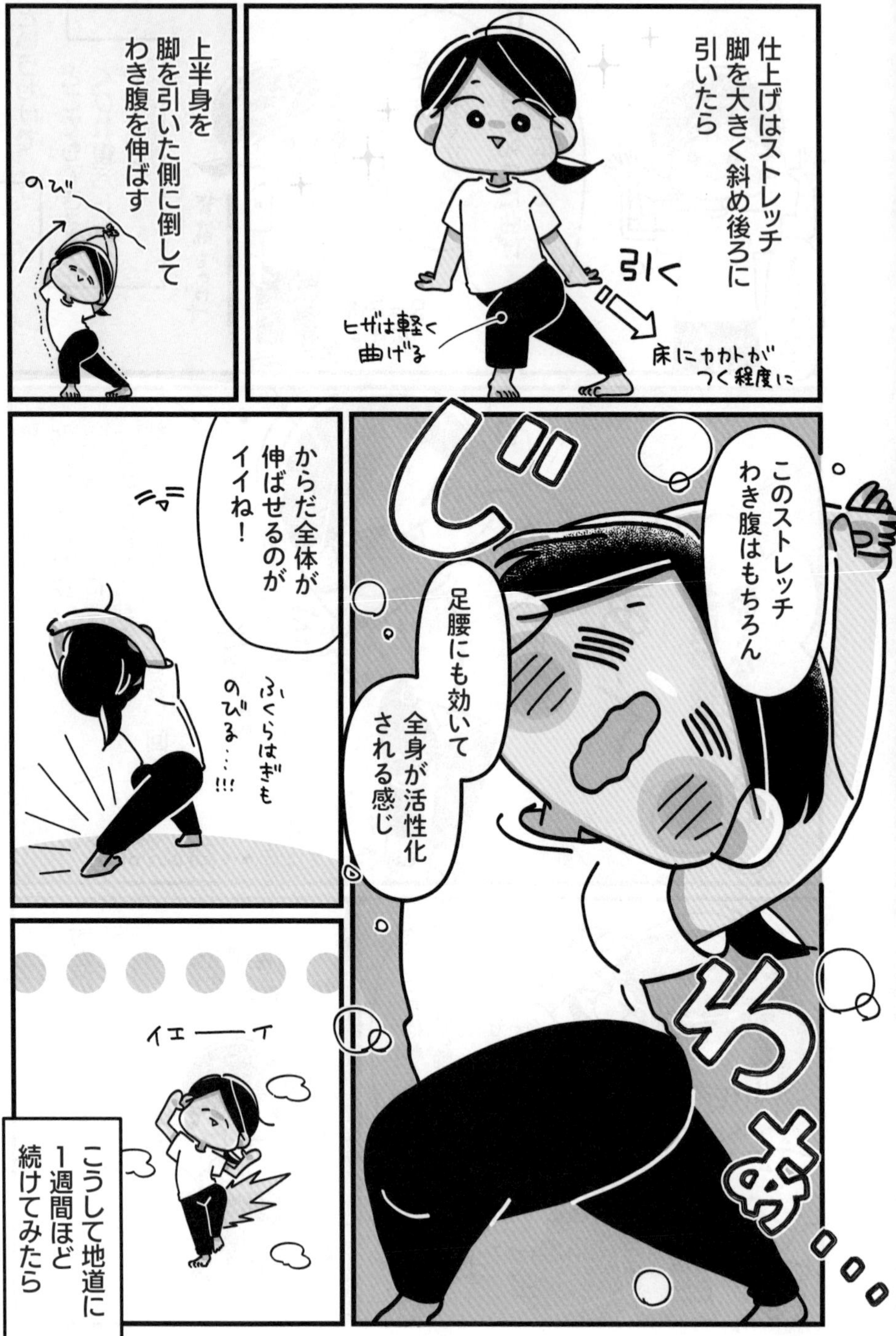

仕上げはストレッチ
脚を大きく斜め後ろに
引いたら
引く
ヒザは軽く曲げる
床にカカトがつく程度に
上半身を
脚を引いた側に倒して
わき腹を伸ばす
のび～
じわあ…
このストレッチ
わき腹はもちろん
足腰にも効いて
全身が活性化
される感じ
からだ全体が
伸ばせるのが
イイね！
ニヤ
ふくらはぎも
のびる…!!!
イエーーイ
こうして地道に
1週間ほど
続けてみたら

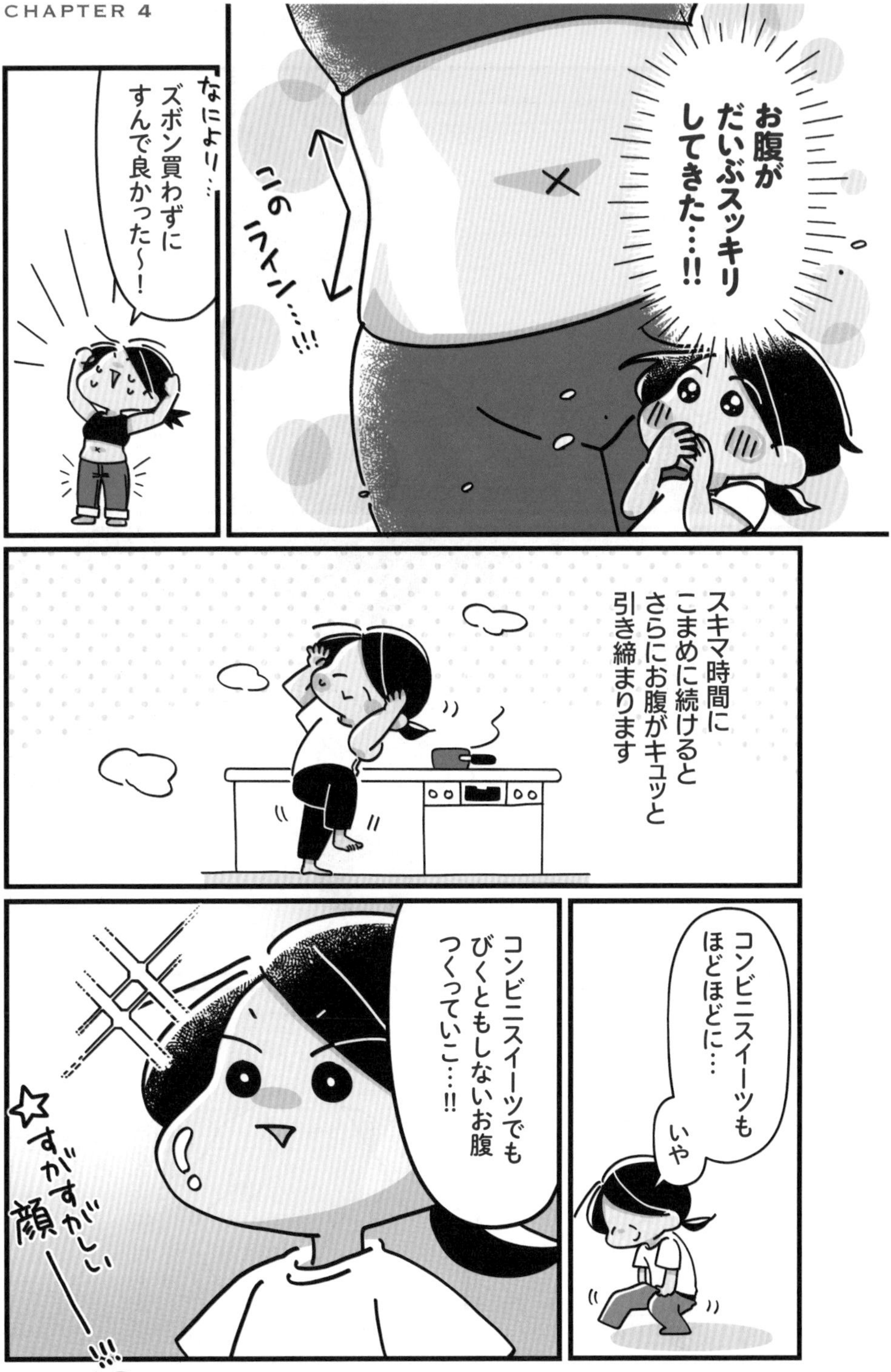
お腹がだいぶスッキリしてきた…!!
このライン…!!
なにより…
ズボン買わずにすんで良かった〜!
スキマ時間にこまめに続けるとさらにお腹がキュッと引き締まります
コンビニスイーツもほどほどに…
いや
コンビニスイーツでもびくともしないお腹つくっていこ…!!
すがすがしい顔ー!!!

私はキッチンで鍋の火加減を見ながらよくやります。スキマ時間にレッツゆるトレ!

お腹（腹斜筋） くびれができる！ 座ったままわき腹トレ

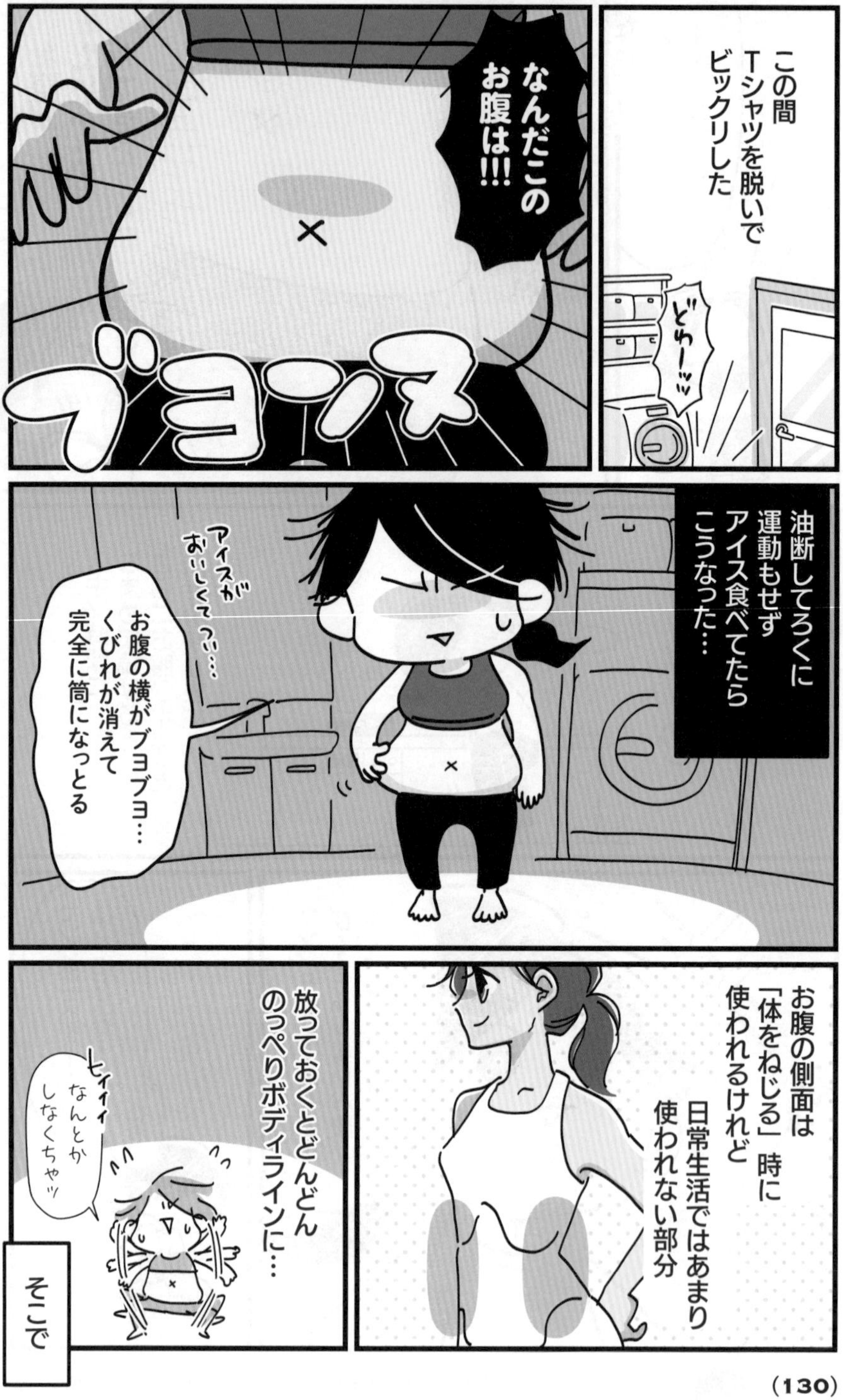
この間
Tシャツを脱いで
ビックリした
どわーッッ
なんだこの
お腹は!!!
ブヨーン
油断してろくに
運動もせず
アイス食べてたら
こうなった…
アイスがおいしくてつい…
お腹の横がブヨブヨ…
くびれが消えて
完全に筒になっとる
お腹の側面は
「体をねじる」時に
使われるけれど
日常生活ではあまり
使われない部分
放っておくとどんどん
のっぺりボディラインに…
ヒィィィ
なんとかしなくちゃッ
そこで

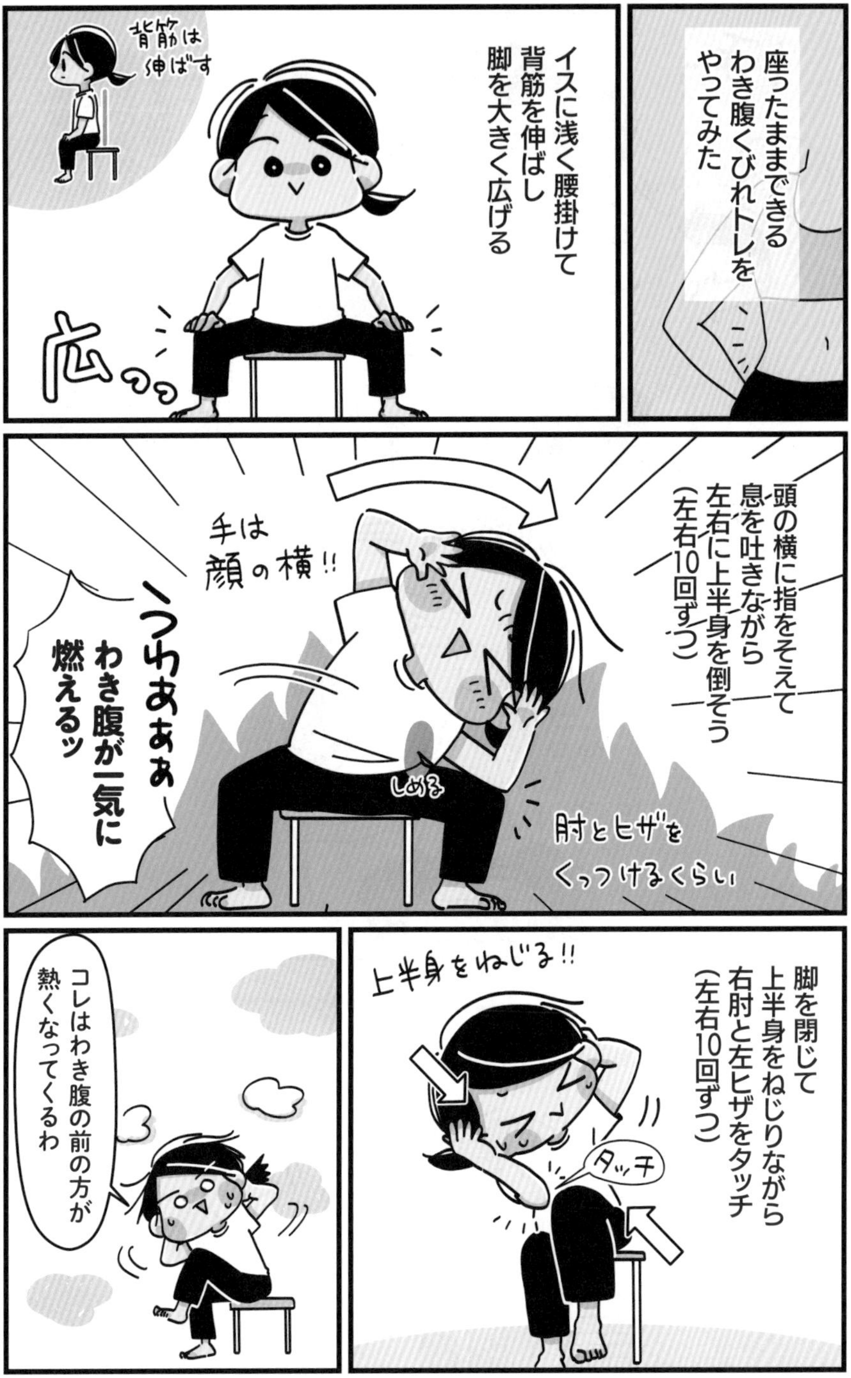
座ったままできる
わき腹くびれトレを
やってみた
イスに浅く腰掛けて
背筋を伸ばし
脚を大きく広げる
背筋は
伸ばす
広っっ
頭の横に指をそえて
息を吐きながら
左右に上半身を倒そう
(左右10回ずつ)
手は
顔の横!!
うわあああ
わき腹が一気に
燃えるッ
しめる
肘とヒザを
くっつけるくらい
脚を閉じて
上半身をねじりながら
右肘と左ヒザをタッチ
(左右10回ずつ)
上半身をねじる!!
タッチ
コレはわき腹の前の方が
熱くなってくるわ

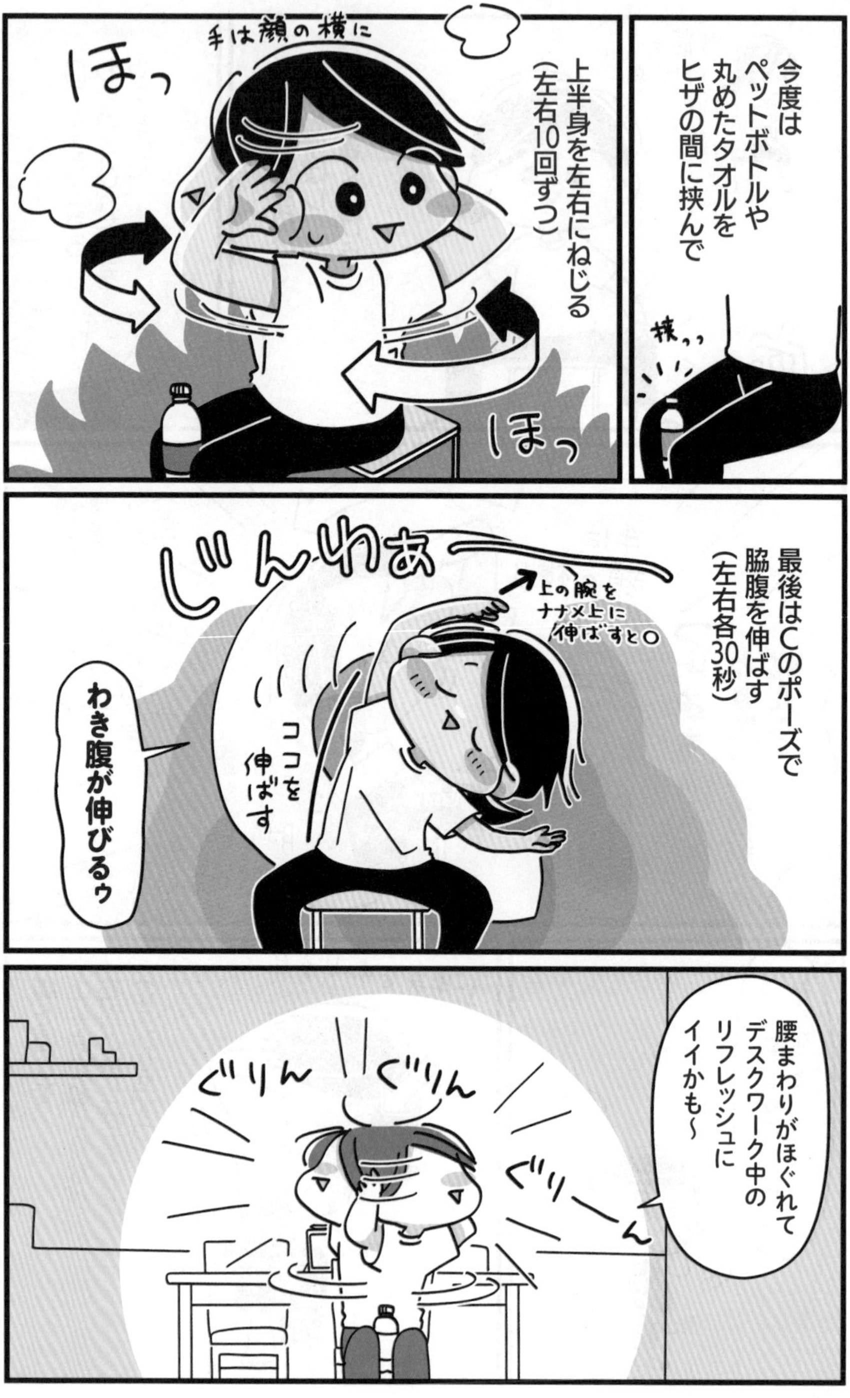
今度はペットボトルや丸めたタオルをヒザの間に挟んで
挟っっ
上半身を左右にねじる（左右10回ずつ）
手は顔の横に
ほっ
ほっ
最後はCのポーズで脇腹を伸ばす（左右各30秒）
じんわぁー
上の腕をナナメ上に伸ばすと○
ココを伸ばす
わき腹が伸びるぅ
腰まわりがほぐれてデスクワーク中のリフレッシュにイイかも〜
ぐりん
ぐりん
ぐりーん

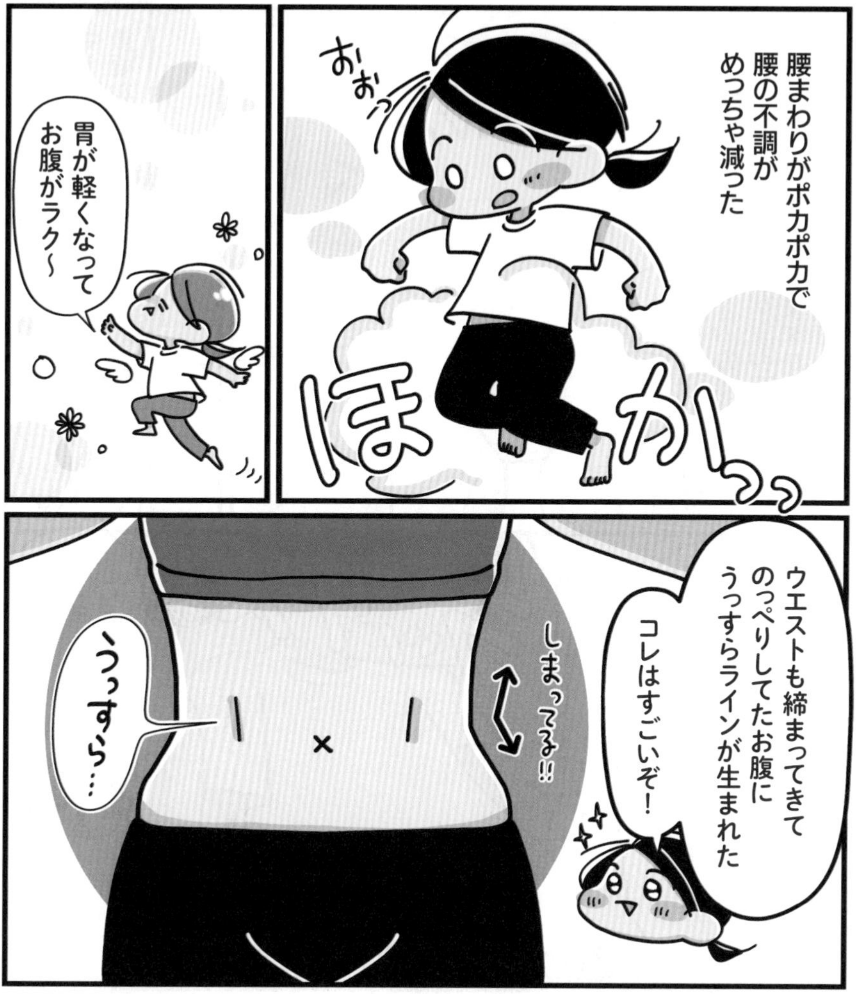
腰まわりがポカポカで
腰の不調が
めっちゃ減った
おおっ
ほわ～っっ
胃が軽くなって
お腹がラク～
ウエストも締まってきて
のっぺりしてたお腹に
うっすらラインが生まれた
コレはすごいぞ！
しまってる!!
うっすら…
この調子で
作業の合間に
ちょこちょこ続けて
いこっと！
じわ～ん
運動ギライでも
これなら
続けられそう！

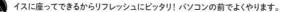

イスに座ってできるからリフレッシュにピッタリ！ パソコンの前でよくやります。

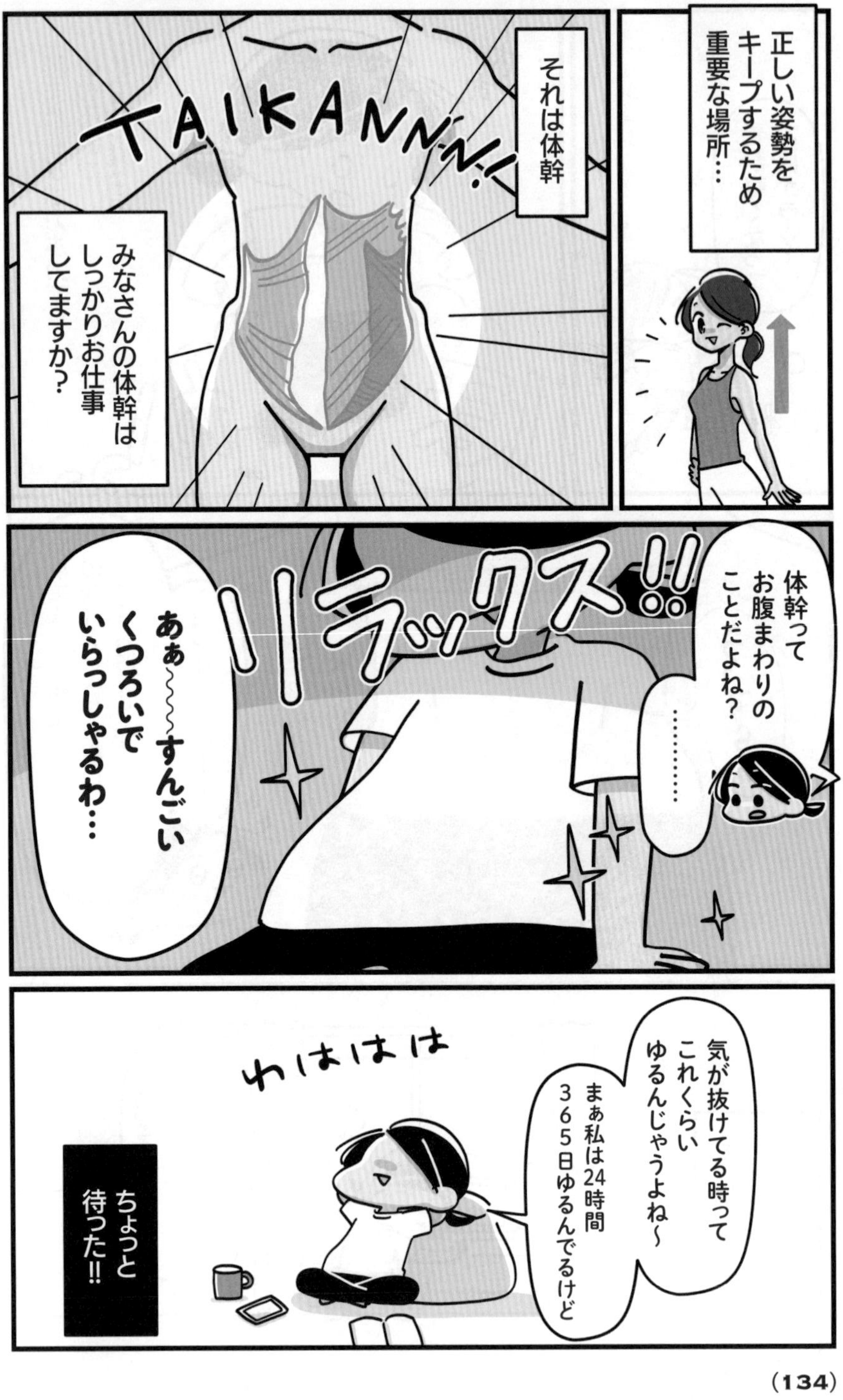
正しい姿勢をキープするため重要な場所…
それは体幹
TAIKANNN!!
みなさんの体幹はしっかりお仕事してますか?
体幹ってお腹まわりのことだよね?
………
リラックス!!
あぁ~~~すんごいくつろいでいらっしゃるわ…
気が抜けてる時ってこれくらいゆるんじゃうよね~
まぁ私は24時間365日ゆるんでるけど
わははは
ちょっと待った!!

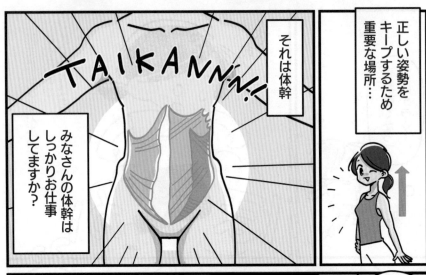

小さなできた!を積み重ねてこ!

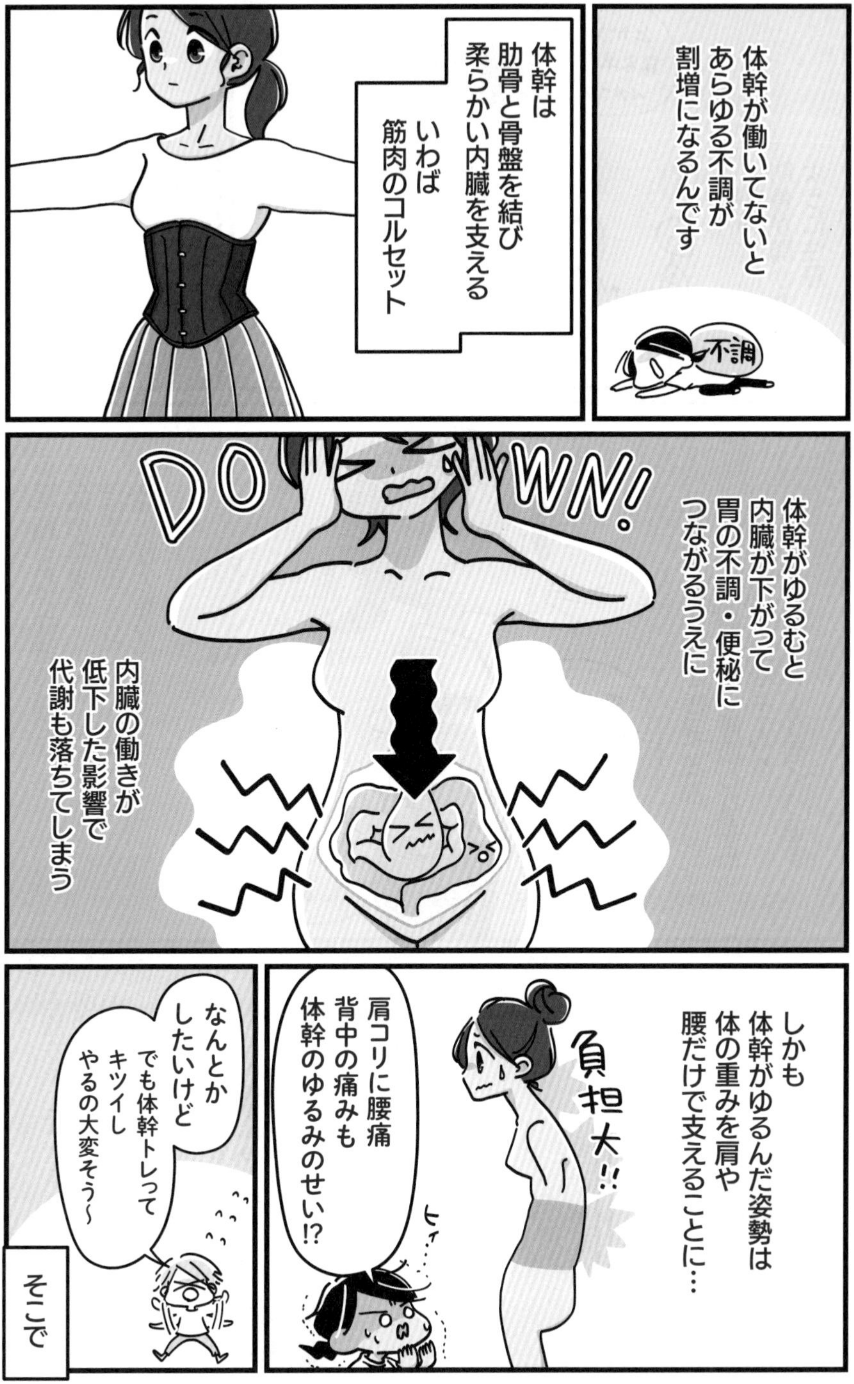
体幹が働いてないと
あらゆる不調が
割増になるんです
不調
体幹は
肋骨と骨盤を結び
柔らかい内臓を支える
いわば
筋肉のコルセット
DOWN!
体幹がゆるむと
内臓が下がって
胃の不調・便秘に
つながるうえに
内臓の働きが
低下した影響で
代謝も落ちてしまう
しかも
体幹がゆるんだ姿勢は
体の重みを肩や
腰だけで支えることに…
負担大!!
ヒィ…
肩コリに腰痛
背中の痛みも
体幹のゆるみのせい!?
なんとか
したいけど
でも体幹トレって
キツイし
やるの大変そう〜
そこで

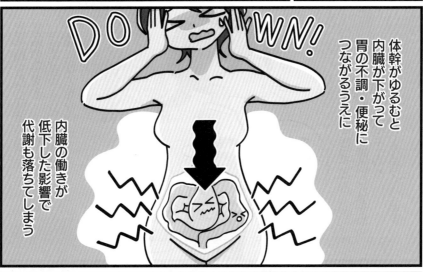

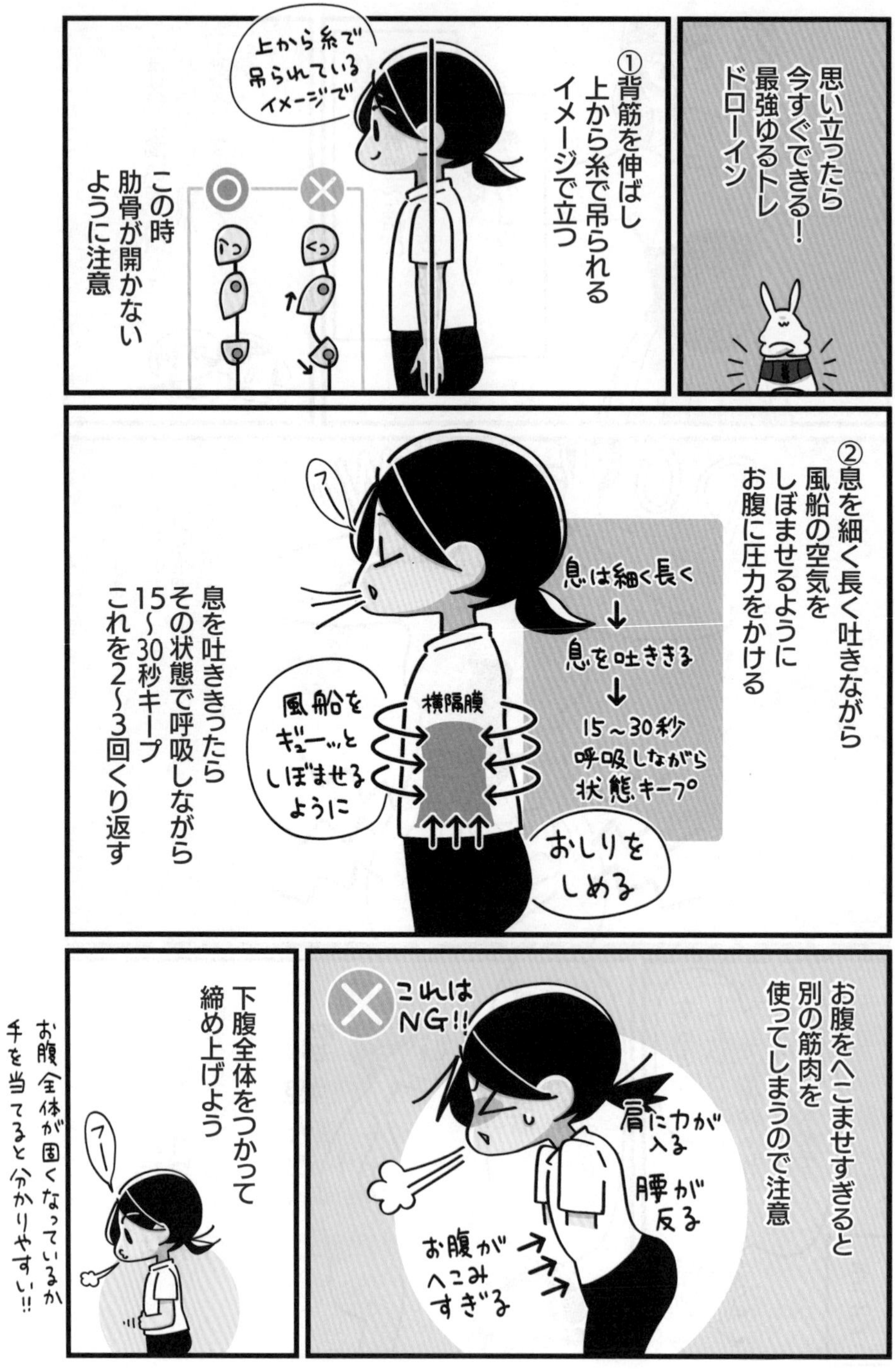
思い立ったら今すぐできる！最強ゆるトレ
ドローイン
①背筋を伸ばし
上から糸で吊られる
イメージで立つ
上から糸で吊られているイメージで
この時
肋骨が開かない
ように注意
②息を細く長く吐きながら
風船の空気を
しぼませるように
お腹に圧力をかける
息は細く長く
↓
息を吐ききる
↓
15～30秒
呼吸しながら
状態キープ
フー
横隔膜
風船をギューッとしぼませるように
おしりをしめる
息を吐ききったら
その状態で呼吸しながら
15～30秒キープ
これを2～3回くり返す
お腹をへこませすぎると
別の筋肉を
使ってしまうので注意
これはNG!!
肩に力が入る
腰が反る
お腹がへこみすぎる
下腹全体をつかって
締め上げよう
フー
お腹全体が固くなっているか
手を当てると分かりやすい!!

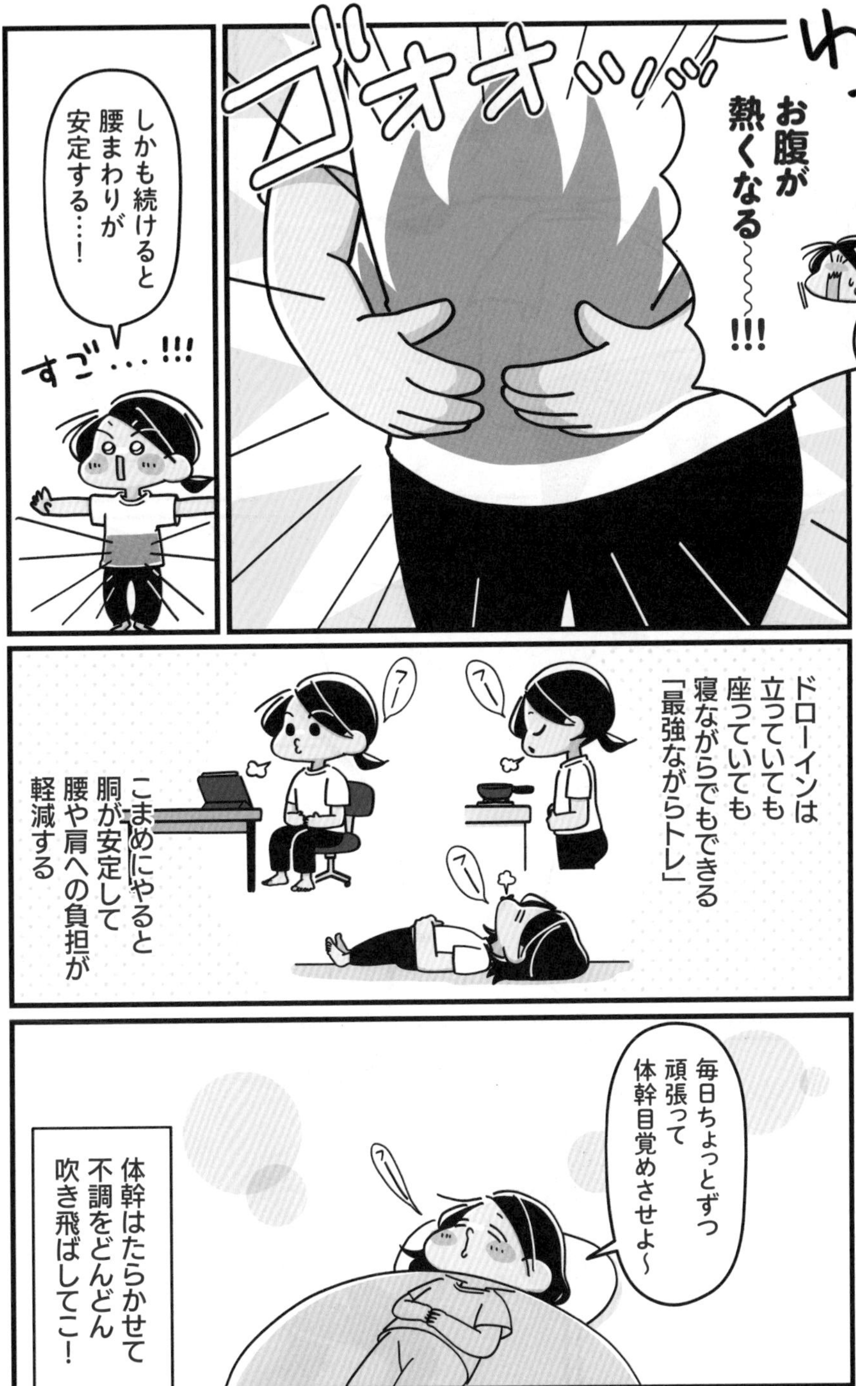
わっ
お腹が熱くなる〜〜〜!!!
ゴオオッ
しかも続けると腰まわりが安定する…!
すご…!!!
ドローインは立っていても座っていても寝ながらでもできる「最強ながらトレ」
フー
フー
フー
こまめにやると胴が安定して腰や肩への負担が軽減する
毎日ちょっとずつ頑張って体幹目覚めさせよ〜
フー
体幹はたらかせて不調をどんどん吹き飛ばしてこ!

 ドローインは外でもコッソリできちゃう! 電車の待ち時間がゆるトレタイムになります!

お腹上部　飛び出たゆる腹をひきしめる! 立ちねじり腹筋

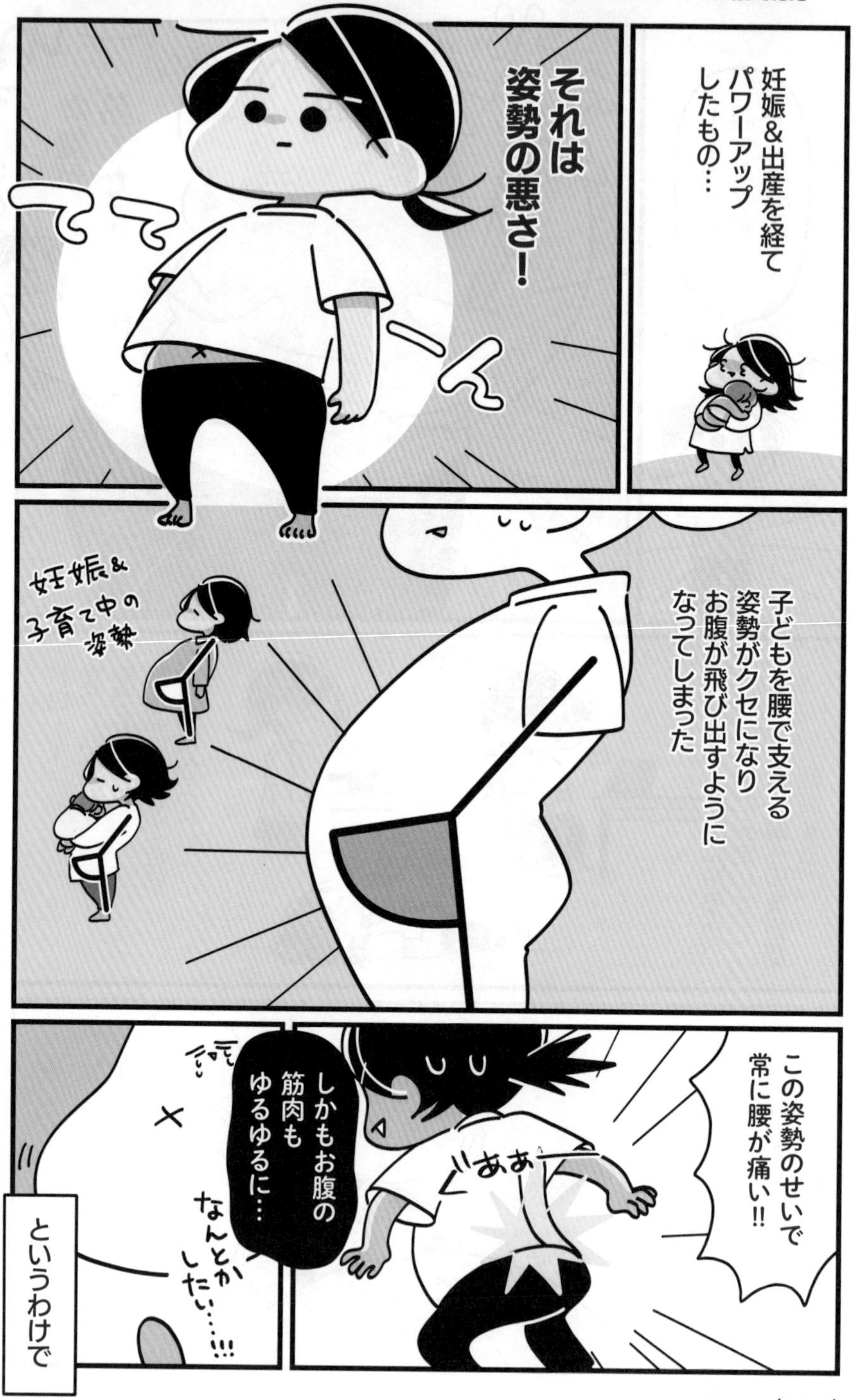
妊娠&出産を経てパワーアップしたもの…
それは姿勢の悪さ!
ててーん
子どもを腰で支える姿勢がクセになりお腹が飛び出すようになってしまった
妊娠&子育て中の姿勢
この姿勢のせいで常に腰が痛い!!
いあぁー
しかもお腹の筋肉もゆるゆるに…
なんとかしたい…!!!
というわけで

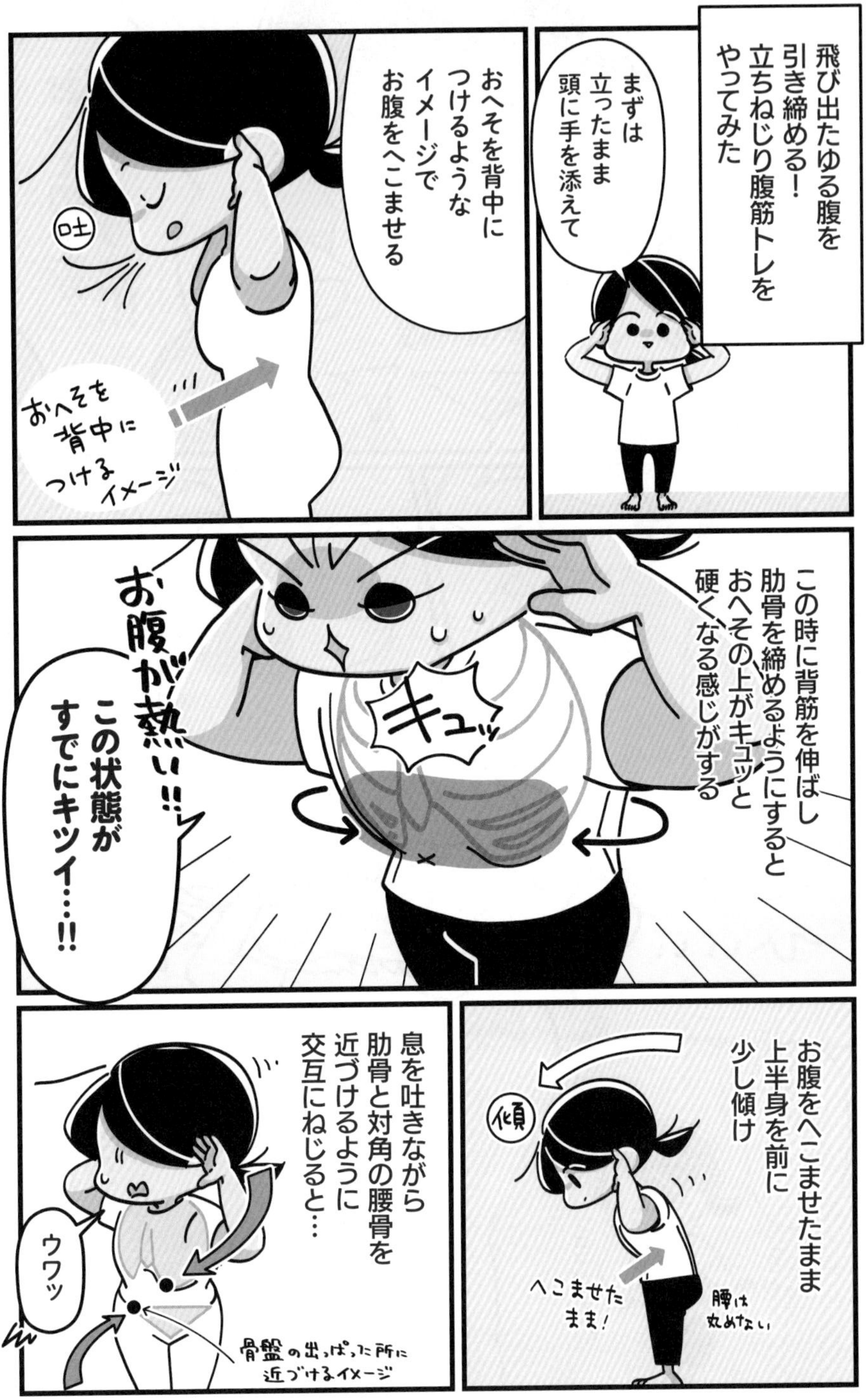
飛び出たゆる腹を引き締める！立ちねじり腹筋トレをやってみた
まずは立ったまま頭に手を添えて
おへそを背中につけるようなイメージでお腹をへこませる
吐
おへそを背中につけるイメージ
この時に背筋を伸ばし肋骨を締めるようにするとおへその上がキュッと硬くなる感じがする
キュッ
お腹が熱い!!
この状態がすでにキツイ…!!
お腹をへこませたまま上半身を前に少し傾け
傾
へこませたまま！
腰は丸めない
息を吐きながら肋骨と対角の腰骨を近づけるように交互にねじると…
ウワッ
骨盤の出っぱった所に近づけるイメージ

パーツ別「ゆるトレ」

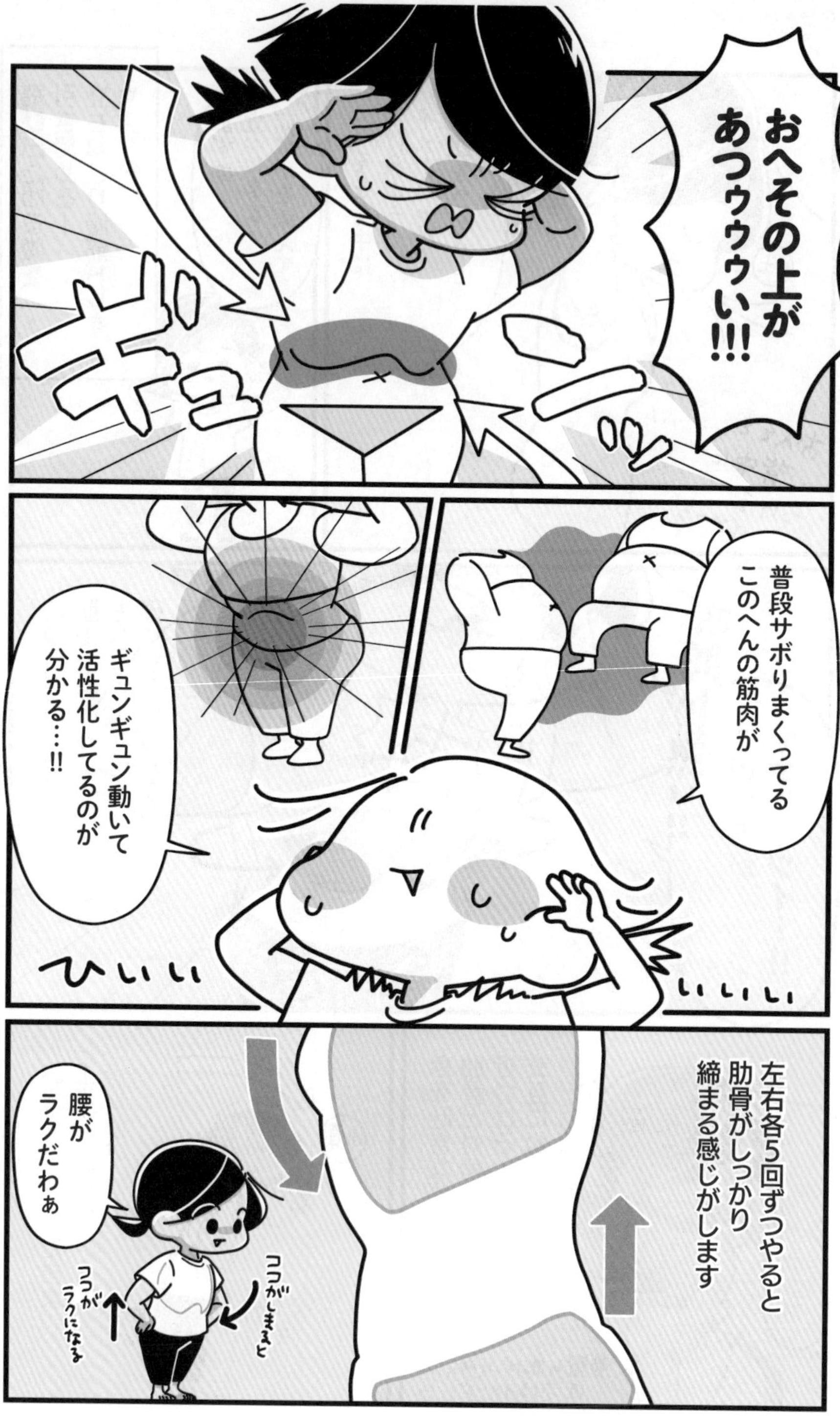

おへその上があつウゥウい!!!
ギュー
ッ
普段サボりまくってるこのへんの筋肉が
ギュンギュン動いて活性化してるのが分かる…!!
ひいいい
いいいい
左右各5回ずつやると肋骨がしっかり締まる感じがします
腰がラクだわぁ
ココがしまると
ココがラクになる

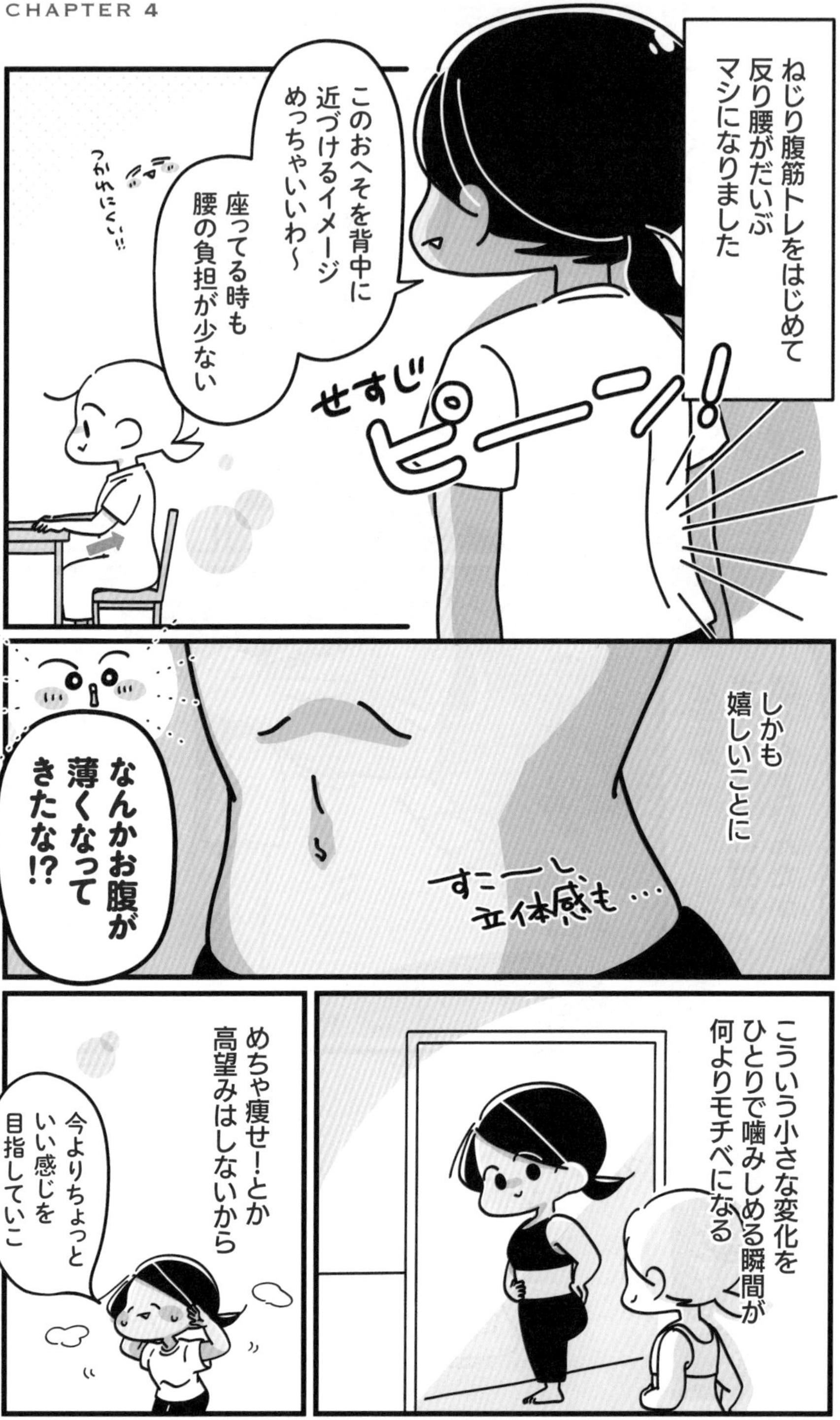
ねじり腹筋トレをはじめて反り腰がだいぶマシになりました
せすじ
ピーーン!
このおへそを背中に近づけるイメージめっちゃいいわ〜
座ってる時も腰の負担が少ない
つかれにくい!!
しかも嬉しいことに
すこーし立体感も…
なんかお腹が薄くなってきたな!?
こういう小さな変化をひとりで噛みしめる瞬間が何よりモチベになる
めちゃ痩せ!とか高望みはしないから
今よりちょっといい感じを目指していこ

このゆるトレを始めてから姿勢がかなり良くなりました! めっちゃオススメ!

体幹・下腹 体の中から活性化! **ヒザつきプランク**

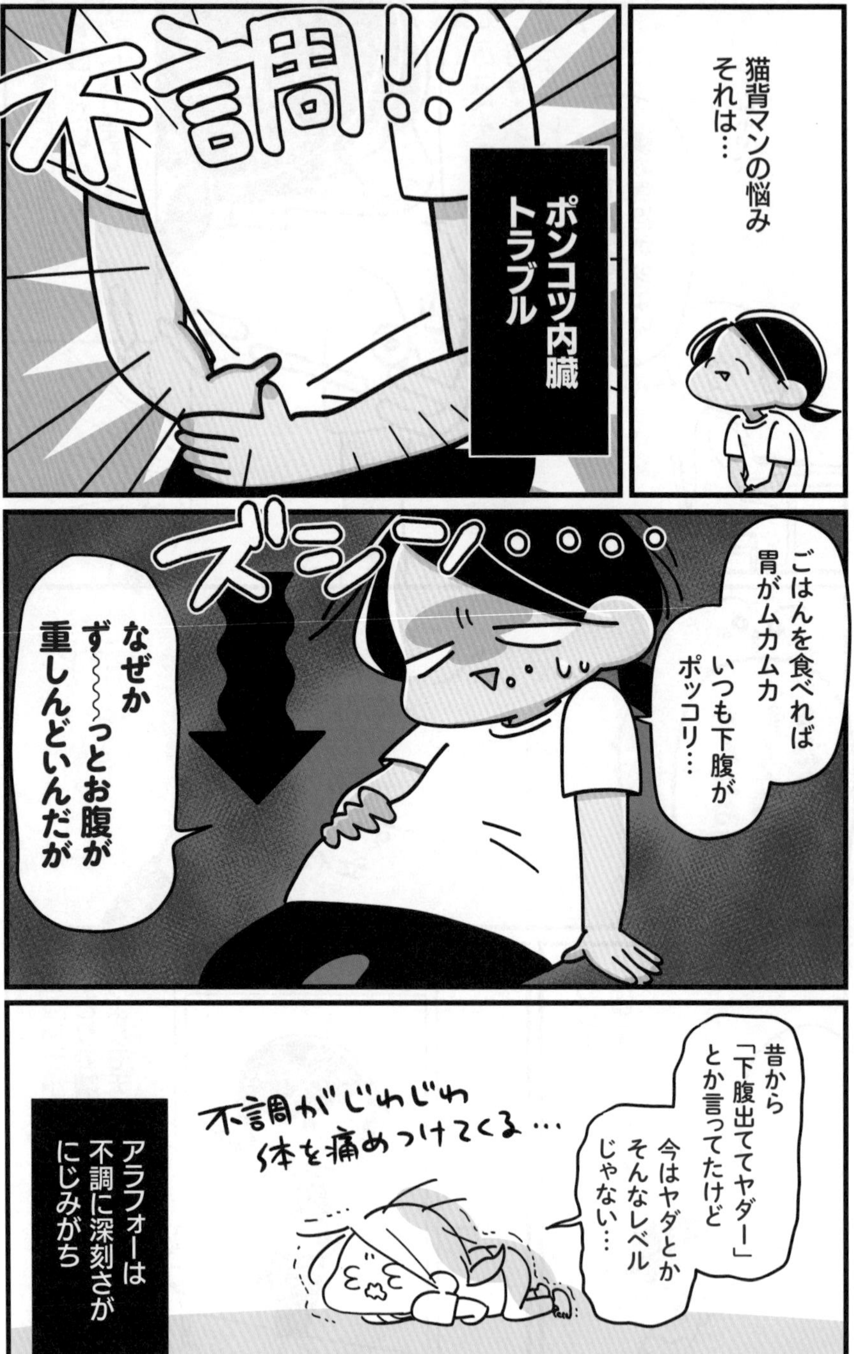
猫背マンの悩み
それは…
不調!!
ポンコツ内臓トラブル
ズーーン。。。。
ごはんを食べれば胃がムカムカ いつも下腹がポッコリ…
なぜか ず〜〜っとお腹が重しんどいんだが
昔から「下腹出ててヤダー」とか言ってたけど 今はヤダとかそんなレベルじゃない…
不調がじわじわ体を痛めつけてくる…
アラフォーは不調に深刻さがにじみがち

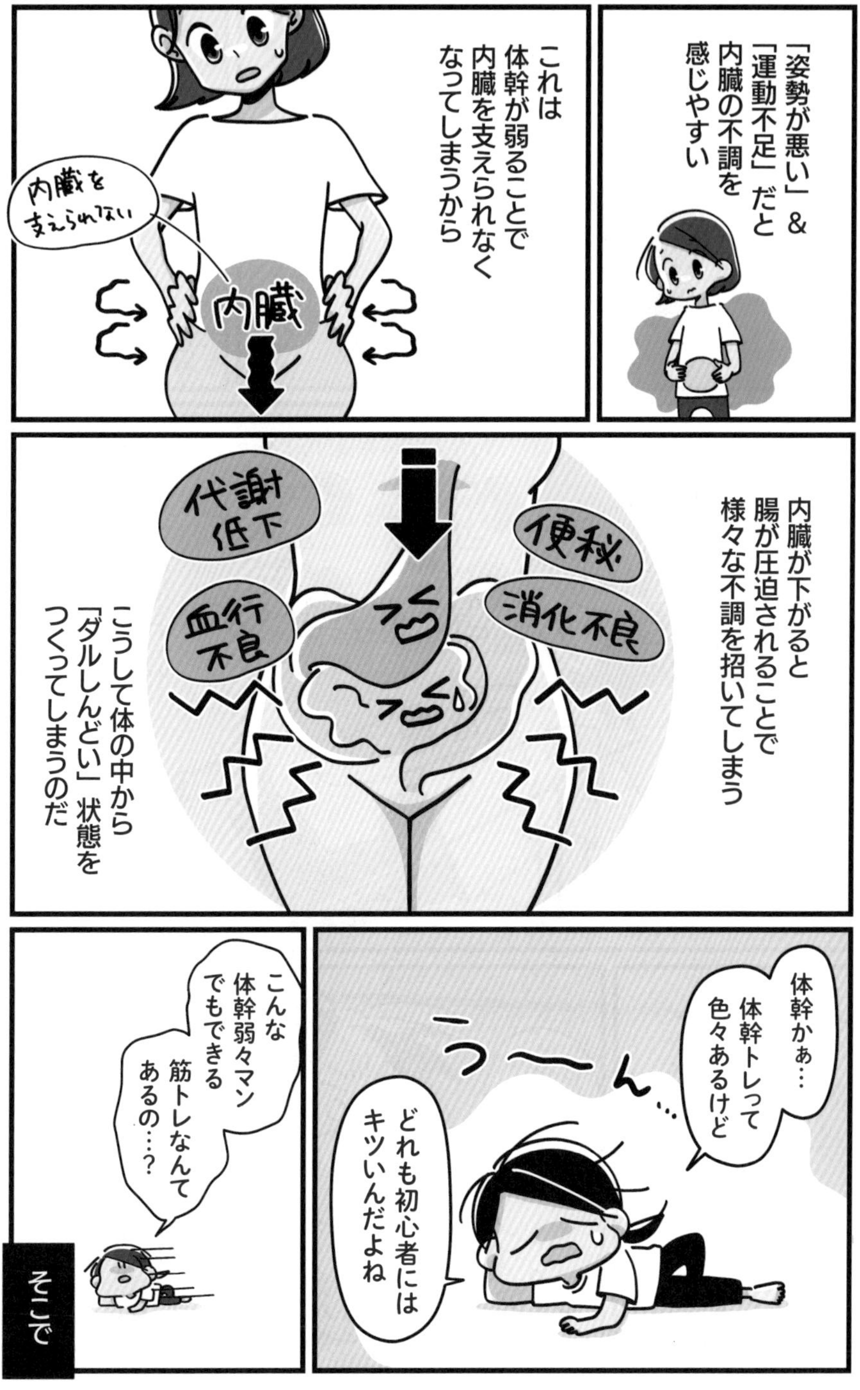

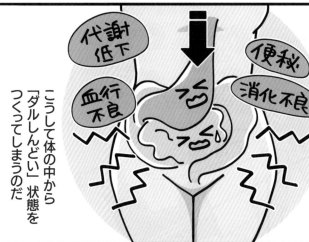

「姿勢が悪い」＆「運動不足」だと内臓の不調を感じやすい
これは体幹が弱ることで内臓を支えられなくなってしまうから
内臓を支えられない
内臓
内臓が下がると腸が圧迫されることで様々な不調を招いてしまう
便秘
消化不良
代謝低下
血行不良
こうして体の中から「ダルしんどい」状態をつくってしまうのだ
体幹かぁ…体幹トレって色々あるけど
う〜〜ん…
どれも初心者にはキツいんだよね
こんな体幹弱々マンでもできる筋トレなんてあるの…？
そこで

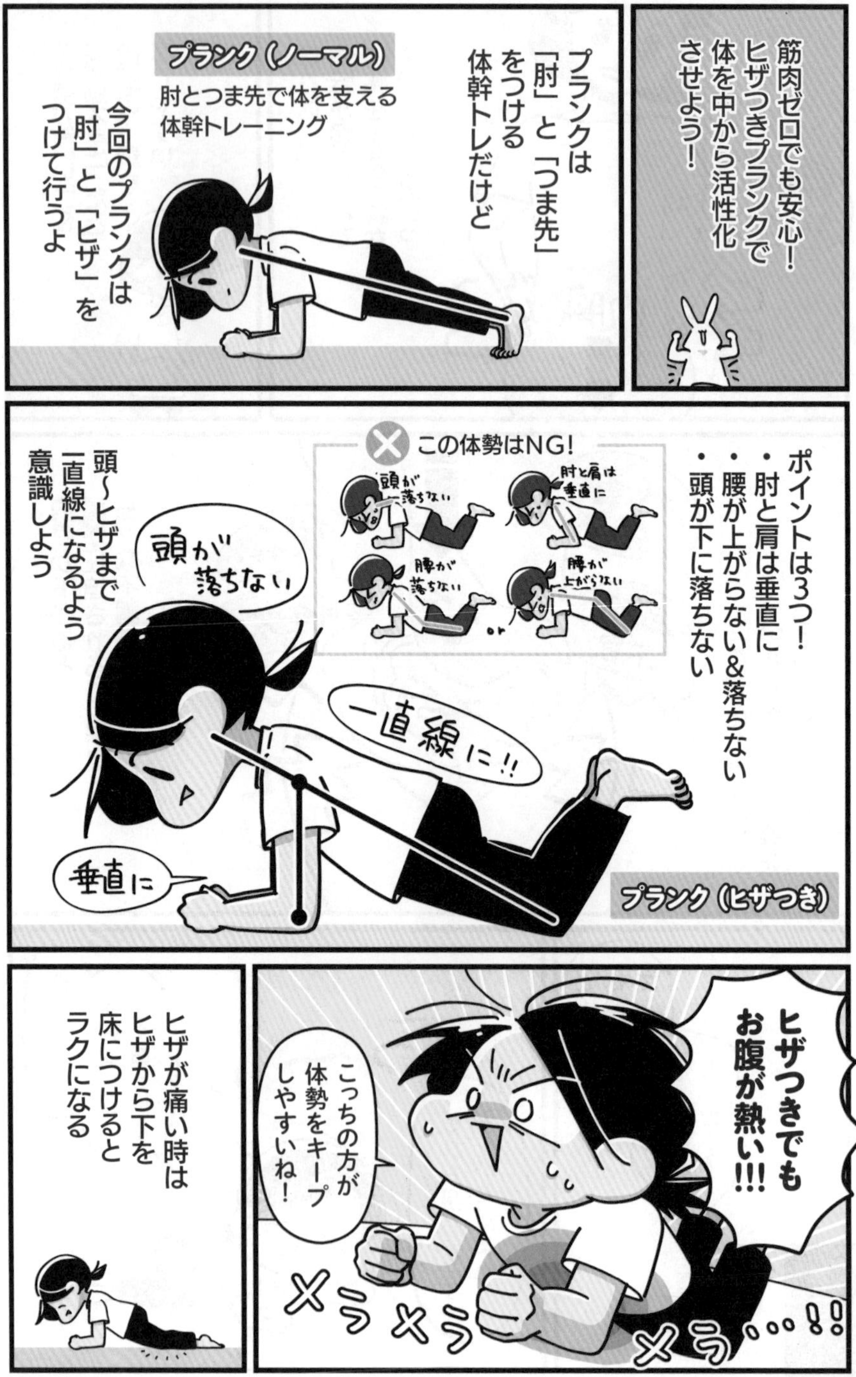

筋肉ゼロでも安心！
ヒザつきプランクで
体を中から活性化
させよう！
プランクは
「肘」と「つま先」
をつける
体幹トレだけど
プランク（ノーマル）
肘とつま先で体を支える
体幹トレーニング
今回のプランクは
「肘」と「ヒザ」を
つけて行うよ
ポイントは3つ！
・肘と肩は垂直に
・腰が上がらない&落ちない
・頭が下に落ちない
この体勢はNG!
頭が落ちない
肘と肩は垂直に
腰が落ちない
or
腰が上がらない
頭が落ちない
一直線に!!
垂直に
プランク（ヒザつき）
頭〜ヒザまで
一直線になるよう
意識しよう
ヒザつきでも
お腹が熱い!!!
こっちの方が
体勢をキープ
しやすいね！
メラメラ
メラ…!!
ヒザが痛い時は
ヒザから下を
床につけると
ラクになる

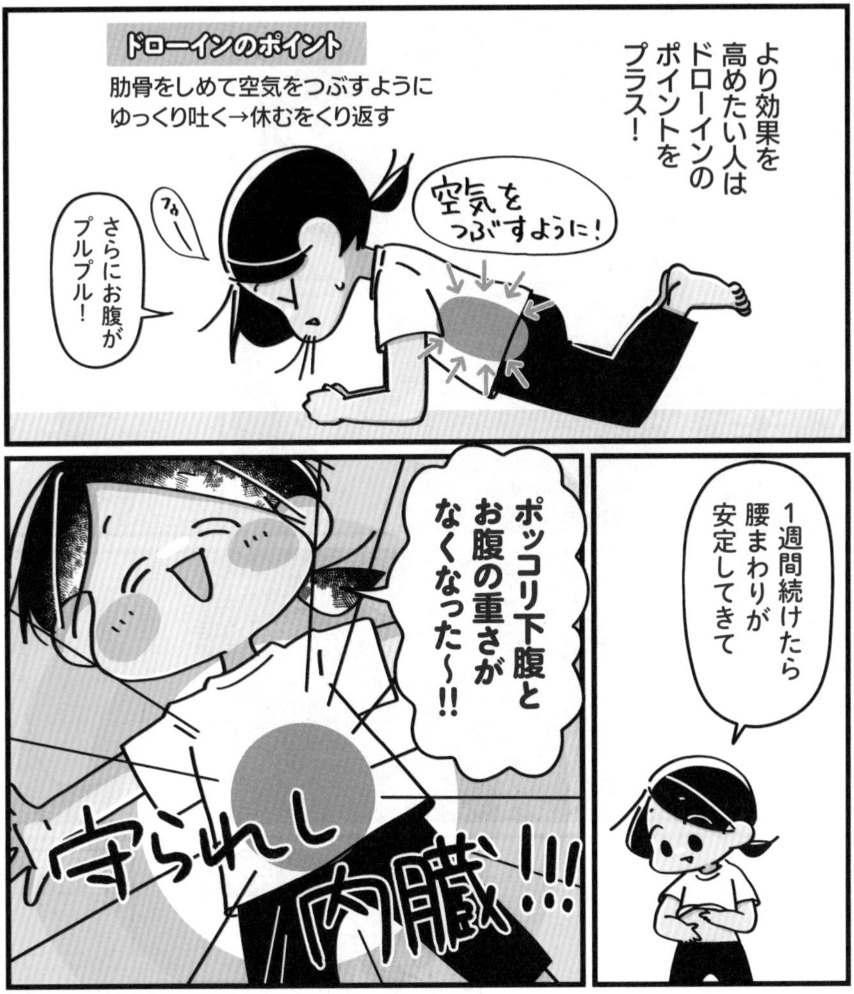
より効果を高めたい人はドローインのポイントをプラス！
ドローインのポイント
肋骨をしめて空気をつぶすように
ゆっくり吐く→休むをくり返す
空気をつぶすように！
フゥ〜〜
さらにお腹がプルプル！
1週間続けたら腰まわりが安定してきて
ポッコリ下腹とお腹の重さがなくなった〜!!
守られし内臓!!!
おいしいものをこれからも楽しむために
体の中から元気にしてこ…!!

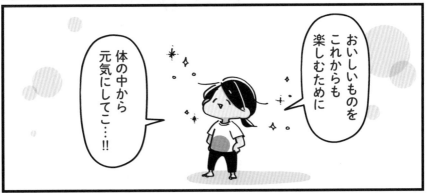

通常のプランクで背中を痛めちゃう私でも、ヒザつきなら無理なくできます！

楽々ヒップアップ! 寝ながら尻トレ

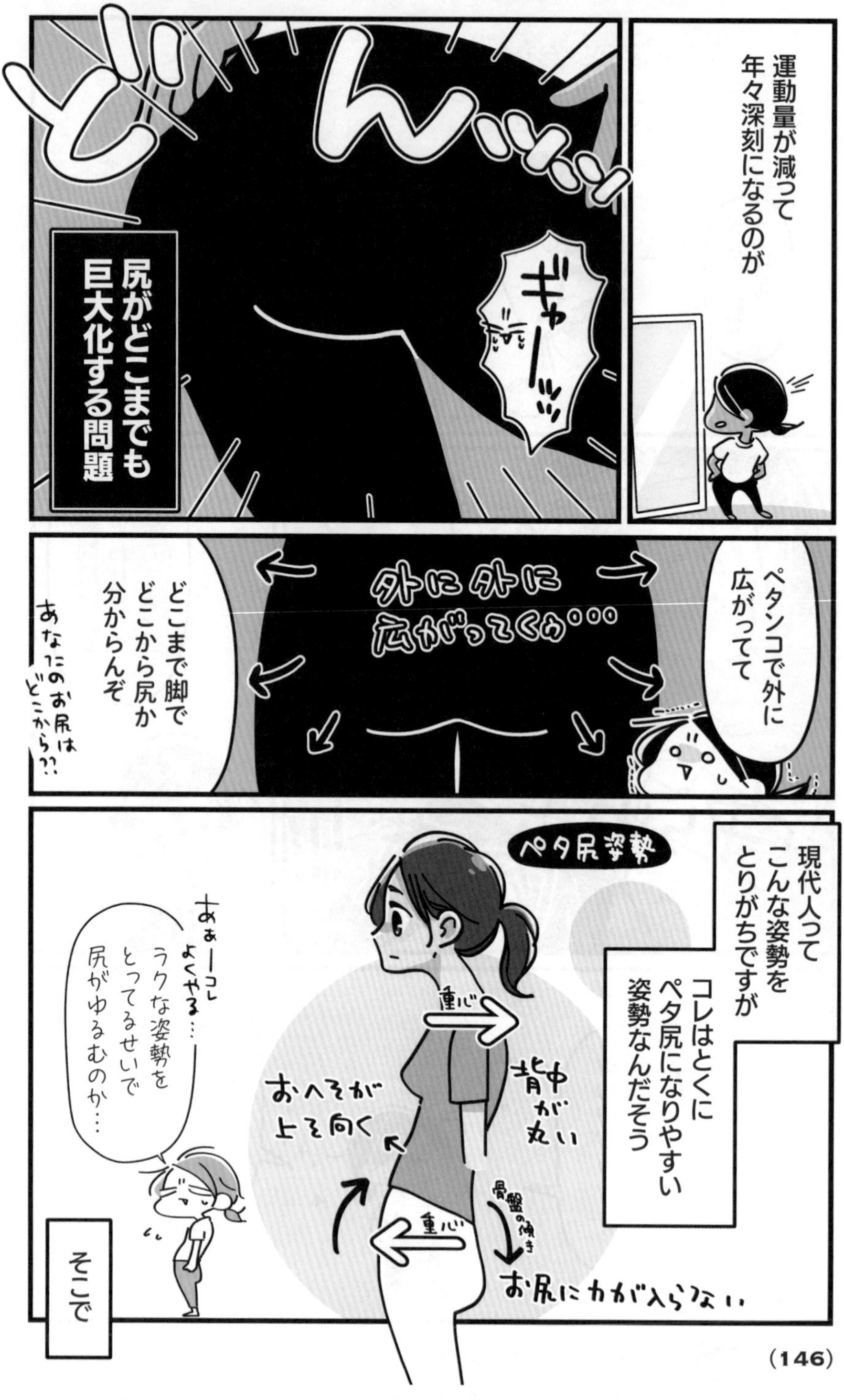
運動量が減って
年々深刻になるのが
どんッッッ
ギャーーッッ
尻がどこまでも
巨大化する問題
ペタンコで外に
広がってて
外に外に
広がってくゥ…
どこまで脚で
どこから尻か
分からんぞ
あなたのお尻はどこから?!
現代人って
こんな姿勢を
とりがちですが
コレはとくに
ペタ尻になりやすい
姿勢なんだそう
ペタ尻姿勢
重心
背中が丸い
おへそが上を向く
骨盤の傾き
重心
お尻に力が入らない
あぁーコレよくやる…
ラクな姿勢を
とってるせいで
尻がゆるむのか…
そこで

毎日がんばっててエライ!

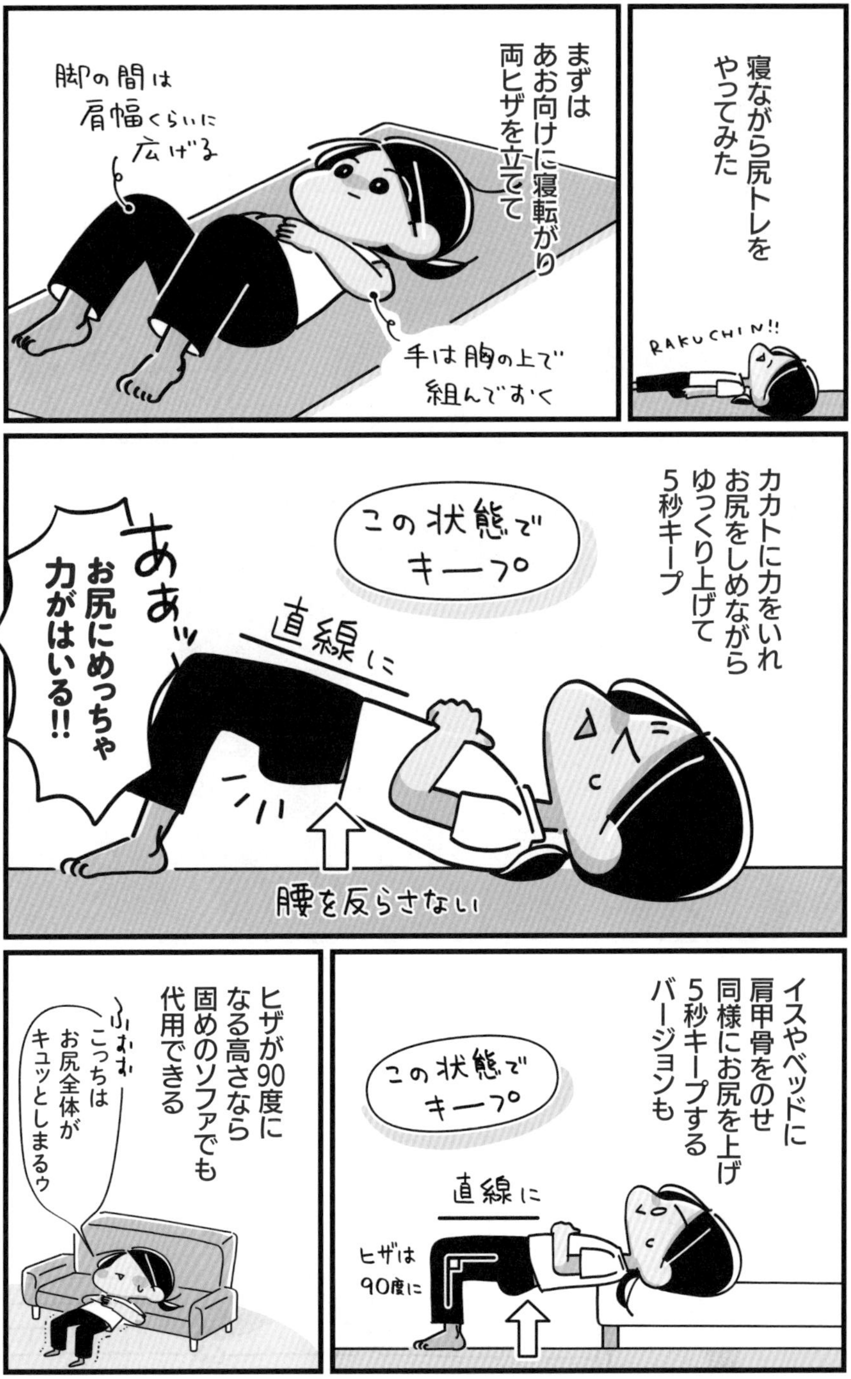

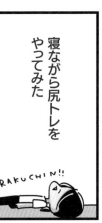

回数は2〜3回から少しずつ増やそう

やる気がない日は
枕かクッションを
足元に敷いて
足でセットするズボラぶり
お尻をしめながら
こぶし1個分
お尻を上げる
コレだけの動きでもお尻に効く!!
スゴイ!!
このへんに効く
普段使わないせいか筋肉痛がすごいし
おぉ…
キュッ
上がる〜!!!
なにより尻下のたるみが小さくなってる!!
肉がキュッと上がってる…!!!
お尻が上がると
脚もスッキリ見えて
歩きやすい
歩くときにお尻がジャマにならない〜
ちなみに
普段はつい
この姿勢で
尻をゆるめがち
なので…

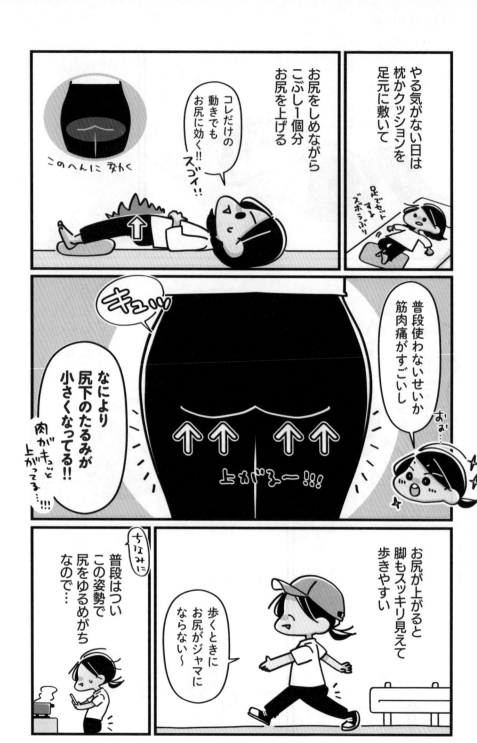

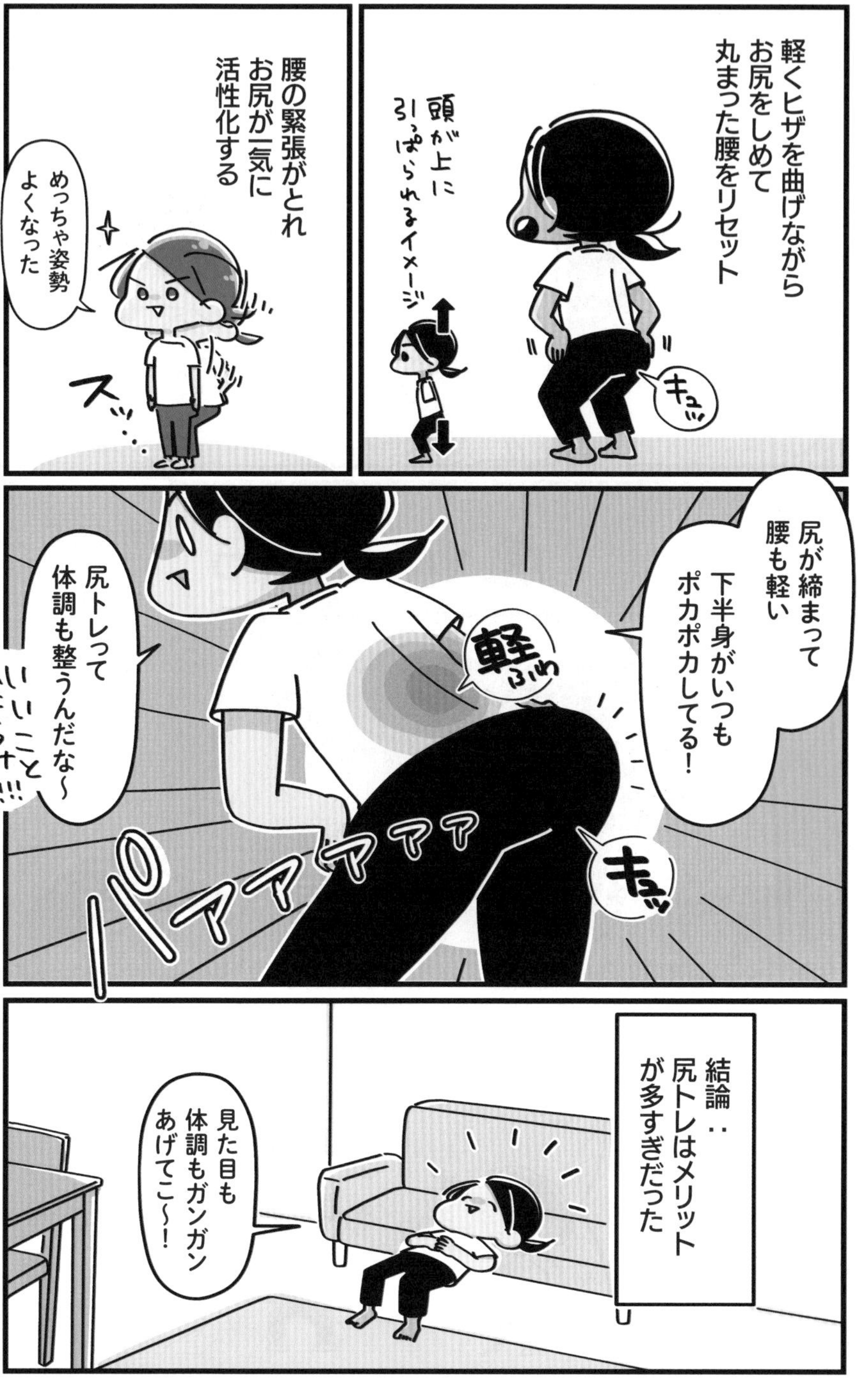
軽くヒザを曲げながら
お尻をしめて
丸まった腰をリセット
頭が上に引っぱられるイメージ
キュッ
腰の緊張がとれ
お尻が一気に
活性化する
めっちゃ姿勢よくなった
スッ…
尻が締まって
腰も軽い
下半身がいつもポカポカしてる！
軽ふわ
キュッ
尻トレって
体調も整うんだな〜
パァァァァァ
いいことだらけ!!!
結論：
尻トレはメリットが多すぎだった
見た目も
体調もガンガン
あげてこ〜！

 お尻が締められるようになると姿勢がめっちゃ良くなります！お尻って大事…！

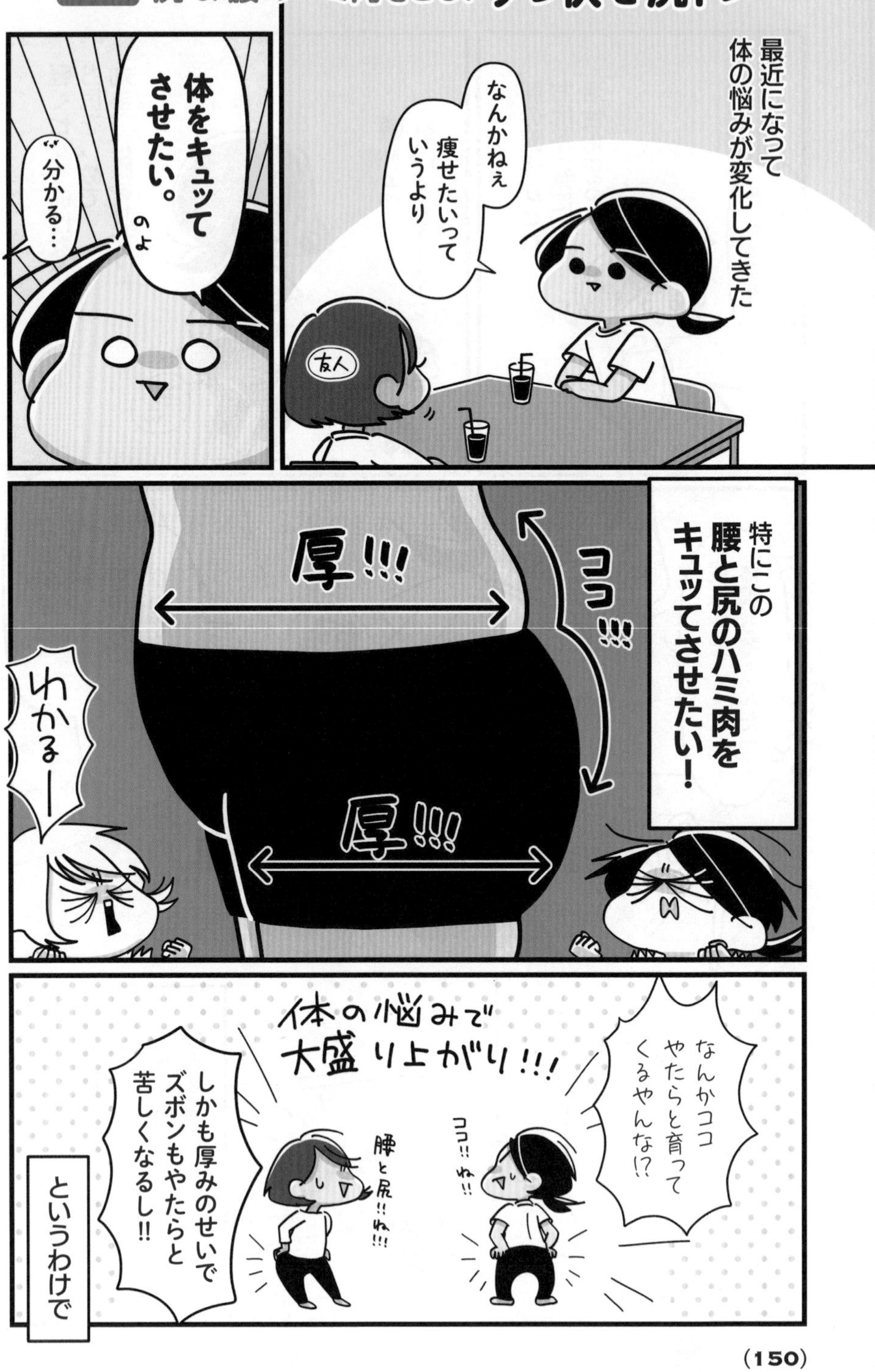
最近になって体の悩みが変化してきた
なんかねぇ 痩せたいっていうより
友人
体をキュッてさせたい。
のよ
分かる…
特にこの腰と尻のハミ肉をキュッてさせたい!
厚!!!
ココ!!!
厚!!!
わかるー
なんかココやたらと育ってくるやんな!?
体の悩みで大盛り上がり!!!
ココ!! ね!!
腰と尻!! ね!!
しかも厚みのせいでズボンもやたらと苦しくなるし!!
というわけで

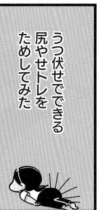

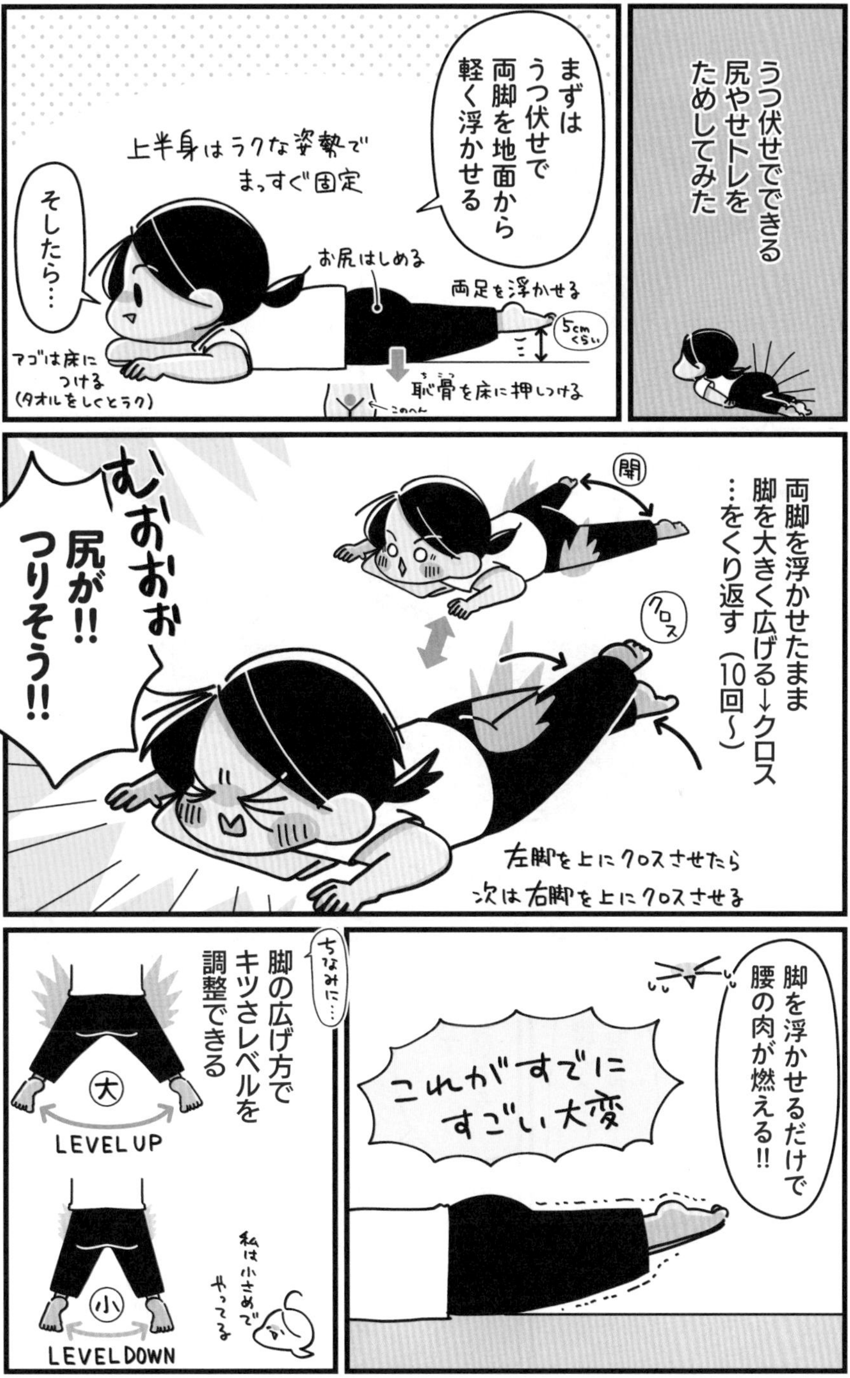
うつ伏せでできる尻やせトレをためしてみた
まずはうつ伏せで両脚を地面から軽く浮かせる
上半身はラクな姿勢でまっすぐ固定
お尻はしめる
両足を浮かせる
5cmくらい
そしたら…
アゴは床につける（タオルをしくとラク）
恥骨《ちこつ》を床に押しつける
両脚を浮かせたまま脚を大きく広げる↓クロス…をくり返す（10回〜）
開
クロス
むおおお
尻が!! つりそう!!
左脚を上にクロスさせたら次は右脚を上にクロスさせる
脚を浮かせるだけで腰の肉が燃える!!
これがすでにすごい大変
ちなみに…
脚の広げ方でキツさレベルを調整できる
大
LEVEL UP
小
LEVEL DOWN
私は小さめでやってる

パーツ別「ゆるトレ」

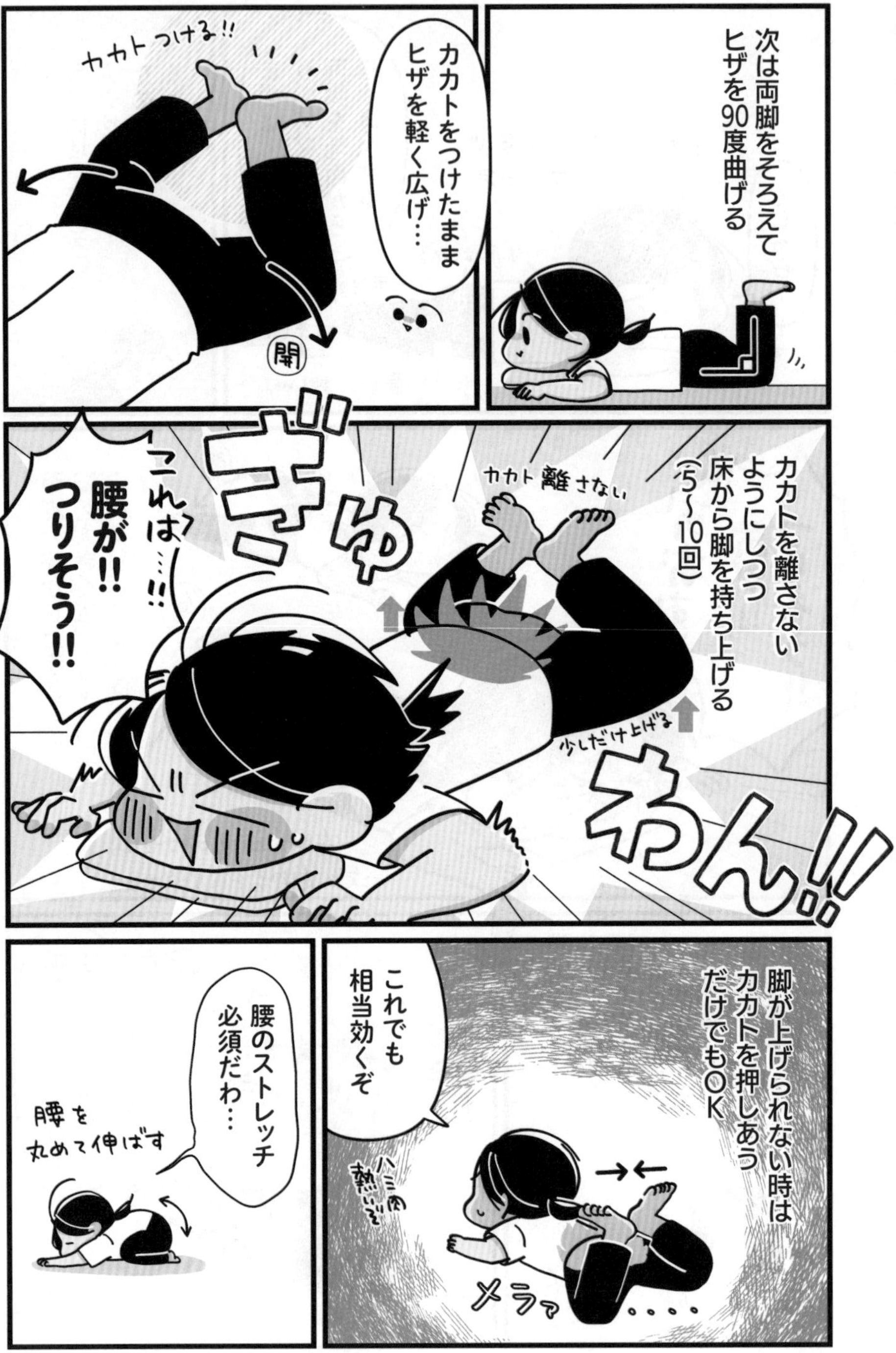

次は両脚をそろえてヒザを90度曲げる
カカトをつけたままヒザを軽く広げ…
カカトつける!!
開
カカトを離さないようにしつつ床から脚を持ち上げる（5〜10回）
カカト離さない
ぎゅ
これは…!!
腰が!! つりそう!!
少しだけ上げる
わん!!
脚が上げられない時はカカトを押しあうだけでもOK
これでも相当効くぞ
ハミ肉熱いぞ
メラァ….
腰のストレッチ必須だわ…
腰を丸めて伸ばす

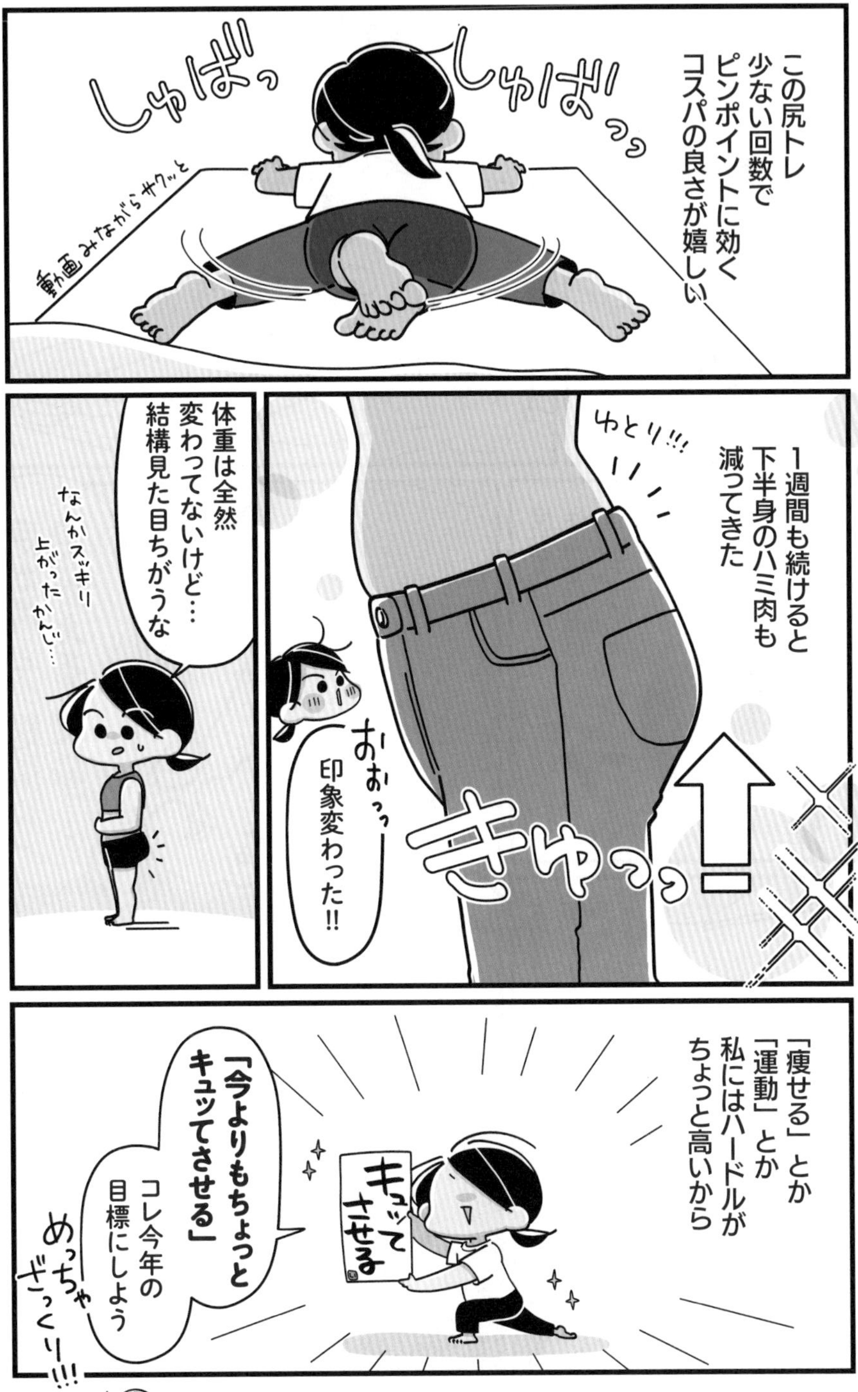
この尻トレ
少ない回数で
ピンポイントに効く
コスパの良さが嬉しい
しゅばっ
しゅばっっ
動画みながらサクッと
1週間も続けると
下半身のハミ肉も
減ってきた
ゆとり!!!
きゅっっ
おおっっ
印象変わった!!
体重は全然
変わってないけど…
結構見た目ちがうな
なんかスッキリ
上がったかんじ…
「痩せる」とか
「運動」とか
私にはハードルが
ちょっと高いから
「今よりもちょっと
キュッてさせる」
コレ今年の
目標にしよう
キュッてさせる
めっちゃ
ざっくり!!!

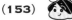

脚を持ち上げるトレはホントに小さな動きで大丈夫! 腰の反りに気をつけてね!

尻・腰　立ったままできる！ 小尻トレ3点セット

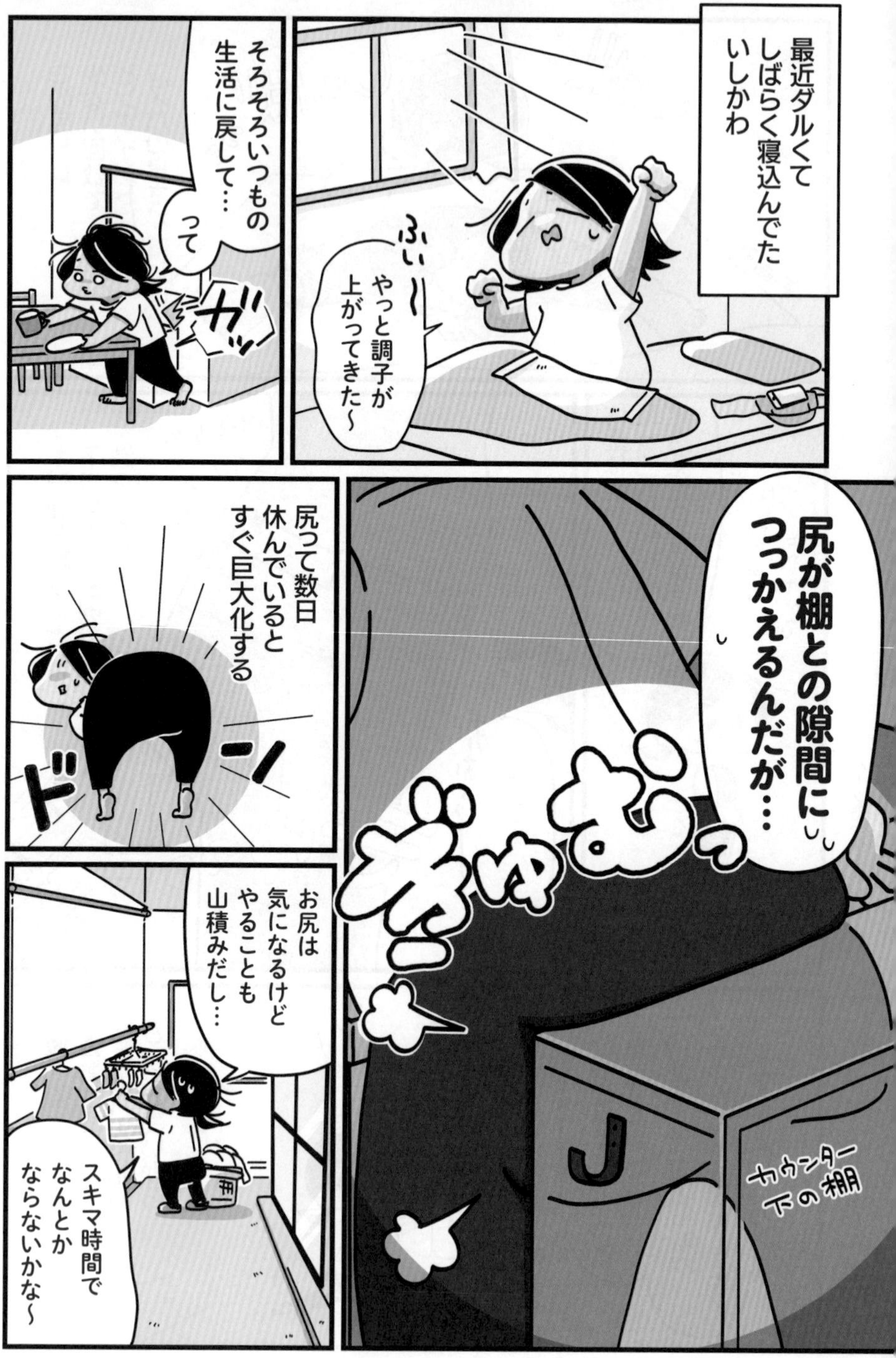
最近ダルくて しばらく寝込んでた いしかわ
ふぃ〜 やっと調子が上がってきた〜
そろそろいつもの生活に戻して…
って
ガッ
尻が棚との隙間につっかえるんだが…
ぎゅむっ
カウンター下の棚
尻って数日休んでいるとすぐ巨大化する
ドーン
お尻は気になるけどやることも山積みだし…
スキマ時間でなんとかならないかな〜

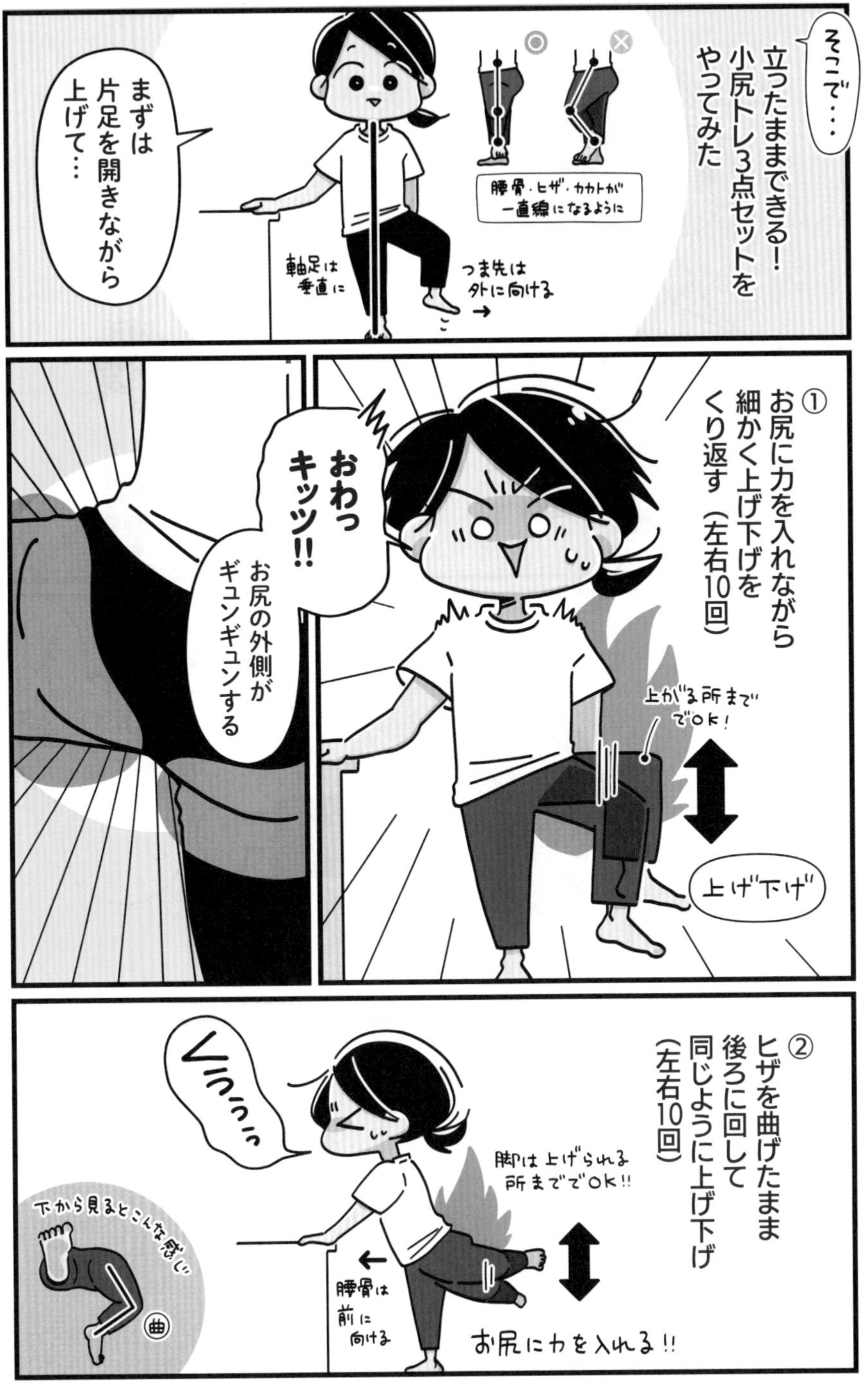
そこで…
立ったままできる！小尻トレ3点セットをやってみた
腰骨・ヒザ・カカトが一直線になるように
まずは片足を開きながら上げて…
軸足は垂直に
つま先は外に向ける
①お尻に力を入れながら細かく上げ下げをくり返す（左右10回）
おわっキッツ!!
お尻の外側がギュンギュンする
上がる所まででOK！
上げ下げ
②ヒザを曲げたまま後ろに回して同じように上げ下げ（左右10回）
くぅぅぅ
脚は上げられる所まででOK!!
腰骨は前に向ける
お尻に力を入れる!!
下から見るとこんな感じ
曲

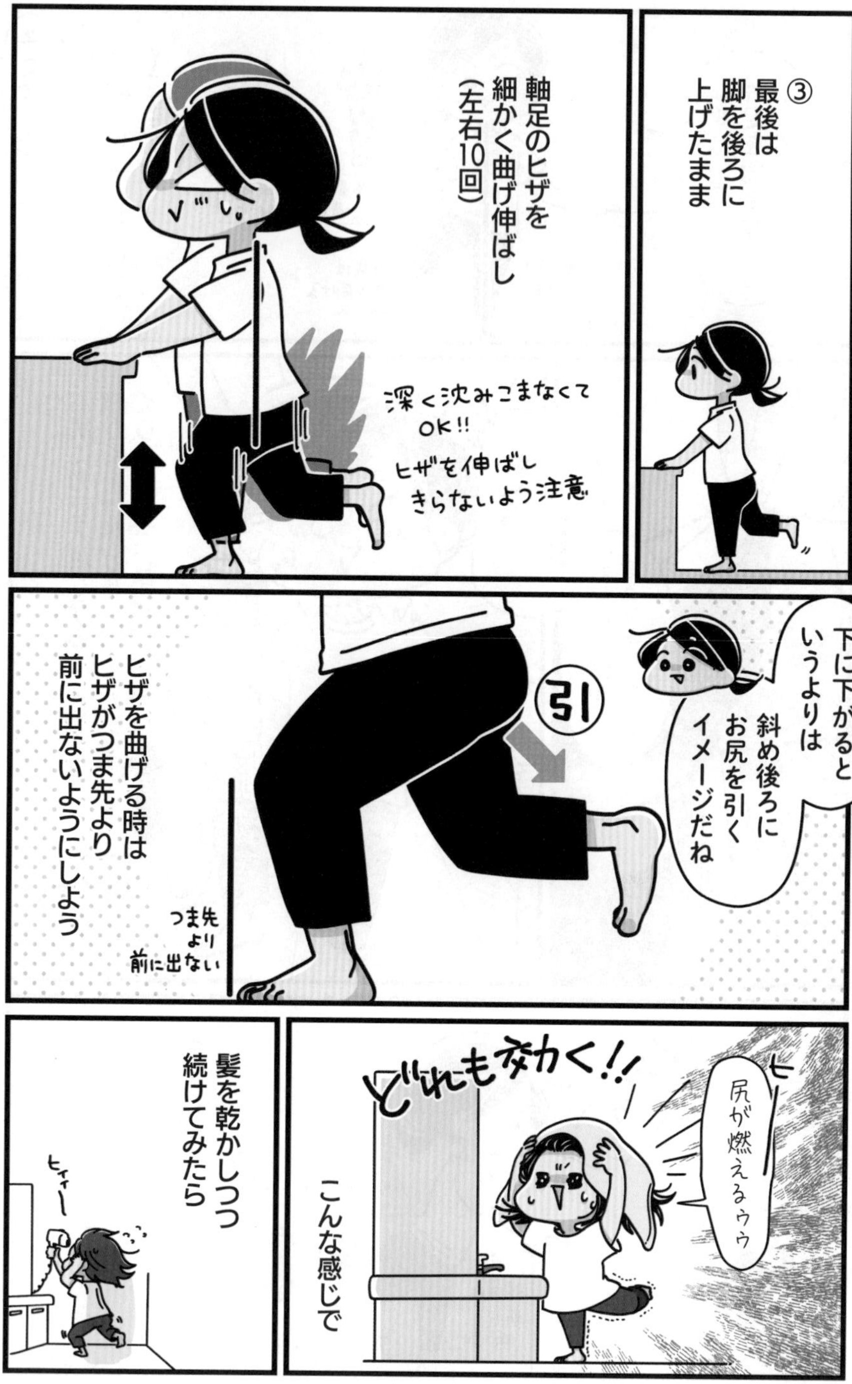

③最後は脚を後ろに上げたまま
軸足のヒザを細かく曲げ伸ばし（左右10回）
深く沈みこまなくてOK!!
ヒザを伸ばしきらないよう注意
下に下がるというよりは斜め後ろにお尻を引くイメージだね
引
ヒザを曲げる時はヒザがつま先より前に出ないようにしよう
つま先より前に出ない
どれも効く!!
尻が燃えるゥウ
ヒー
こんな感じで
髪を乾かしつつ続けてみたら
ヒィィー

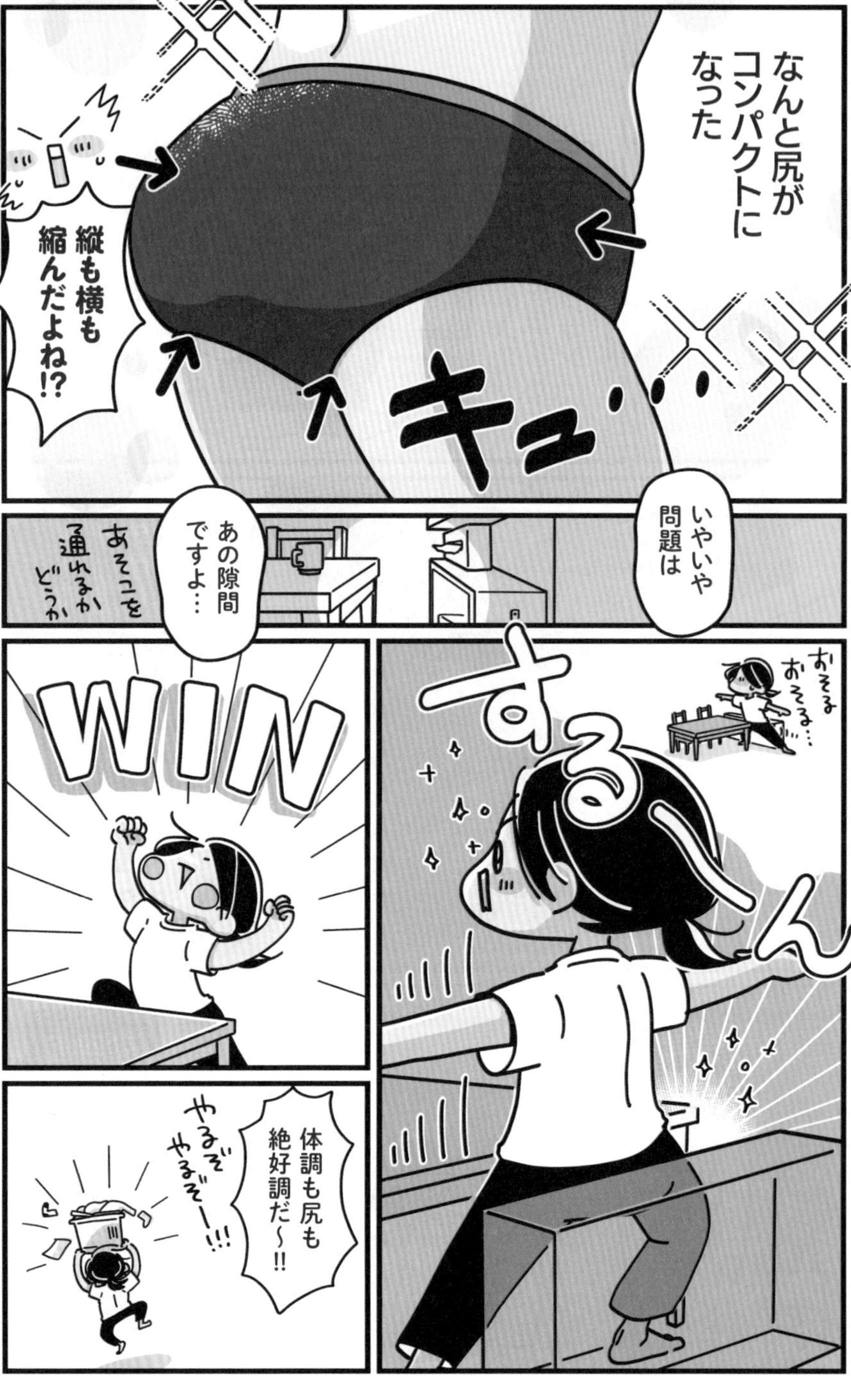
なんと尻が
コンパクトに
なった
縦も横も
縮んだよね!?
キュ…
いやいや
問題は
あの隙間
ですよ…
あそこを
通れるか
どうか
する～ん
おそる
おそる…
WIN
体調も尻も
絶好調だ～!!
やるぞ
やるぞー!!!

机や台の横を通る時にちょこちょこやるのがこのトレ。お尻がポカポカになります!

お尻上部 ピーマン尻撃退! 立ち足パカ

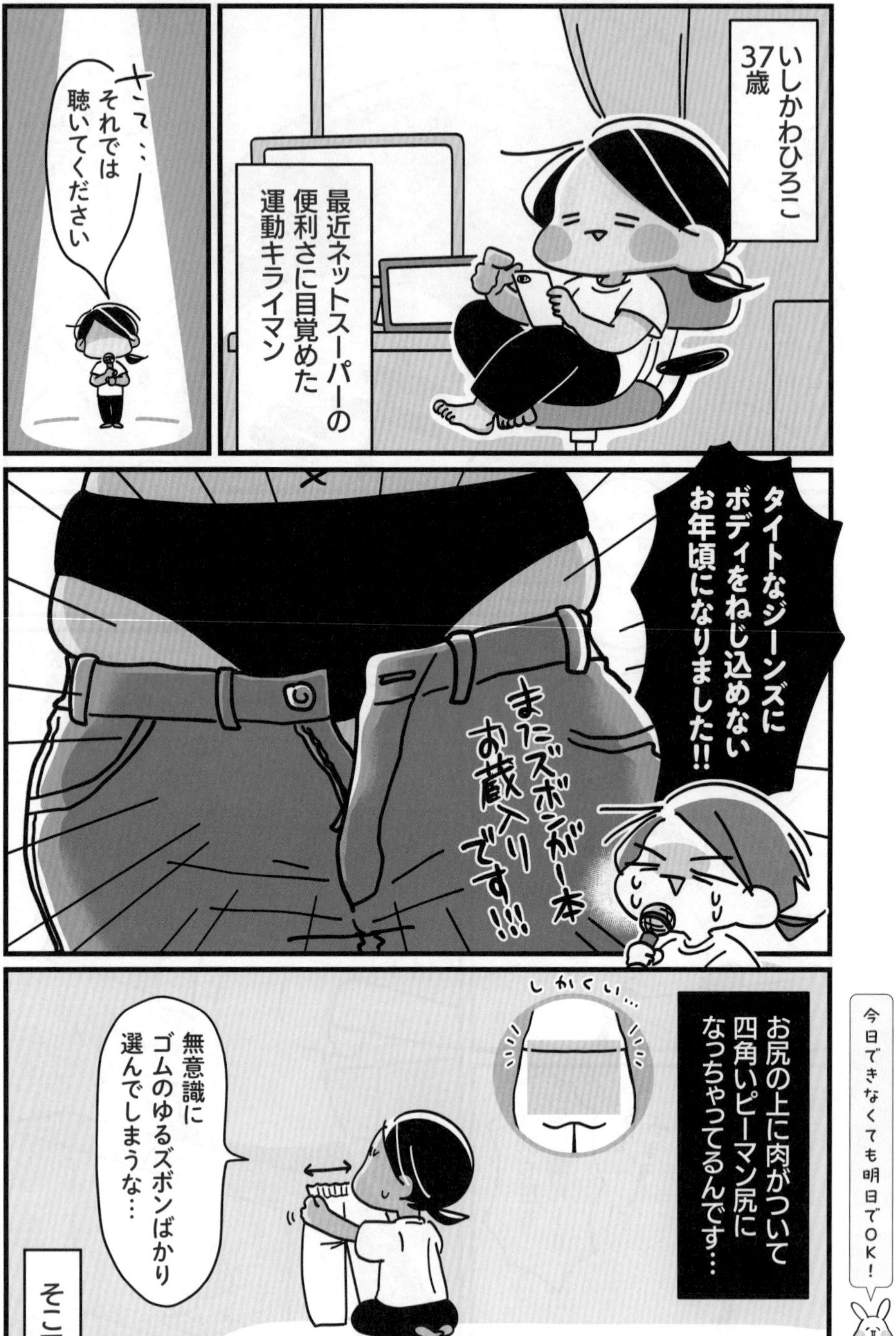
いしかわひろこ 37歳
最近ネットスーパーの便利さに目覚めた運動キライマン
さて…それでは聴いてください
タイトなジーンズにボディをねじ込めないお年頃になりました!!
またズボンが一本お蔵入りです!!!
お尻の上に肉がついて四角いピーマン尻になっちゃってるんです…
しかくい…
無意識にゴムのゆるズボンばかり選んでしまうな…
そこで
今日できなくても明日でOK!

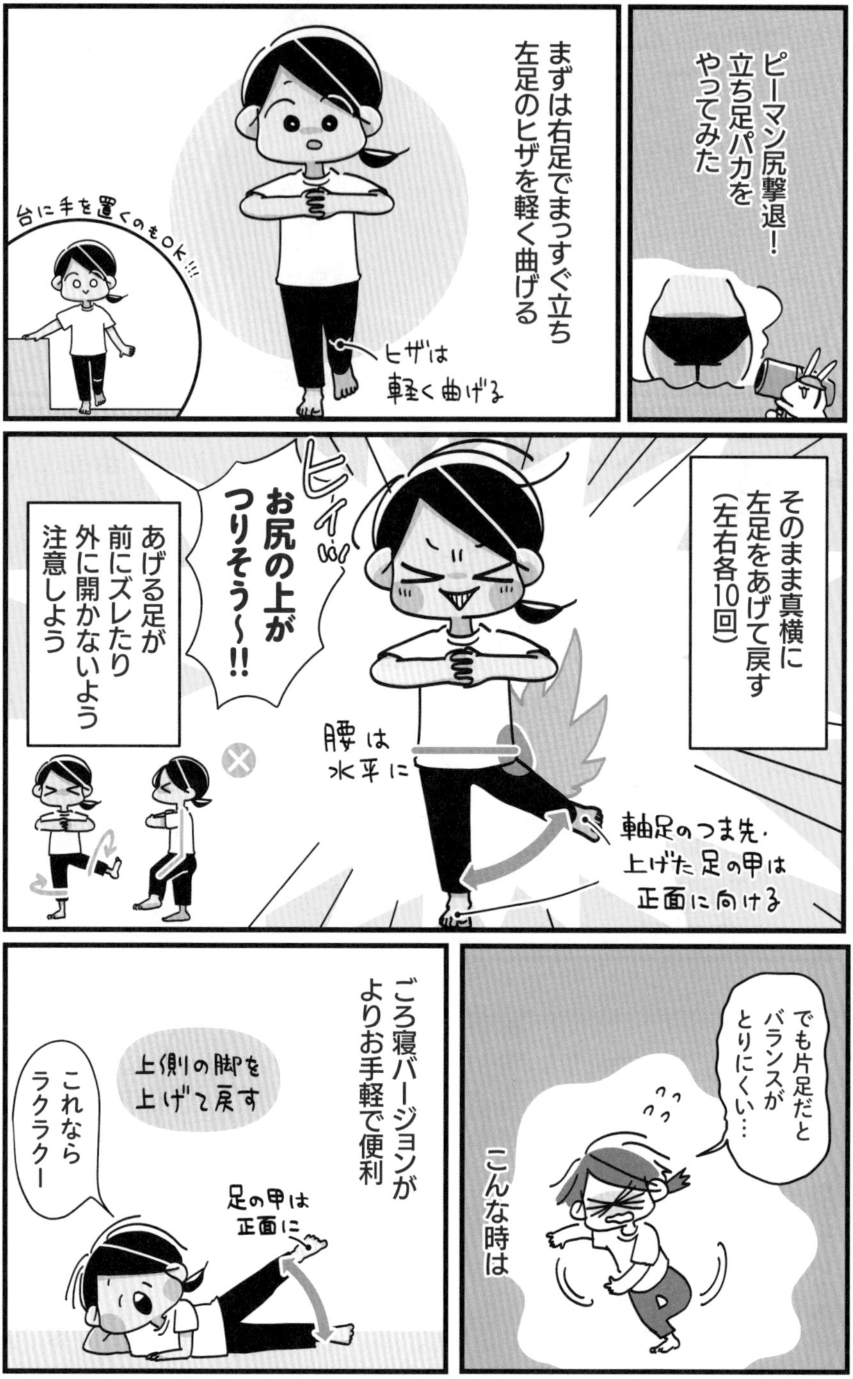
ピーマン尻撃退！
立ち足パカをやってみた
まずは右足でまっすぐ立ち
左足のヒザを軽く曲げる
ヒザは軽く曲げる
台に手を置くのもOK!!!
そのまま真横に左足をあげて戻す
（左右各10回）
ヒィ…!!
お尻の上がつりそう〜!!
あげる足が前にズレたり外に開かないよう注意しよう
腰は水平に
軸足のつま先・上げた足の甲は正面に向ける
でも片足だとバランスがとりにくい…
こんな時は
ごろ寝バージョンがよりお手軽で便利
上側の脚を上げて戻す
これならラクラクー
足の甲は正面に

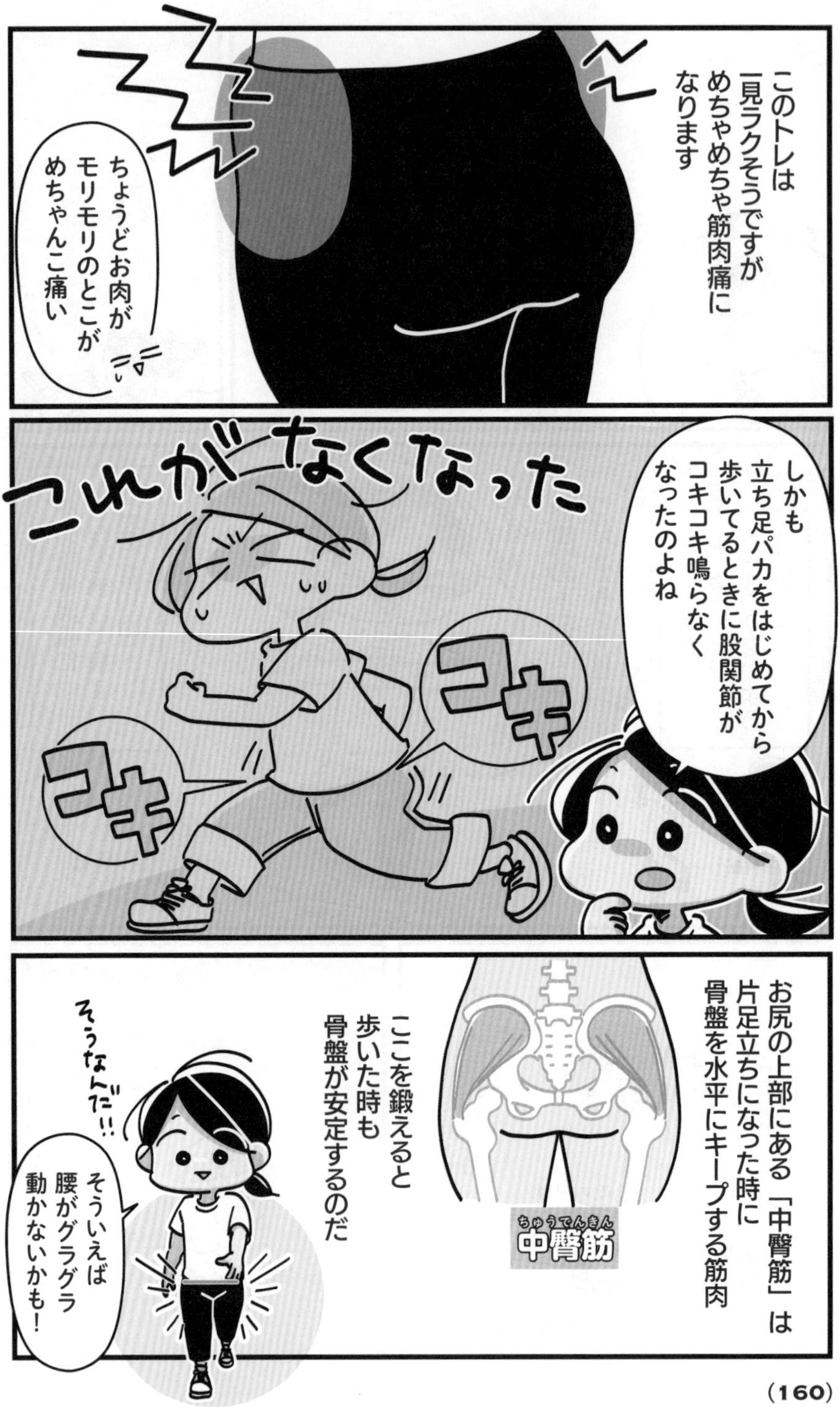
このトレは一見ラクそうですがめちゃめちゃ筋肉痛になります
ちょうどお肉がモリモリのとこがめちゃんこ痛い
しかも立ち足パカをはじめてから歩いてるときに股関節がコキコキ鳴らなくなったのよね
これがなくなった
コキ
コキ
お尻の上部にある「中臀筋」は片足立ちになった時に骨盤を水平にキープする筋肉
中臀筋《ちゅうでんきん》
ここを鍛えると歩いた時も骨盤が安定するのだ
そうなんだ!!
そういえば腰がグラグラ動かないかも!

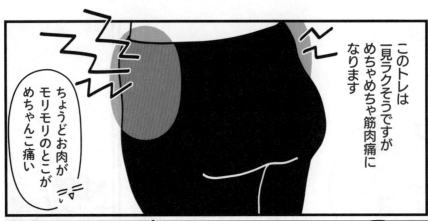

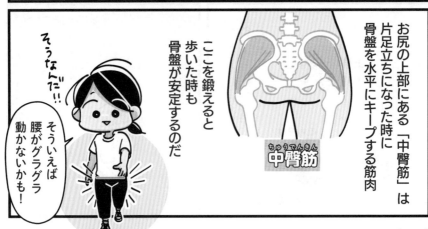

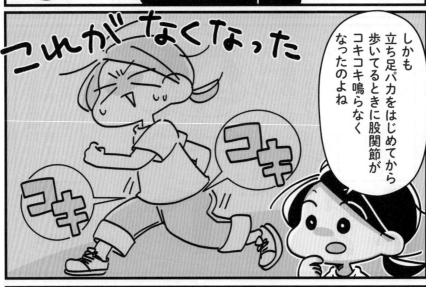

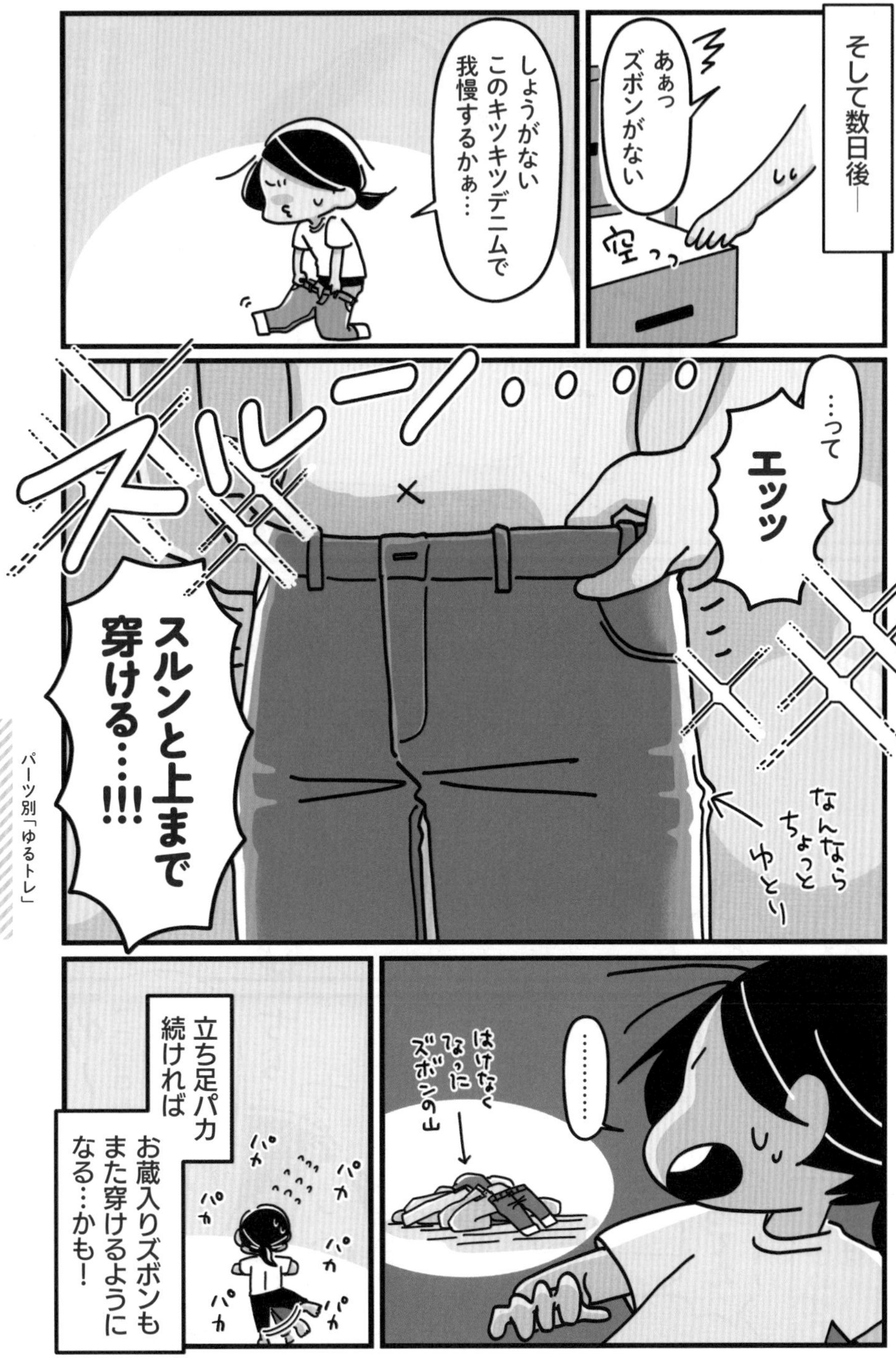
そして数日後――
あぁっ
ズボンがない
空っっ
しょうがない
このキツキツデニムで
我慢するかぁ…
…って
エッツ
スルーン
スルンと上まで
穿ける…!!!
なんなら
ちょっと
ゆとり
…………
はけなく
なった
ズボンの山
立ち足パカ
続ければ
お蔵入りズボンも
また穿けるように
なる…かも!
パカ
パカ
パカ
パカ
パカ
パカ

パーツ別「ゆるトレ」

股関節の不調時にもオススメ。タイトなジーンズにねじこめるボディをつくってこ!

太もも（外側） ゴロゴロしながら引き締め！ 太ももスッキリトレ

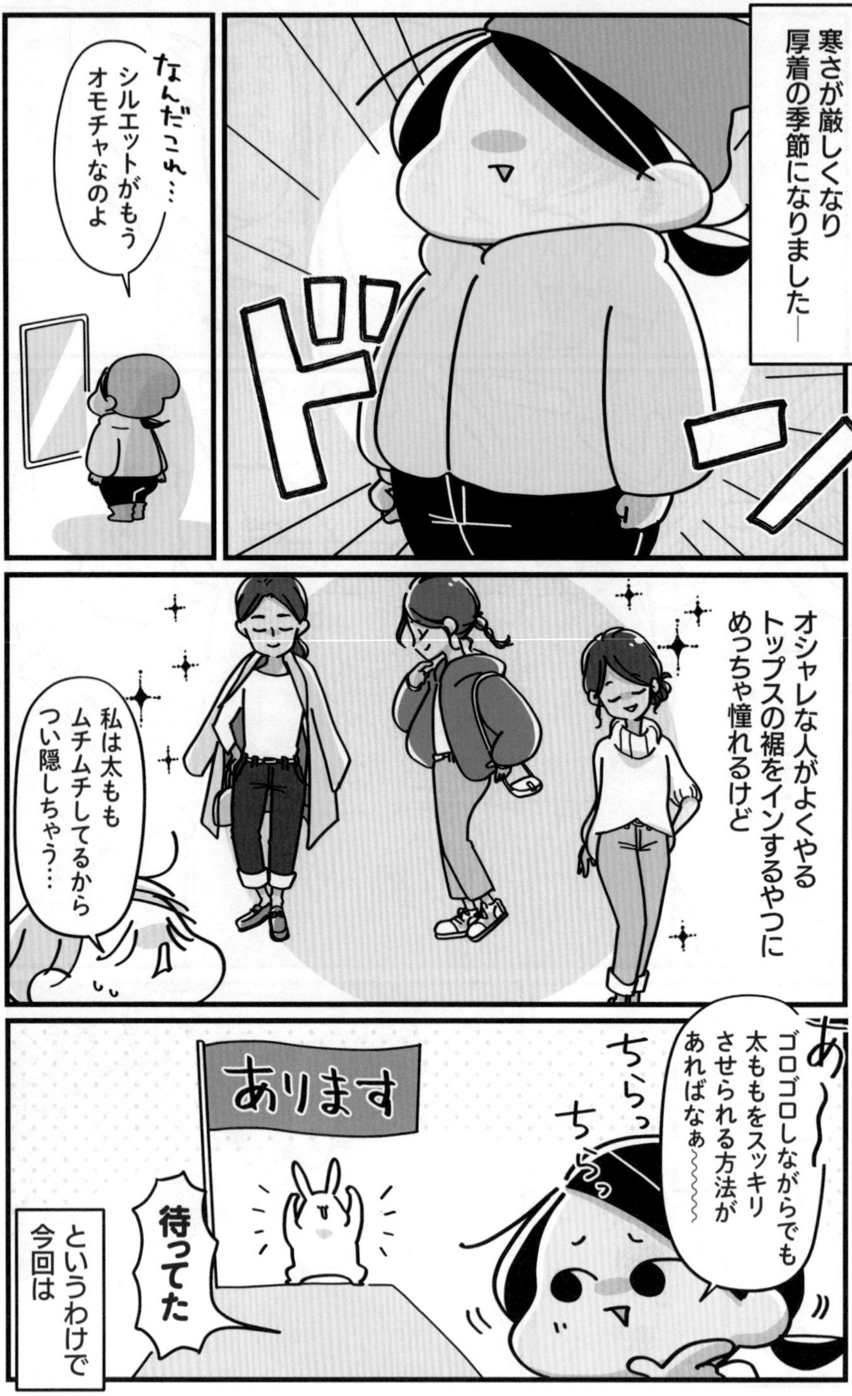
寒さが厳しくなり厚着の季節になりました—
ドーン
なんだこれ…シルエットがもうオモチャなのよ
オシャレな人がよくやるトップスの裾をインするやつにめっちゃ憧れるけど
私は太ももムチムチしてるからつい隠しちゃう…
あ〜
ちらっ
ちらっ
ゴロゴロしながらでも太ももをスッキリさせられる方法があればなぁ〜〜〜
あります
待ってた
というわけで今回は

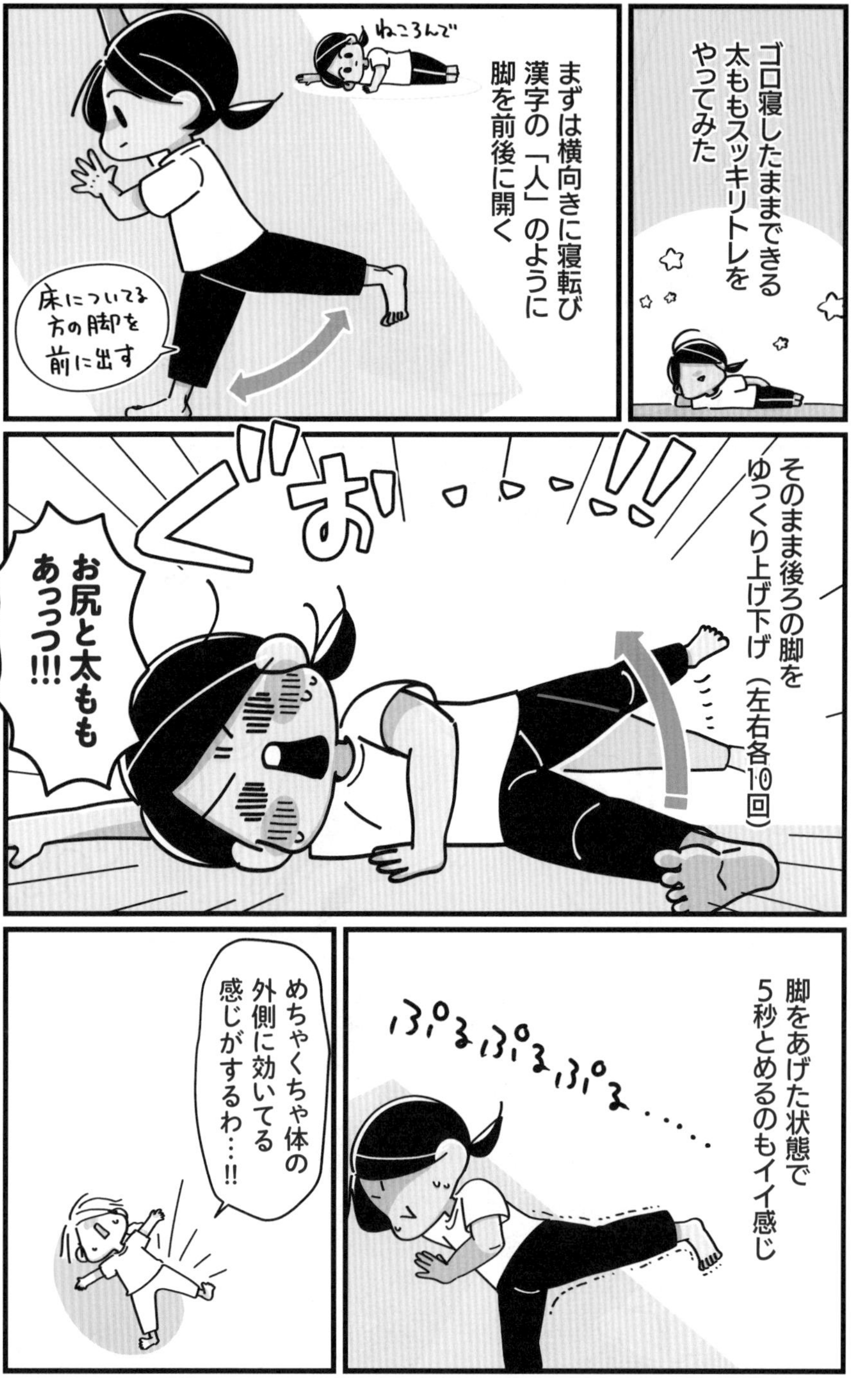
ゴロ寝したままできる太ももスッキリトレをやってみた
まずは横向きに寝転び漢字の「人」のように脚を前後に開く
ねころんで
床についてる方の脚を前に出す
そのまま後ろの脚をゆっくり上げ下げ（左右各10回）
ぐお・・・・!!
お尻と太ももあっつつ!!!
脚をあげた状態で5秒とめるのもイイ感じ
ぷるぷるぷる……
めちゃくちゃ体の外側に効いてる感じがするわ…!!

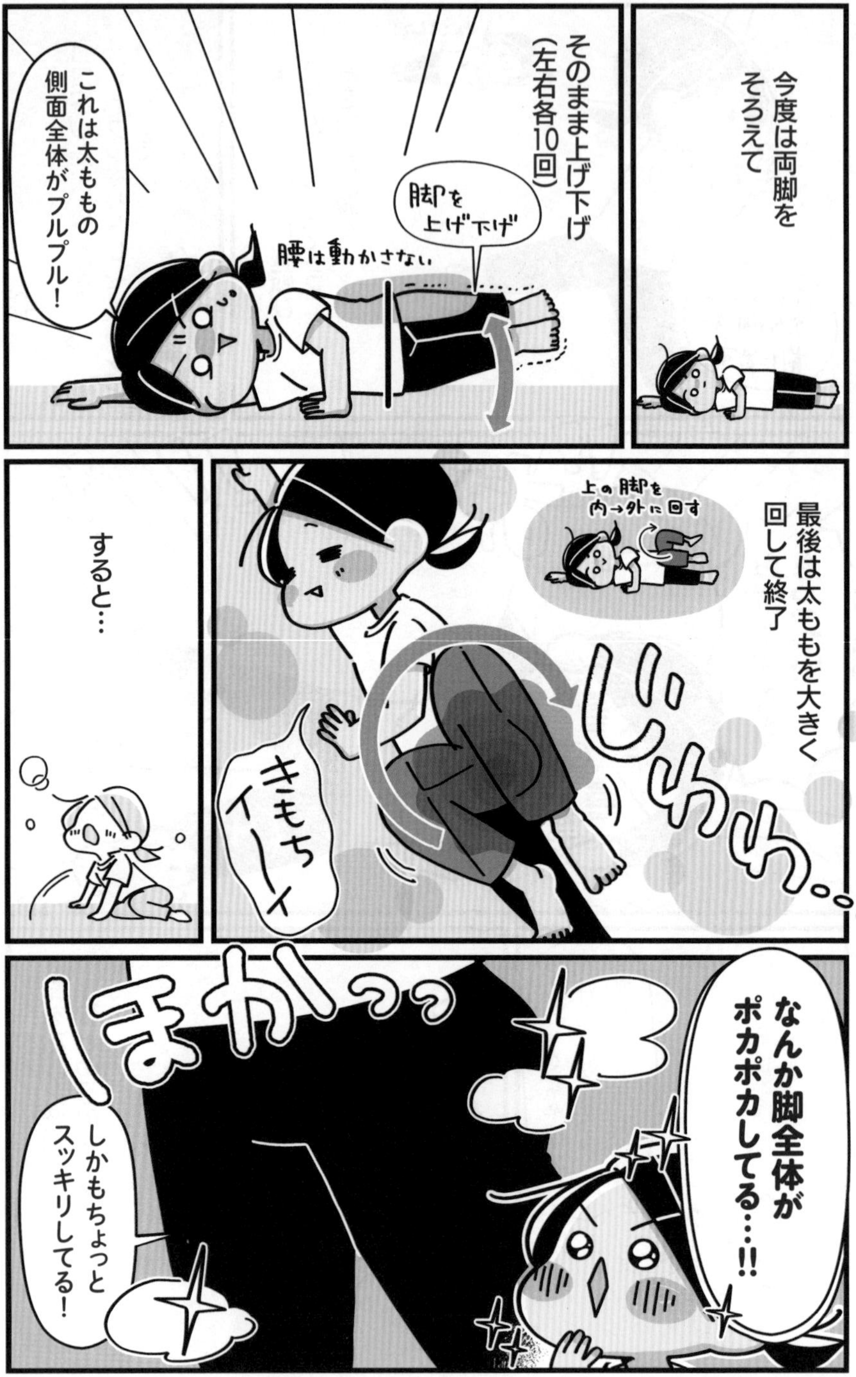
今度は両脚をそろえて
そのまま上げ下げ（左右各10回）
脚を上げ下げ
腰は動かさない
これは太ももの側面全体がプルプル！
最後は太ももを大きく回して終了
上の脚を内→外に回す
じわわ…
きもちーイ
すると…
なんか脚全体がポカポカしてる…!!
ほわっっ
しかもちょっとスッキリしてる！

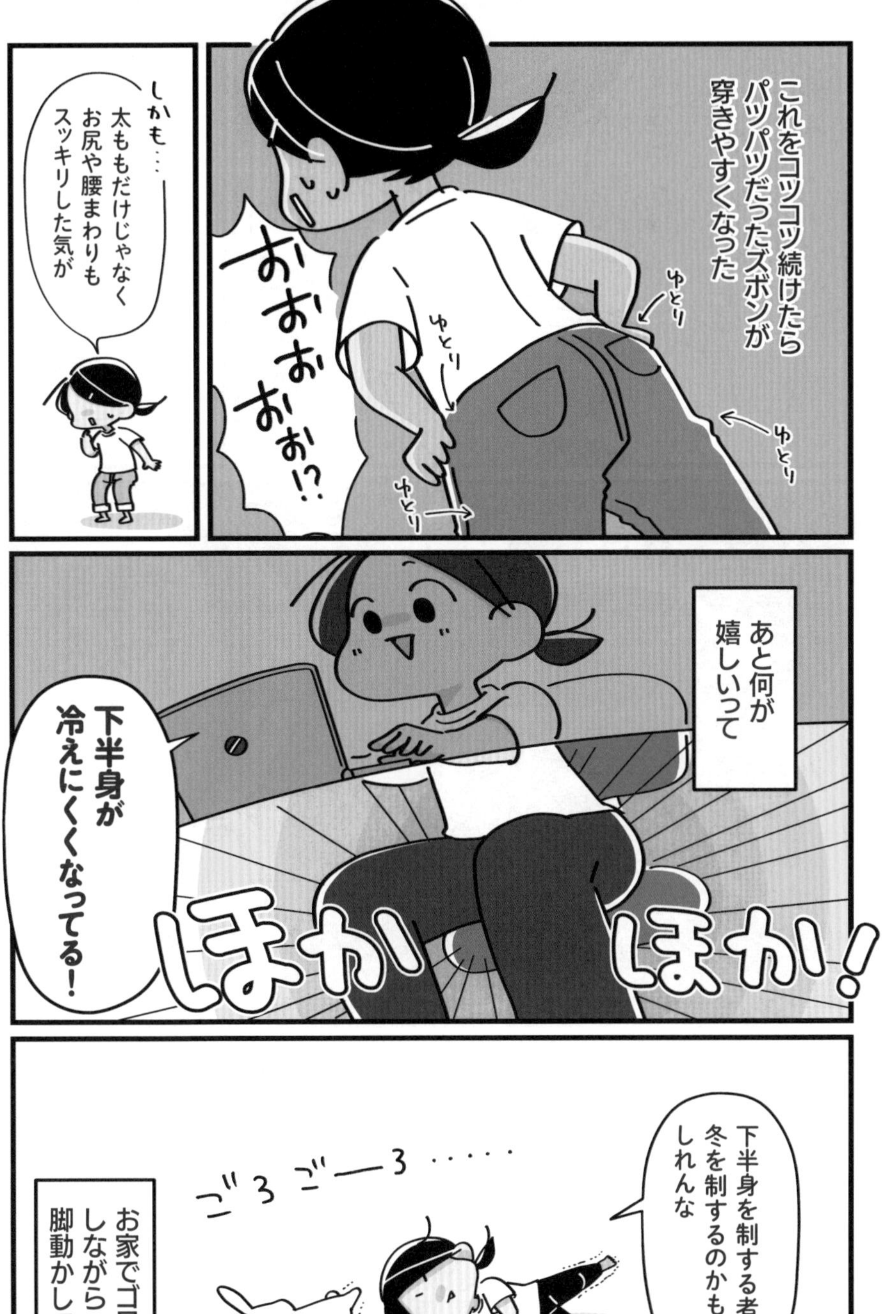
これをコツコツ続けたら
パツパツだったズボンが
穿きやすくなった
ゆとり
ゆとり
ゆとり
ゆとり
おおおおお!?
しかも…
太ももだけじゃなく
お尻や腰まわりも
スッキリした気が
あと何が
嬉しいって
下半身が
冷えにくくなってる!
ほかほか!
下半身を制する者は
冬を制するのかも
しれんな
ごろごーろ……
お家でゴロゴロ
しながら
脚動かしてこ!

下半身の冷えやむくみにも◯! 寒い日の夜に試してみてね。

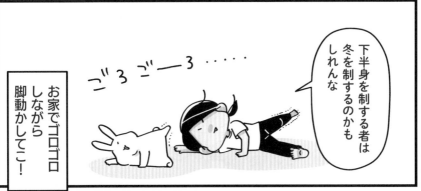

内もも　内ももスッキリ！ ゴロ寝足パカセット

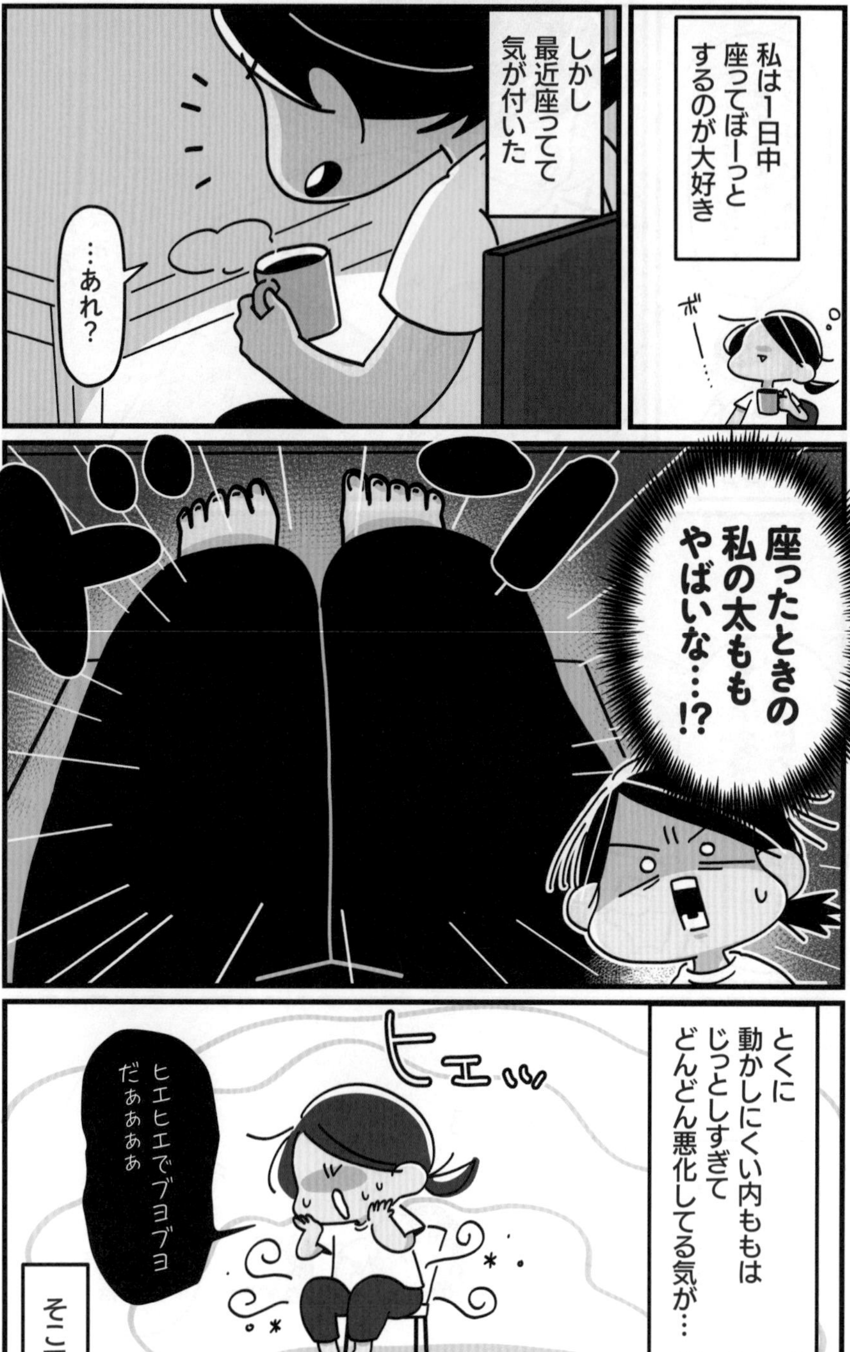
私は1日中
座ってぼーっと
するのが大好き
ボー……
しかし
最近座ってて
気が付いた
…あれ？
座ったときの
私の太もも
やばいな…!?
とくに
動かしにくい内ももは
じっとしすぎて
どんどん悪化してる気が…
ヒェッ
ヒエヒエでブヨブヨ
だあああ
そこで

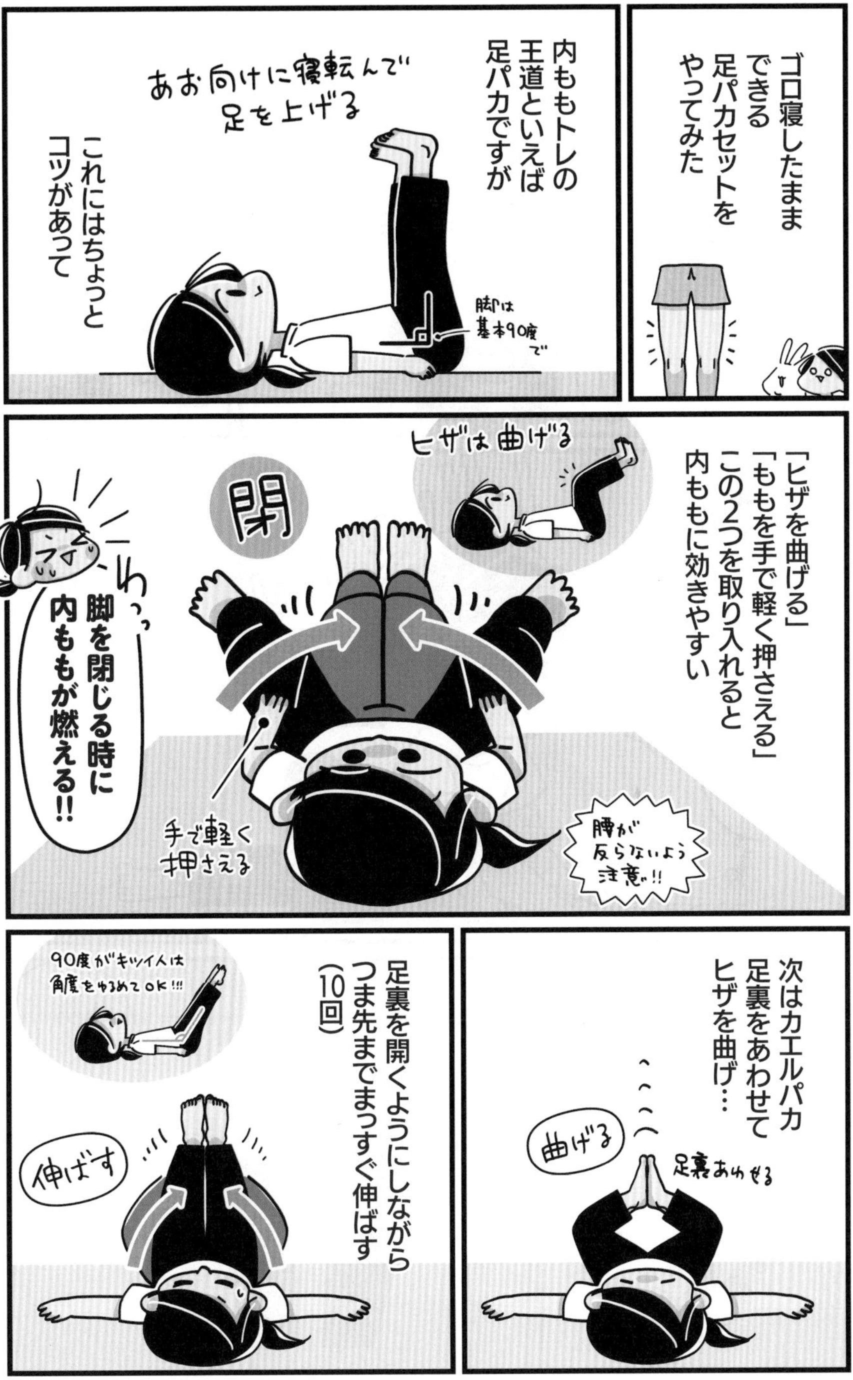
ゴロ寝したまま
できる
足パカセットを
やってみた
内ももトレの
王道といえば
足パカですが
あお向けに寝転んで
足を上げる
脚は基本90度で
これにはちょっと
コツがあって
「ヒザを曲げる」
「ももを手で軽く押さえる」
この2つを取り入れると
内ももに効きやすい
ヒザは曲げる
閉
わっ
脚を閉じる時に
内ももが燃える!!
手で軽く押さえる
腰が反らないよう注意!!
次はカエルパカ
足裏をあわせて
ヒザを曲げ…
曲げる
足裏あわせる
足裏を開くようにしながら
つま先までまっすぐ伸ばす
(10回)
90度がキツイ人は角度をゆるめてOK!!!
伸ばす

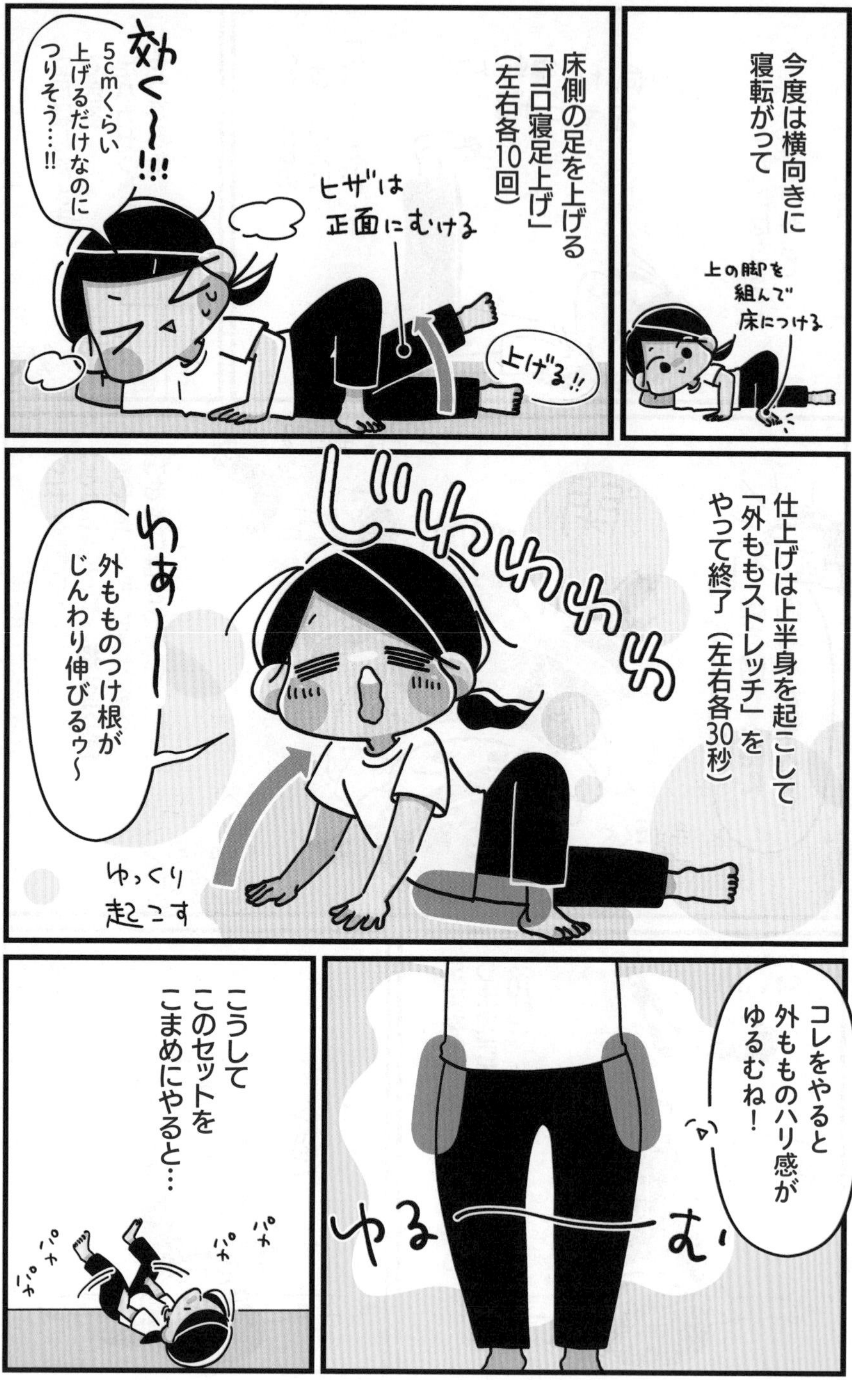

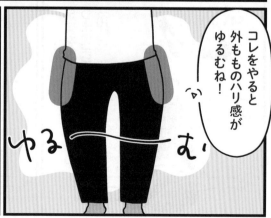

今度は横向きに
寝転がって
上の脚を組んで床につける
床側の足を上げる
「ゴロ寝足上げ」
（左右各10回）
ヒザは正面にむける
上げる!!
効く～!!!
5cmくらい
上げるだけなのに
つりそう…!!
仕上げは上半身を起こして
「外ももストレッチ」を
やって終了（左右各30秒）
じわわわわ
わあ～
外もものつけ根が
じんわり伸びるゥ～
ゆっくり起こす
コレをやると
外もものハリ感が
ゆるむね！
ゆる～む
こうして
このセットを
こまめにやると…

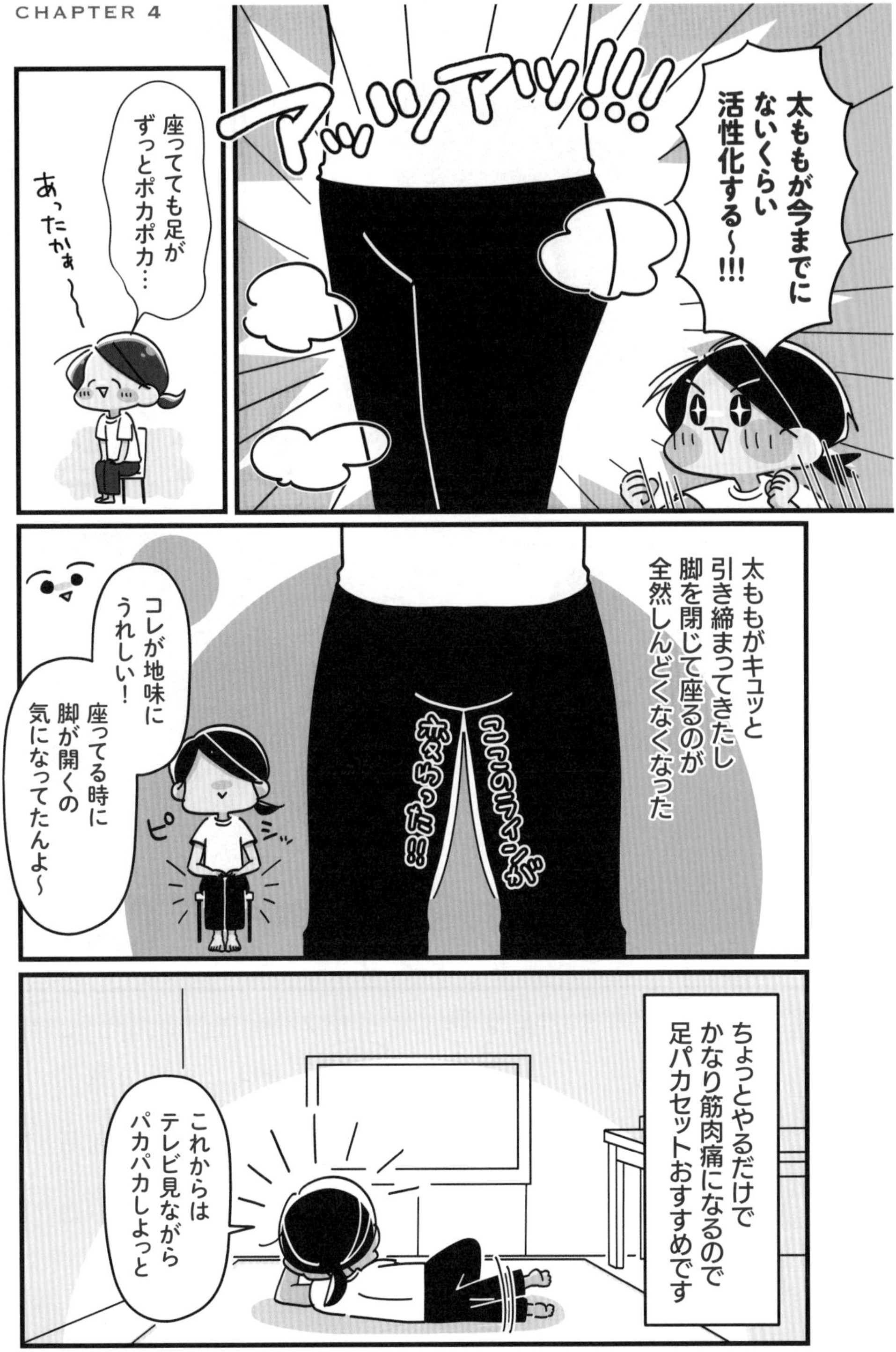
太ももが今までにないくらい活性化する〜!!!
アッ!!アッ!!!!
座ってても足がずっとポカポカ…
あったかぁ〜〜
太ももがキュッと引き締まってきたし脚を閉じて座るのが全然しんどくなくなった
ここのラインが変わった!!
コレが地味にうれしい!
座ってる時に脚が開くの気になってたんよ〜
ピシッ
ちょっとやるだけでかなり筋肉痛になるので足パカセットおすすめです
これからはテレビ見ながらパカパカしよっと

内ももはなかなか動かしにくい部分。ゴロゴロしながらやってみてね!

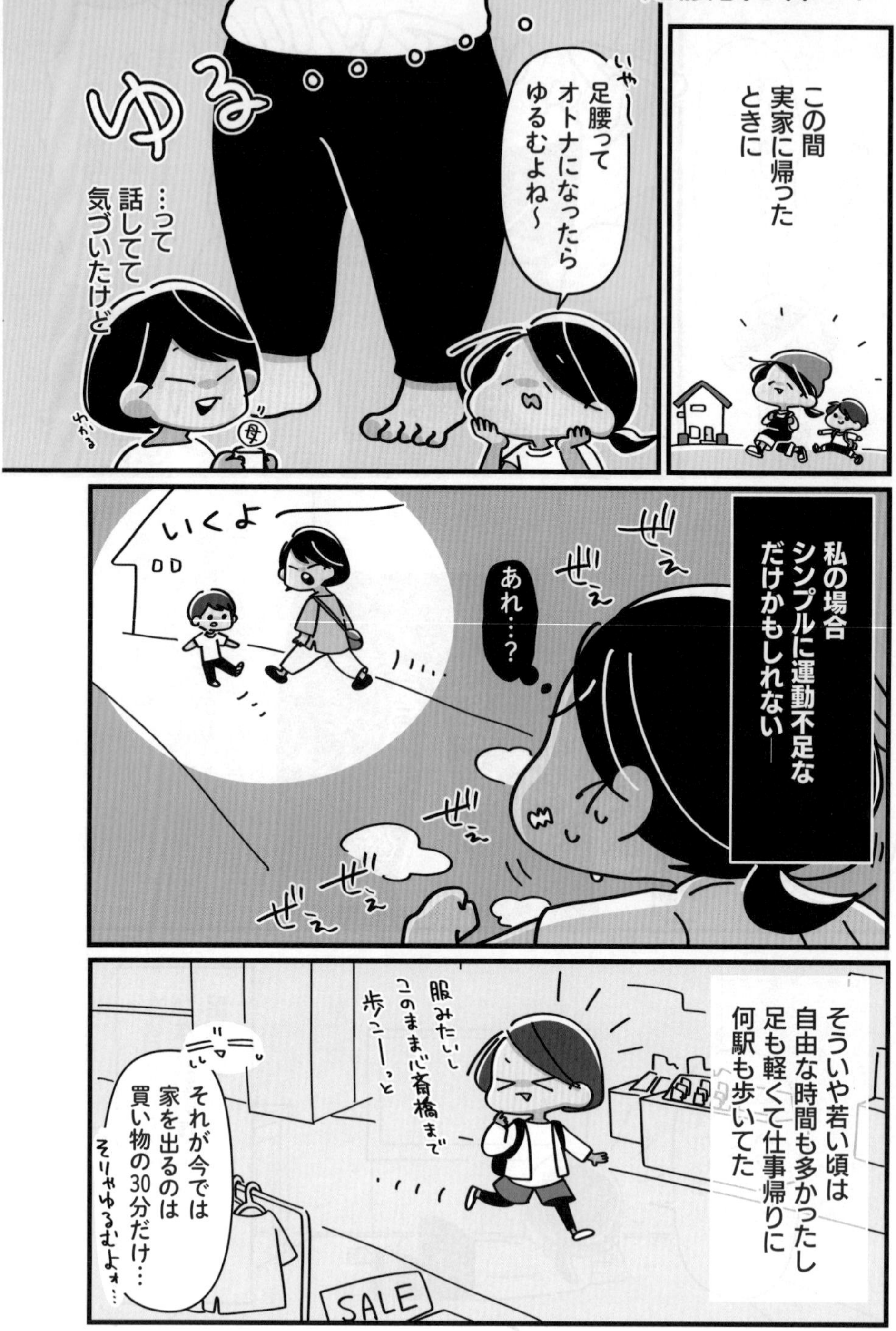
この間 実家に帰ったときに
いやし
足腰って オトナになったら ゆるむよね〜
ゆる
…って 話してて 気づいたけど
母
わかる
私の場合 シンプルに運動不足な だけかもしれない―
ぜぇ ぜぇ
あれ…？
いくよ
ぜぇ ぜぇ ぜぇ
そういや若い頃は 自由な時間も多かったし 足も軽くて仕事帰りに 何駅も歩いてた
服みたいし このまま心斎橋まで 歩こーっと
それが今では 家を出るのは 買い物の30分だけ…
そりゃゆるむよォ…
SALE

無理せず少しずつ少しずつ！

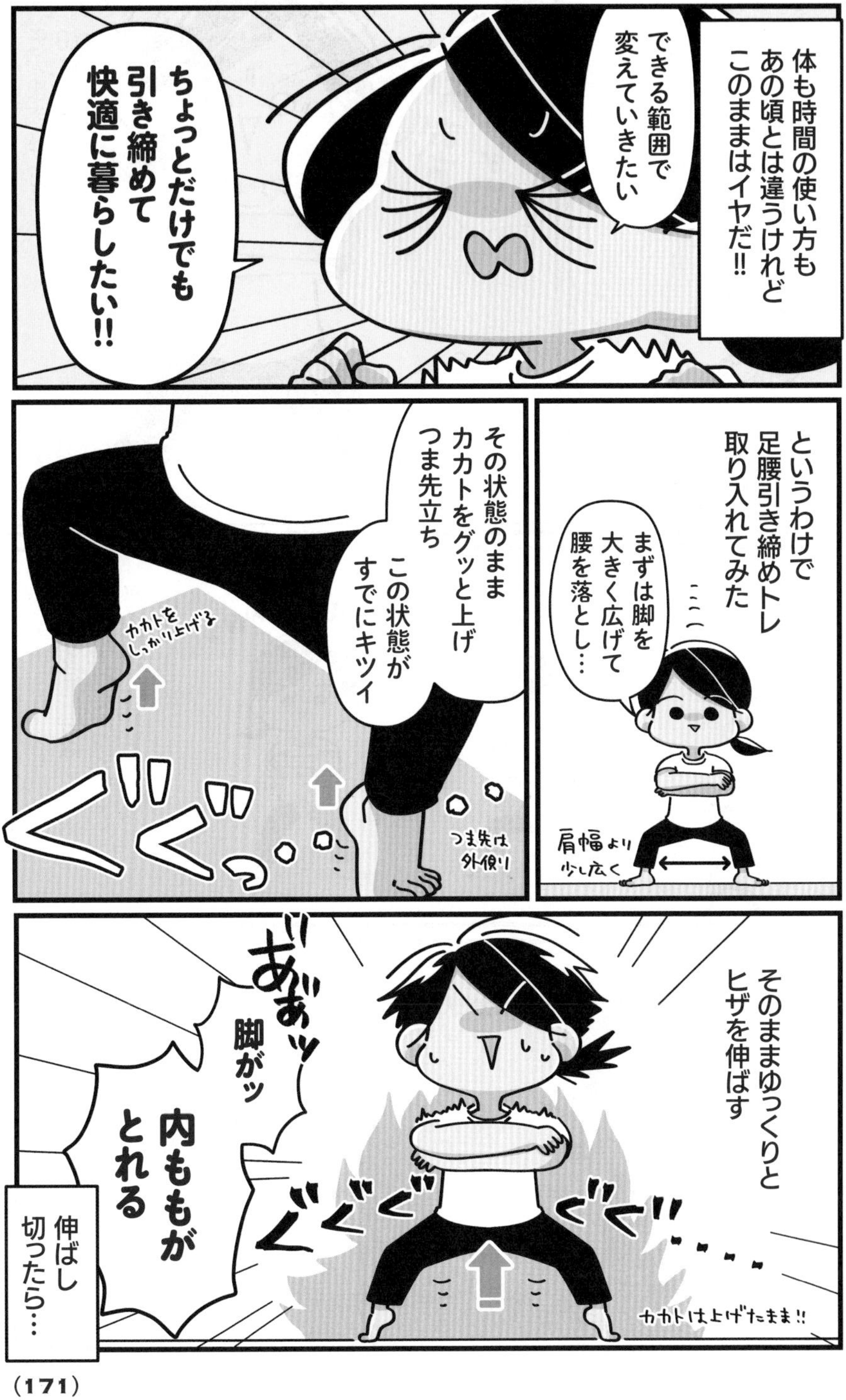
体も時間の使い方も
あの頃とは違うけれど
このままはイヤだ!!
できる範囲で
変えていきたい
ちょっとだけでも
引き締めて
快適に暮らしたい!!
というわけで
足腰引き締めトレ
取り入れてみた
まずは脚を
大きく広げて
腰を落とし…
肩幅より
少し広く
その状態のまま
カカトをグッと上げ
つま先立ち
この状態が
すでにキツイ
カカトを
しっかり上げる
つま先は
外側
ぐぐっ
そのままゆっくりと
ヒザを伸ばす
ああッ
脚がッ
内ももが
とれる
ぐぐぐ
ぐぐ!!
カカトは上げたまま!!
伸ばし
切ったら…

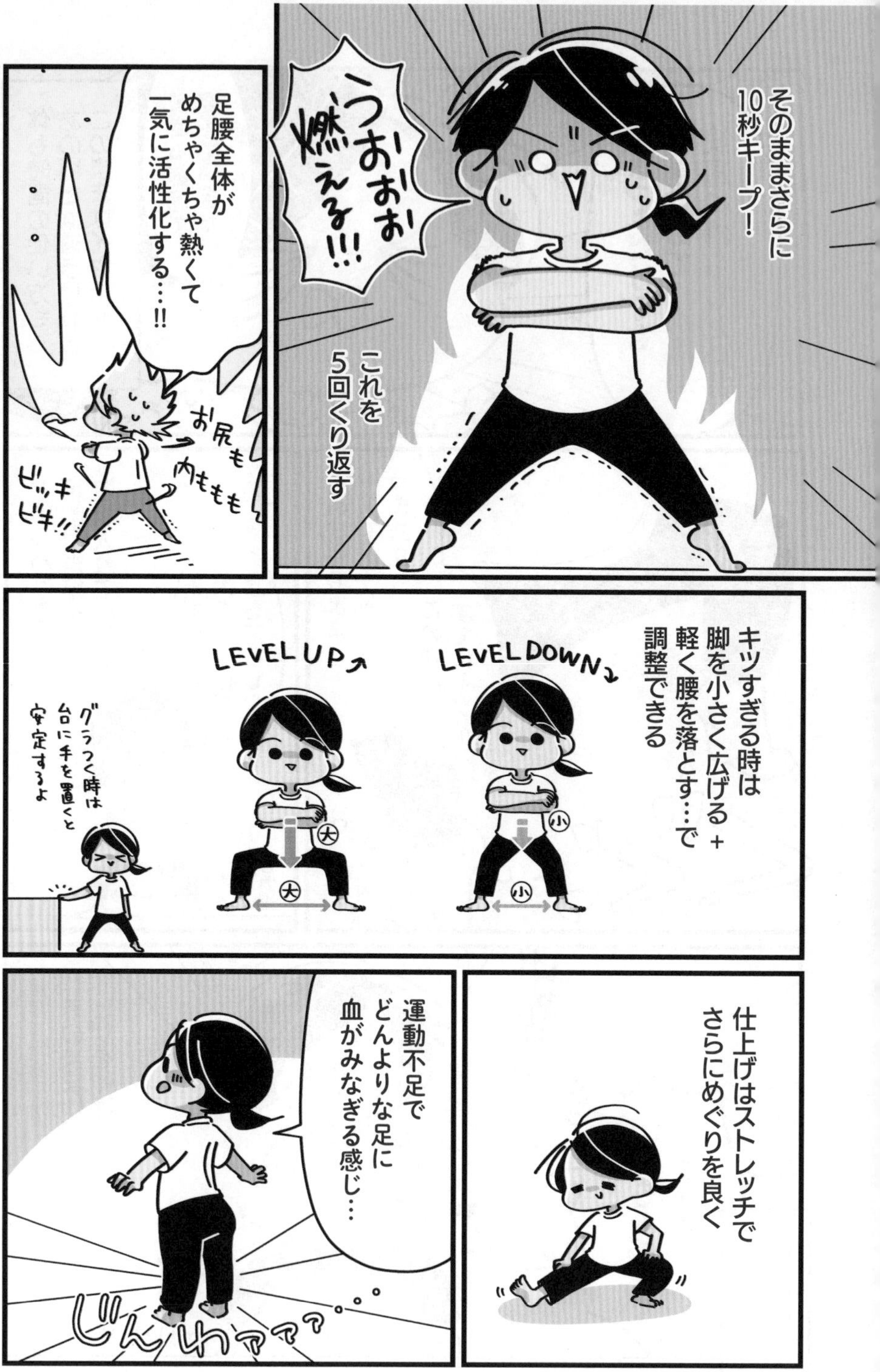
そのままさらに10秒キープ！
うおおお燃える!!!
これを5回くり返す
足腰全体がめちゃくちゃ熱くて一気に活性化する…!!
お尻も
内ももも
ビッキビキ!!
キツすぎる時は脚を小さく広げる＋軽く腰を落とす…で調整できる
LEVEL DOWN
小
小
LEVEL UP
大
大
グラつく時は台に手を置くと安定するよ
仕上げはストレッチでさらにめぐりを良く
運動不足でどんよりな足に血がみなぎる感じ…
じんわァァァ

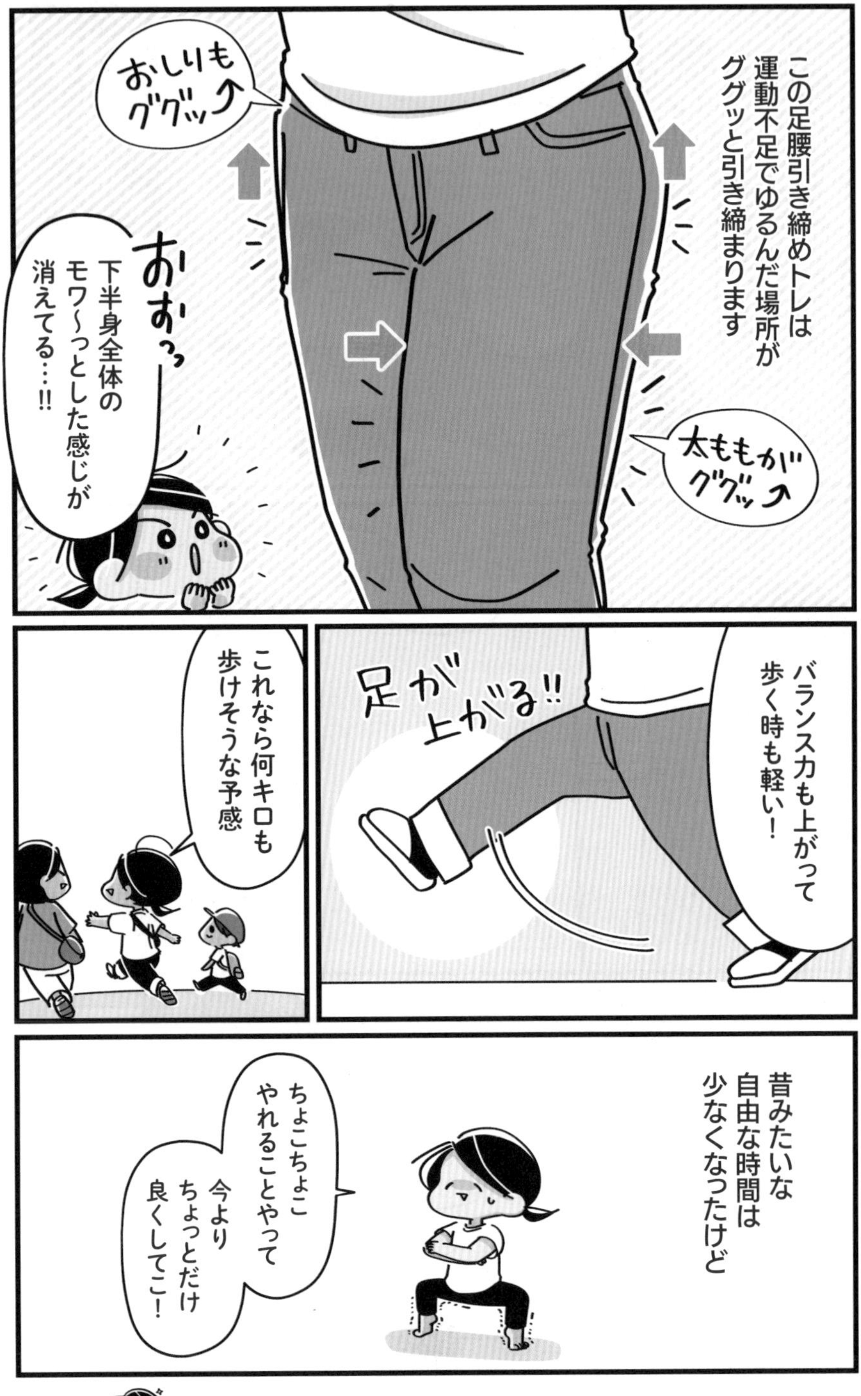
この足腰引き締めトレは
運動不足でゆるんだ場所が
ググッと引き締まります
太ももがググッ
おしりもググッ
おおっ
下半身全体の
モワ～っとした感じが
消えてる…!!
バランス力も上がって
歩く時も軽い!
足が上がる!!
これなら何キロも
歩けそうな予感
昔みたいな
自由な時間は
少なくなったけど
ちょこちょこ
やれることやって
今より
ちょっとだけ
良くしてこ!

 歩く時間がなかなかとれない日は特に多めにやってます。歩きやすさが変わる!

二の腕　二の腕スッキリ！ 腕やせエクササイズ

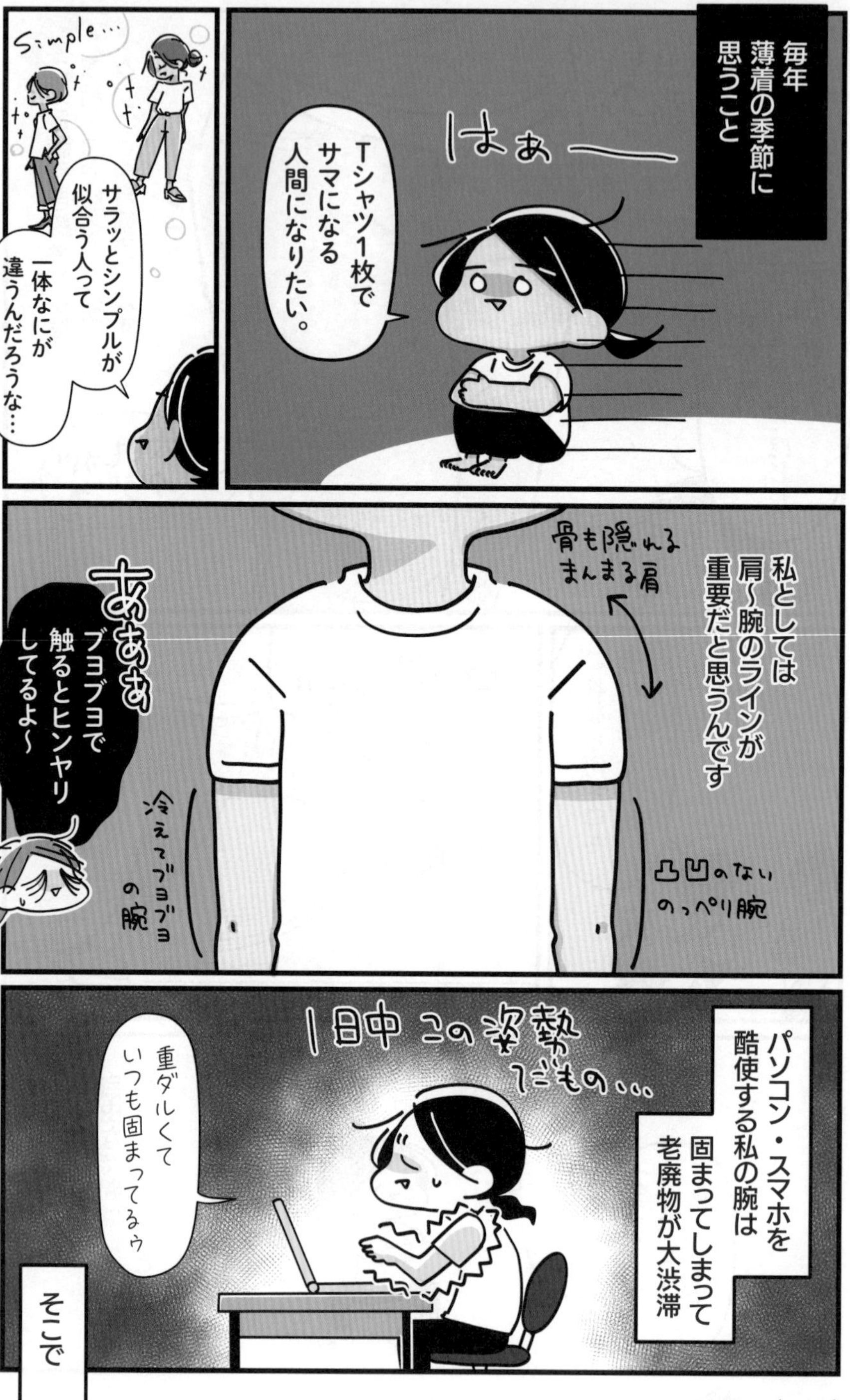
毎年
薄着の季節に
思うこと
はぁー
Tシャツ1枚で
サマになる
人間になりたい。
Simple…
サラッとシンプルが
似合う人って
一体なにが
違うんだろうな…
私としては
肩〜腕のラインが
重要だと思うんです
骨も隠れる
まんまる肩
凸凹のない
のっぺり腕
冷えてブヨブヨの腕
ああああ
ブヨブヨで
触るとヒンヤリ
してるよ〜
パソコン・スマホを
酷使する私の腕は
固まってしまって
老廃物が大渋滞
1日中この姿勢だもの…
重ダルくて
いつも固まってるゥ
そこで

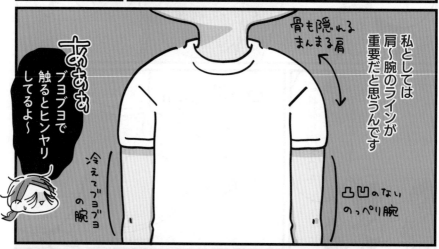

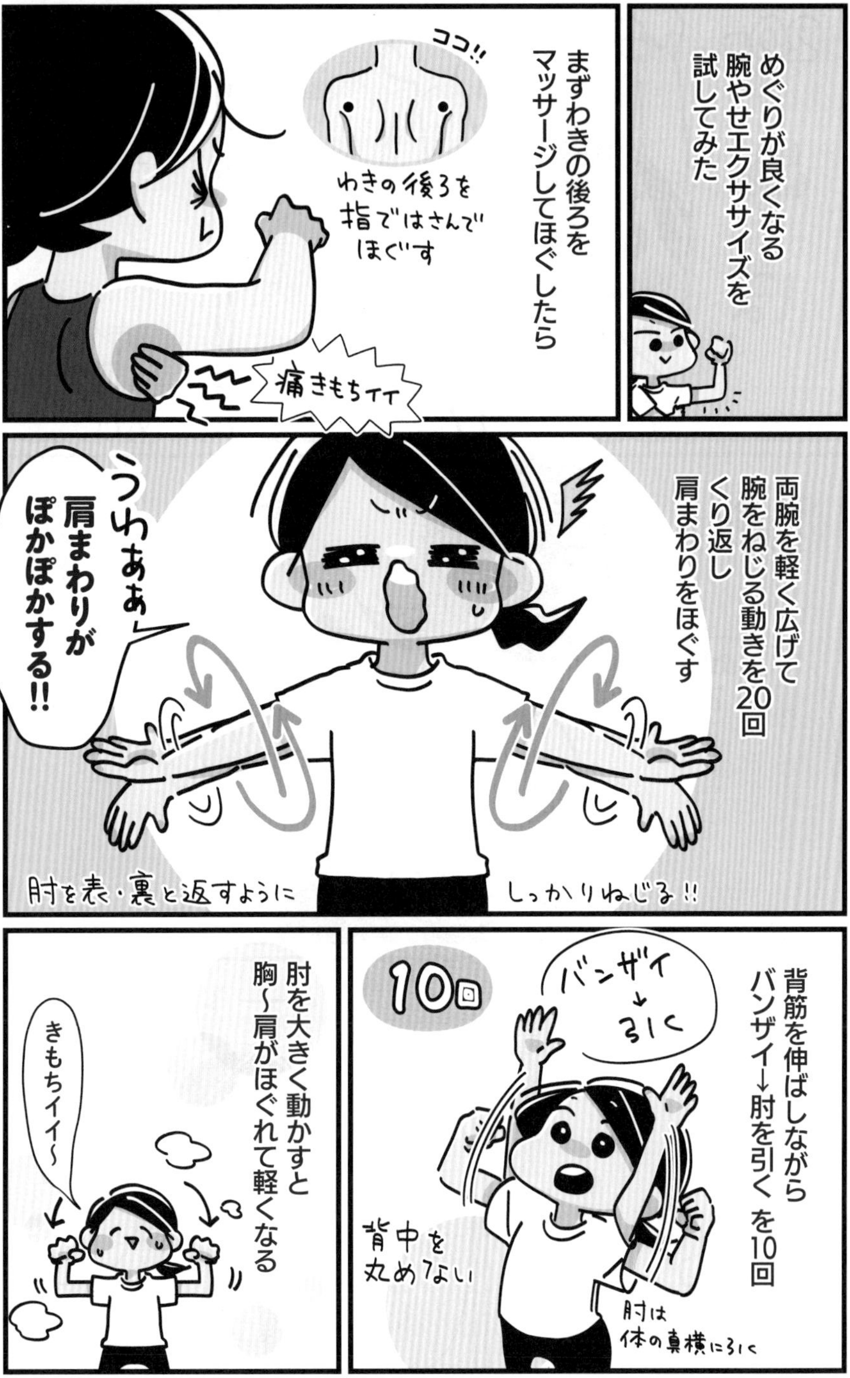
めぐりが良くなる
腕やせエクササイズを
試してみた
まずわきの後ろを
マッサージしてほぐしたら
ココ!!
わきの後ろを
指ではさんで
ほぐす
痛きもちイイ
両腕を軽く広げて
腕をねじる動きを20回
くり返し
肩まわりをほぐす
うわぁぁ
肩まわりが
ぽかぽかする!!
肘を表・裏と返すように
しっかりねじる!!
背筋を伸ばしながら
バンザイ↓肘を引く を10回
10回
バンザイ
↓
引く
背中を
丸めない
肘は
体の真横に引く
肘を大きく動かすと
胸〜肩がほぐれて軽くなる
きもちイイ〜

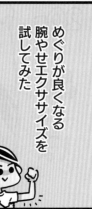

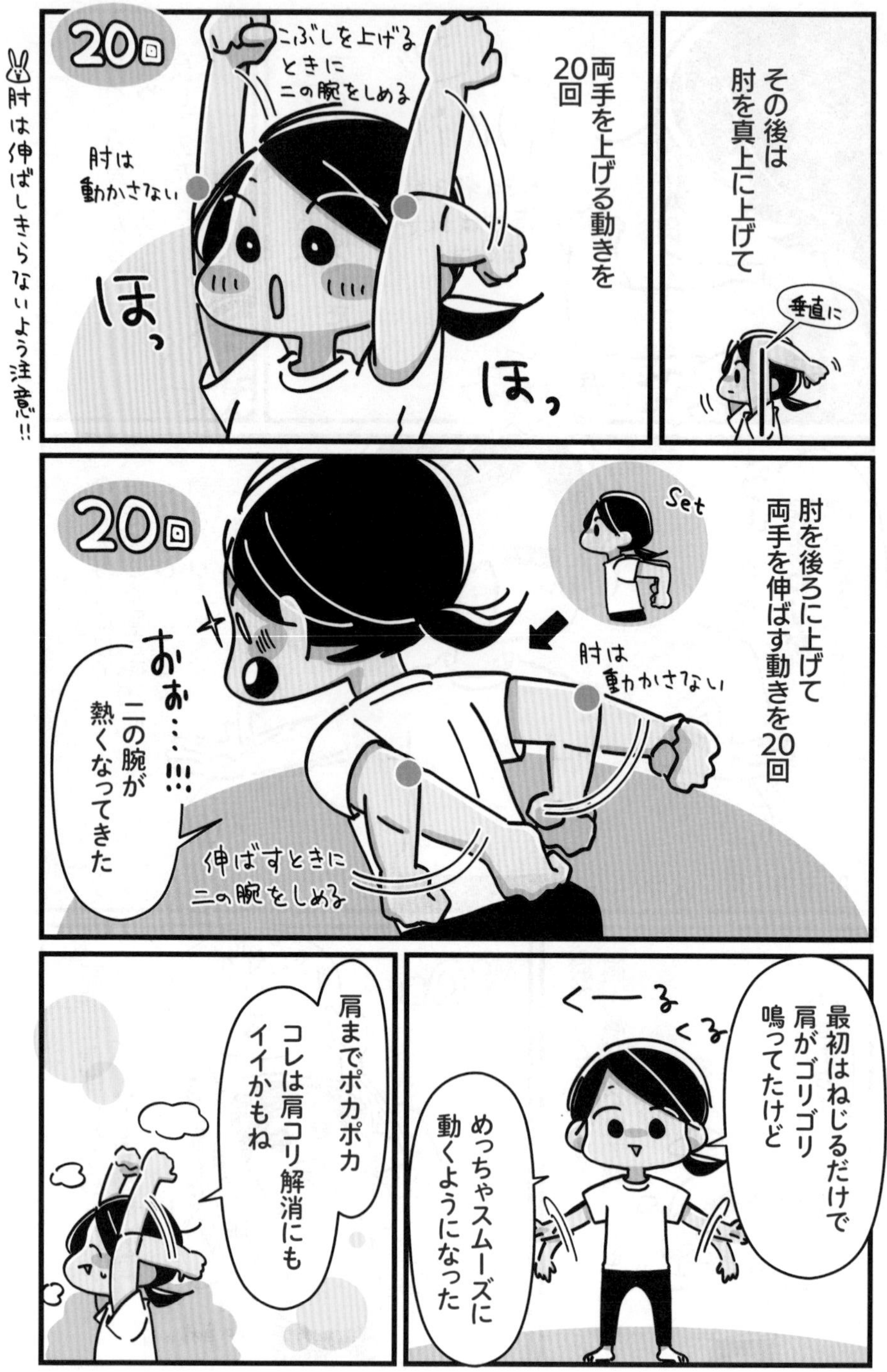
その後は
肘を真上に上げて
垂直に
両手を上げる動きを20回
こぶしを上げるときに二の腕をしめる
20回
肘は動かさない
ほっ
ほっ
肘は伸ばしきらないよう注意!!
肘を後ろに上げて両手を伸ばす動きを20回
Set
肘は動かさない
20回
おお…!!!
二の腕が熱くなってきた
伸ばすときに二の腕をしめる
最初はねじるだけで肩がゴリゴリ鳴ってたけど
くーるくる
めっちゃスムーズに動くようになった
肩までポカポカ
コレは肩コリ解消にもイイかもね

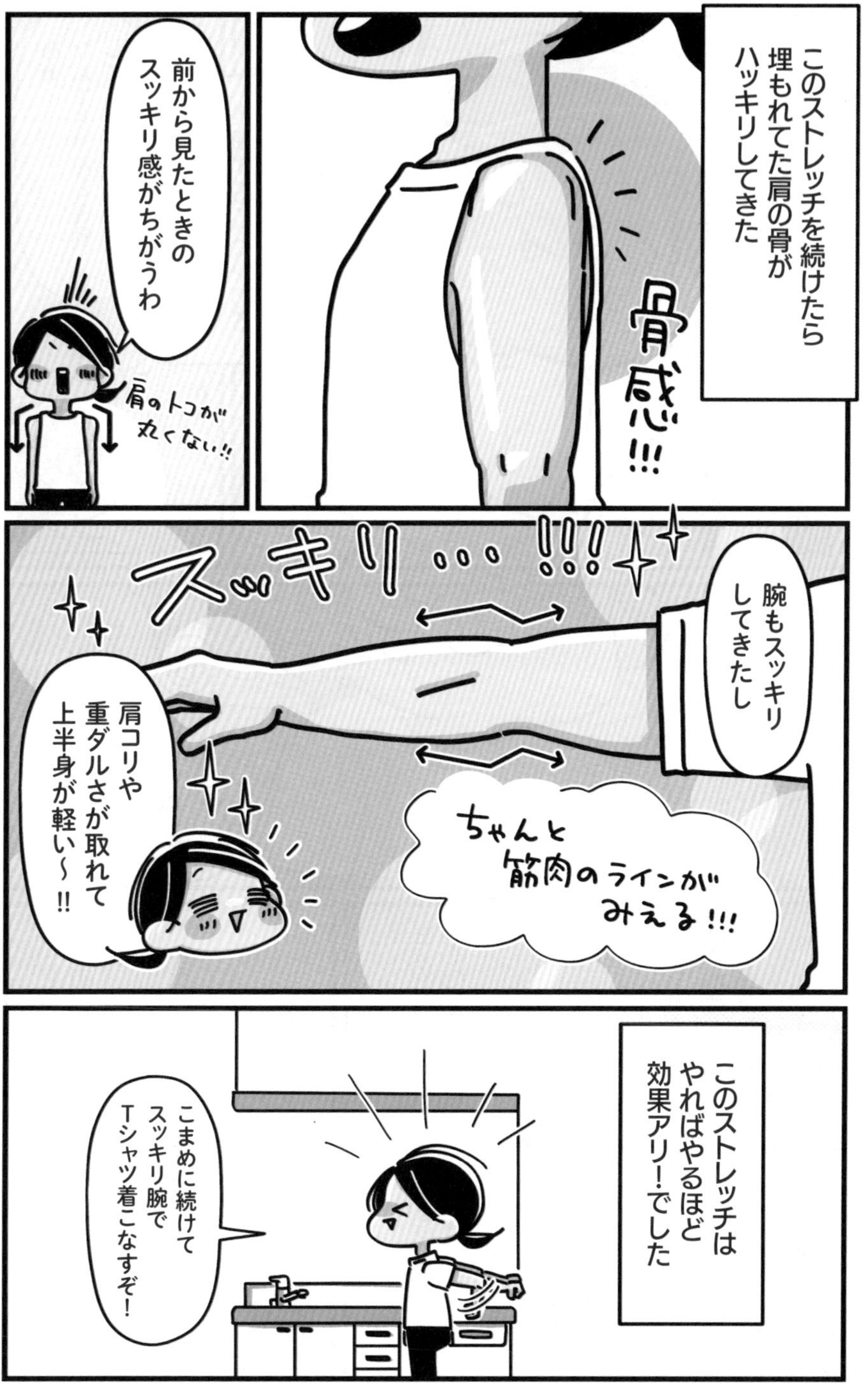
このストレッチを続けたら埋もれてた肩の骨がハッキリしてきた
骨感!!!
前から見たときのスッキリ感がちがうわ
肩のトコが丸くない!!
スッキリ…!!!
腕もスッキリしてきたし
肩コリや重ダルさが取れて上半身が軽い〜!!
ちゃんと筋肉のラインがみえる!!!
このストレッチはやればやるほど効果アリ!でした
こまめに続けてスッキリ腕でTシャツ着こなすぞ!

わきに詰まり感がある時にコレをやるとスッキリします。こまめにやるのがオススメ!

顔・首 5分でやせ見え! 首肩スッキリストレッチ

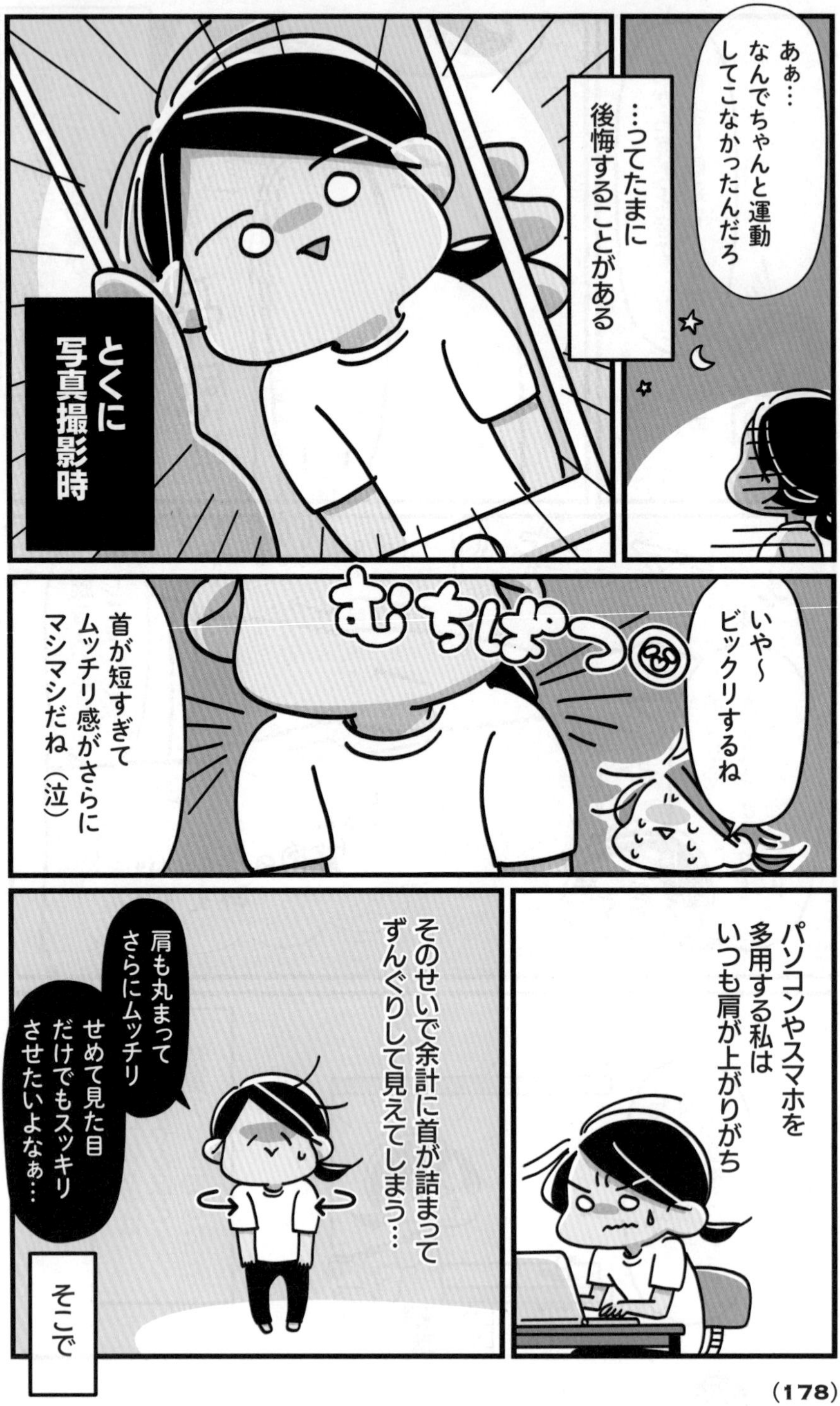

ああ…
なんでちゃんと運動
してこなかったんだろ
…ってたまに
後悔することがある
とくに
写真撮影時
むちぱっ
いや〜
ビックリするね
首が短すぎて
ムッチリ感がさらに
マシマシだね（泣）
パソコンやスマホを
多用する私は
いつも肩が上がりがち
そのせいで余計に首が詰まって
ずんぐりして見えてしまう…
肩も丸まって
さらにムッチリ
せめて見た目
だけでもスッキリ
させたいよなぁ…
そこで

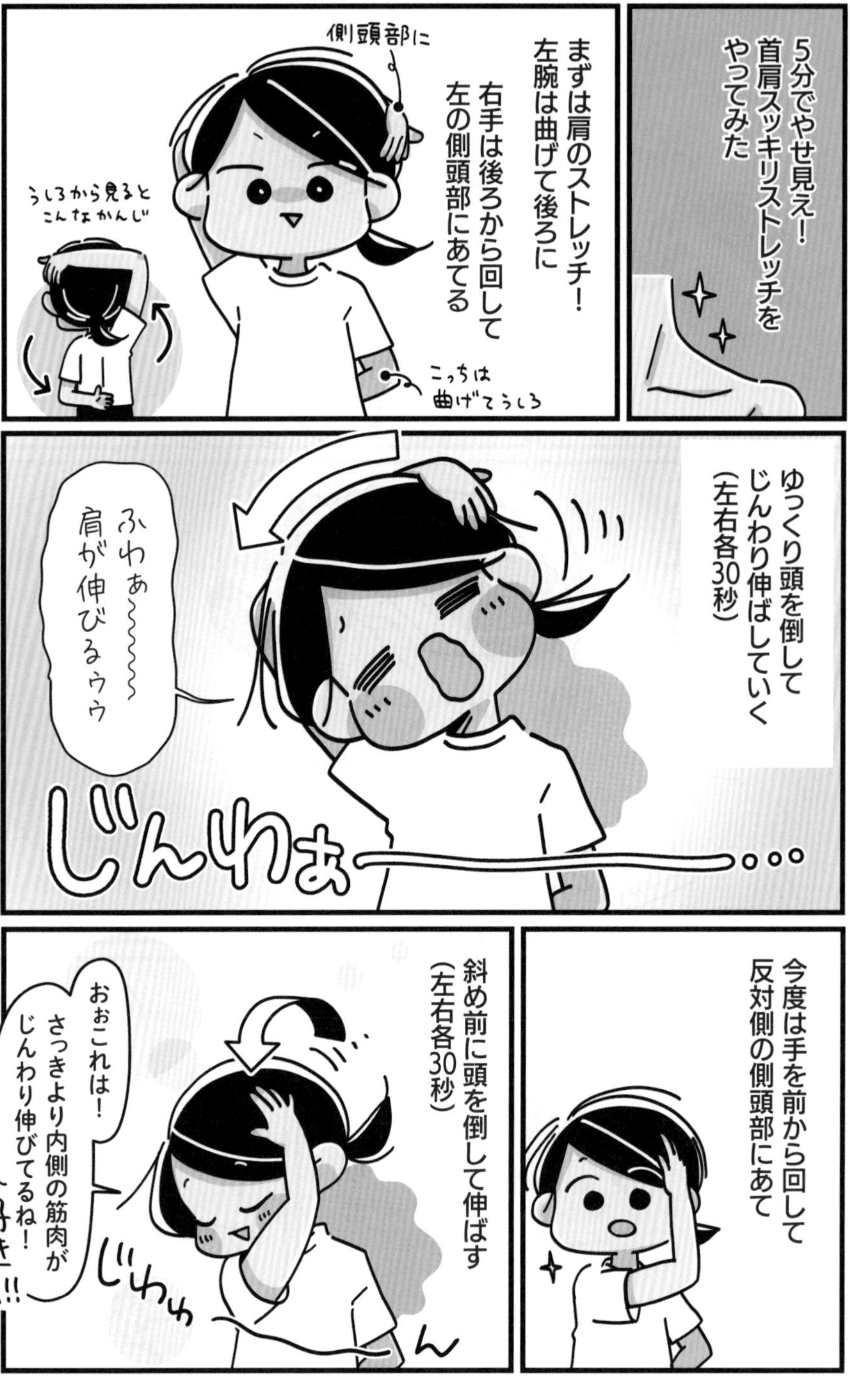
5分でやせ見え！首肩スッキリストレッチをやってみた
まずは肩のストレッチ！左腕は曲げて後ろに
右手は後ろから回して左の側頭部にあてる
側頭部に
こっちは曲げてうしろ
うしろから見るとこんなかんじ
ゆっくり頭を倒してじんわり伸ばしていく（左右各30秒）
ふわぁ〜〜〜〜 肩が伸びるウウ
じんわぁ――――…
今度は手を前から回して反対側の側頭部にあて
斜め前に頭を倒して伸ばす（左右各30秒）
おぉこれは！さっきより内側の筋肉がじんわり伸びてるね！
これ好き――!!!
じわぁん

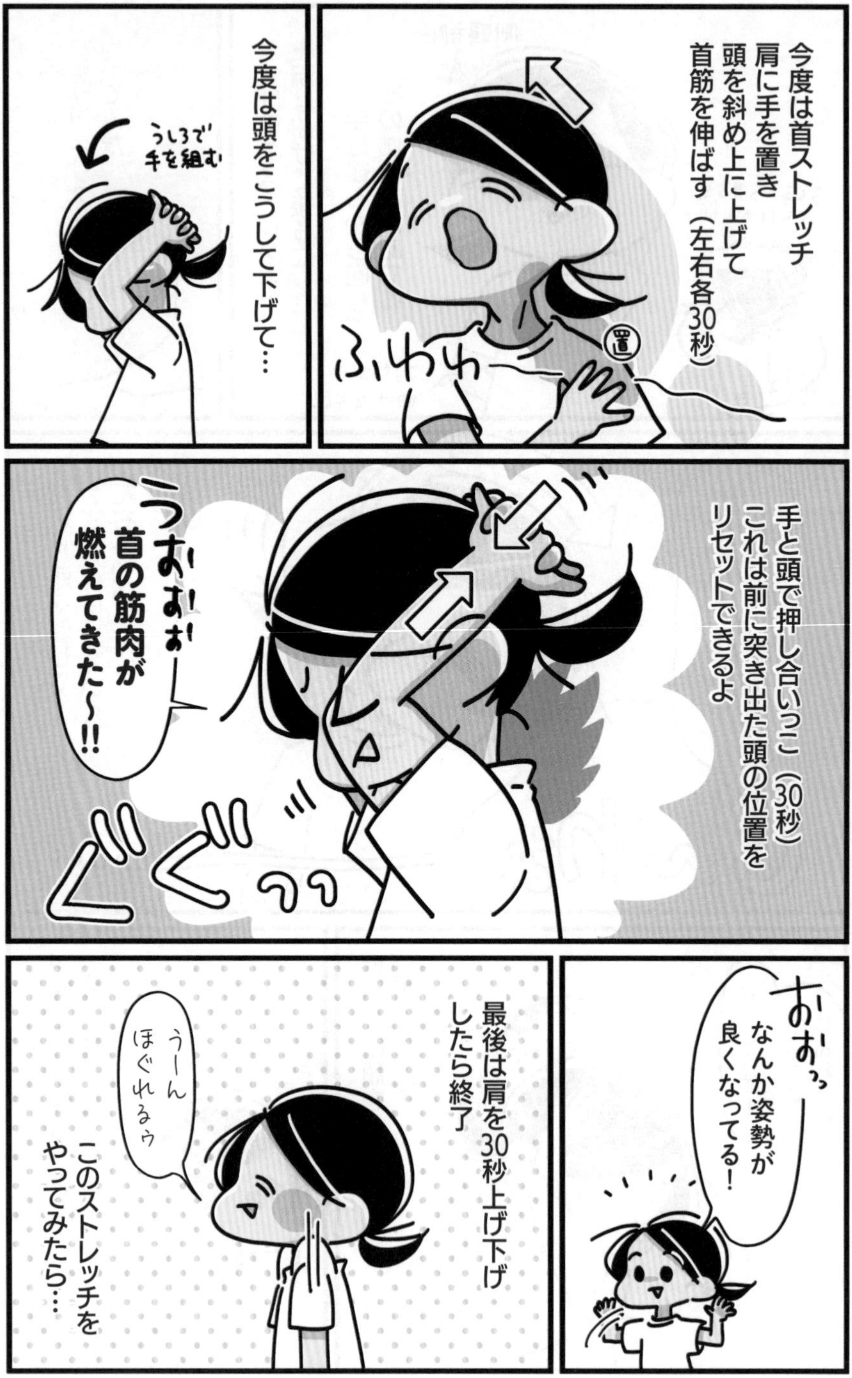
今度は首ストレッチ
肩に手を置き
頭を斜め上に上げて
首筋を伸ばす（左右各30秒）
置
ふわゎ
今度は頭をこうして下げて…
うしろで手を組む
手と頭で押し合いっこ（30秒）
これは前に突き出た頭の位置を
リセットできるよ
うおぉぉ
首の筋肉が燃えてきた〜!!
ぐぐぐっっ
おおっっ
なんか姿勢が良くなってる！
最後は肩を30秒上げ下げしたら終了
うーん ほぐれるぅ
このストレッチをやってみたら…

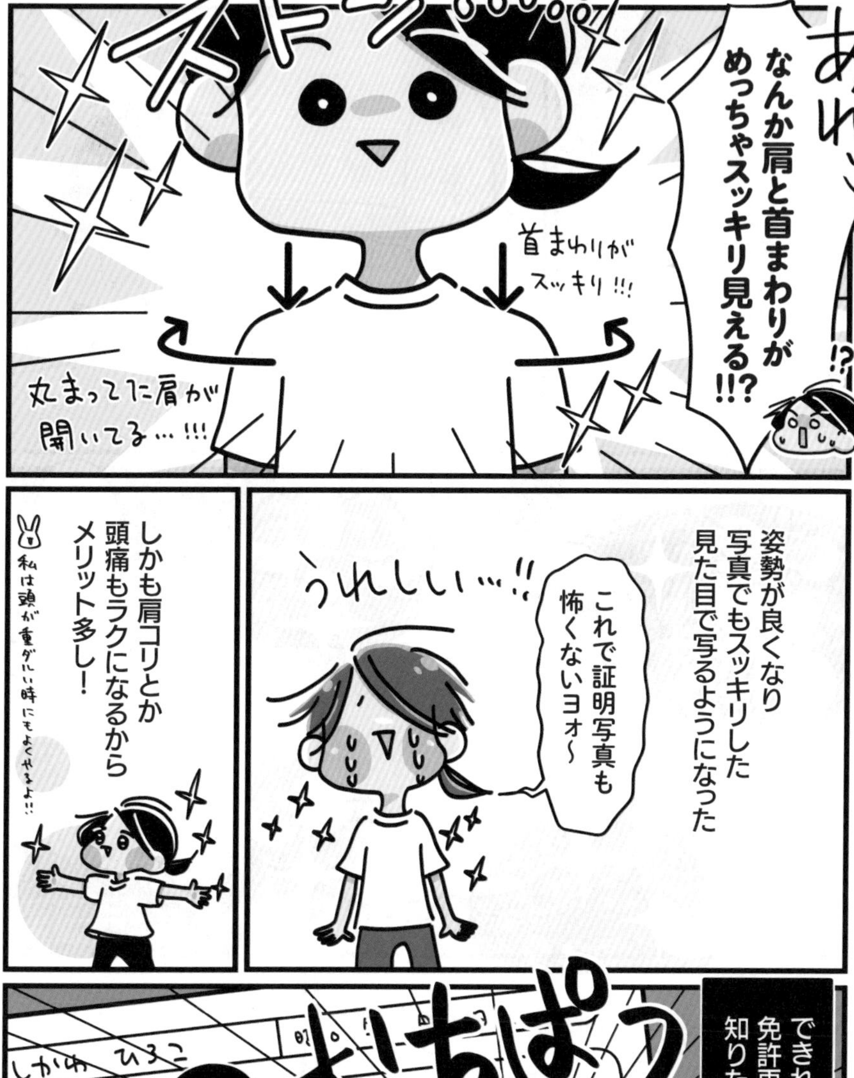
あれッ
なんか肩と首まわりがめっちゃスッキリ見える!!?
ストーン‥‥!!
首まわりがスッキリ!!!
丸まってた肩が開いてる…!!!
!?
姿勢が良くなり写真でもスッキリした見た目で写るようになった
これで証明写真も怖くないヨォ〜
うれしい…!!
しかも肩コリとか頭痛もラクになるからメリット多し！
私は頭が重ダルい時にもよくやるよ!!
できれば3カ月前の免許更新のときに知りたかった——
むちぱつ
この免許証で5年間かぁ…
つらいぜ
5年後の更新では撮影前に絶対やろうと思います
しかわ ひろこ
有効
うんてん めんきょ

元々は首や肩を伸ばすストレッチですがホントにスッキリして見えるんです！

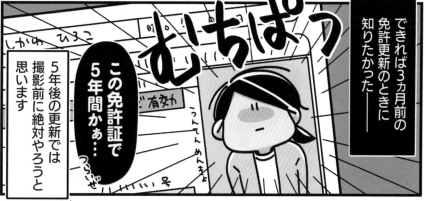

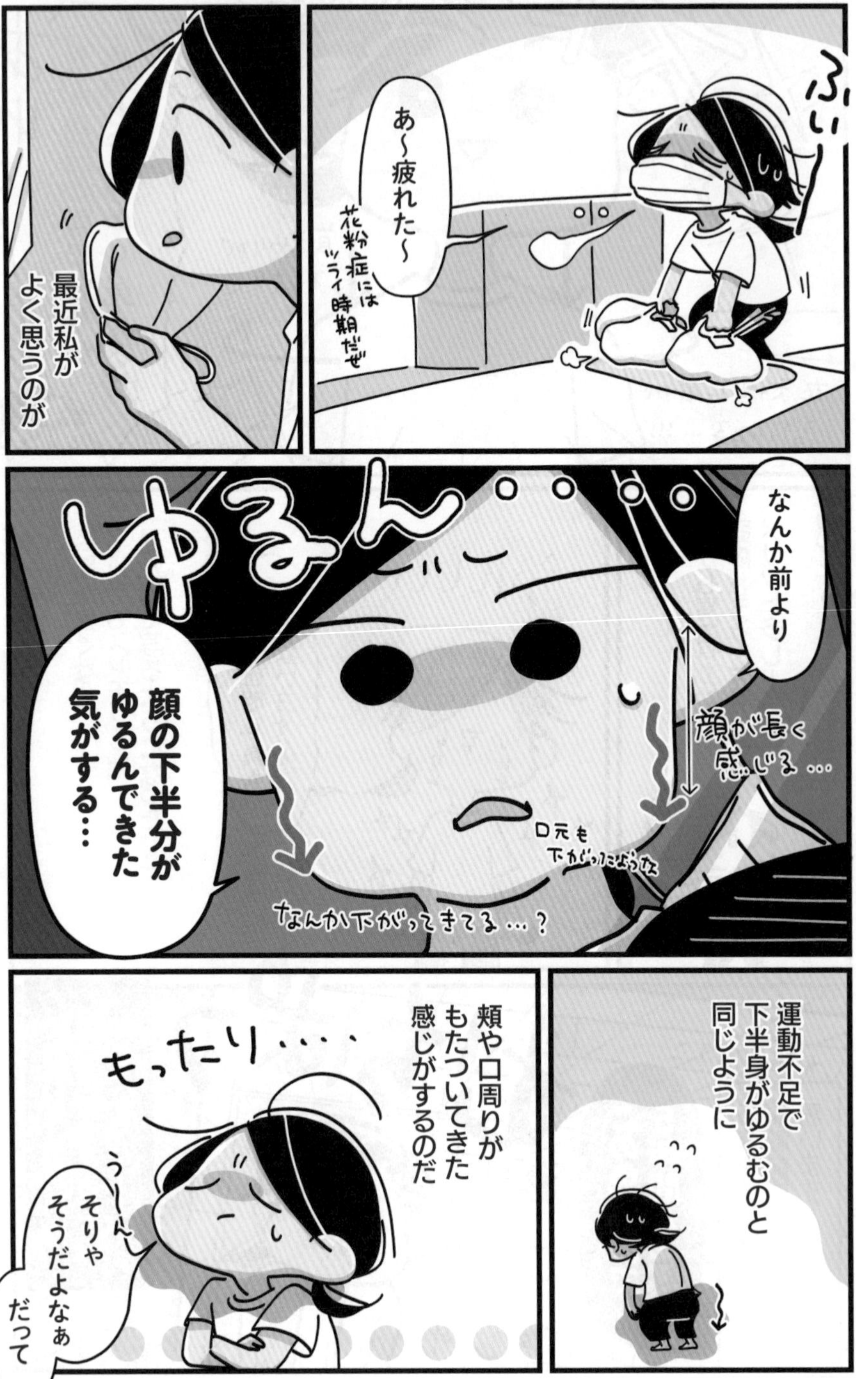
ふぃ〜
あ〜疲れた〜
花粉症にはツライ時期だぜ
最近私がよく思うのが
なんか前より
顔が長く感じる…
ゆるん…
顔の下半分がゆるんできた気がする…
口元も下がったような
なんか下がってきてる…?
運動不足で下半身がゆるむのと同じように
頬や口周りがもたついてきた感じがするのだ
もったり…
う〜ん
そりゃそうだよなぁだって

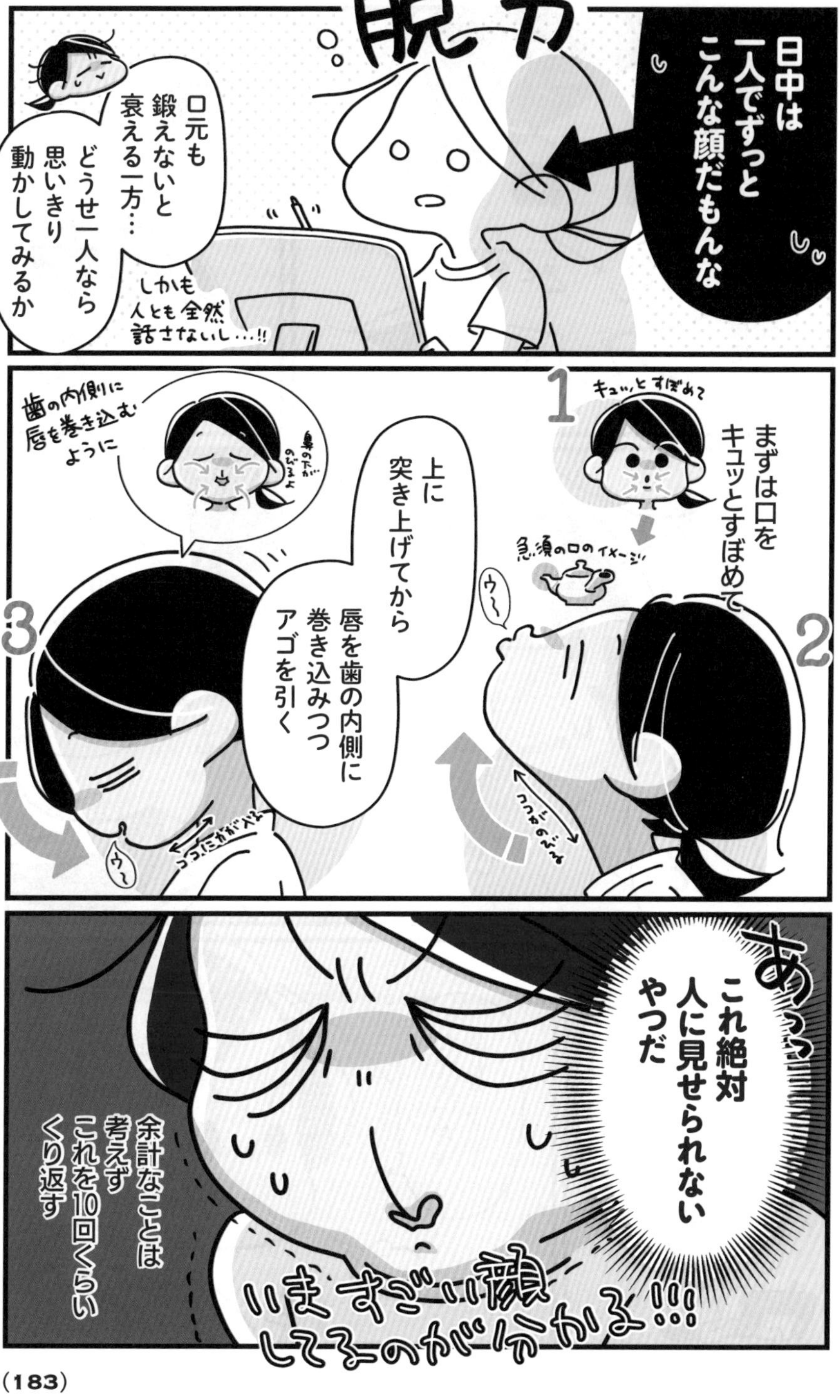
日中は一人でずっとこんな顔だもんな
脱力
口元も鍛えないと衰える一方…
どうせ一人なら思いきり動かしてみるか
しかも人とも全然話さないし…!!
1
キュッとすぼめて
まずは口をキュッとすぼめて
急須の口のイメージ
2
ウ〜
上に突き上げてから唇を歯の内側に巻き込みつつアゴを引く
歯の内側に唇を巻き込むように
鼻の下がのびるよ
3
ウ〜
あっこれ絶対人に見せられないやつだ
余計なことは考えずこれを10回くらいくり返す
いますごい顔してるのが分かる!!!

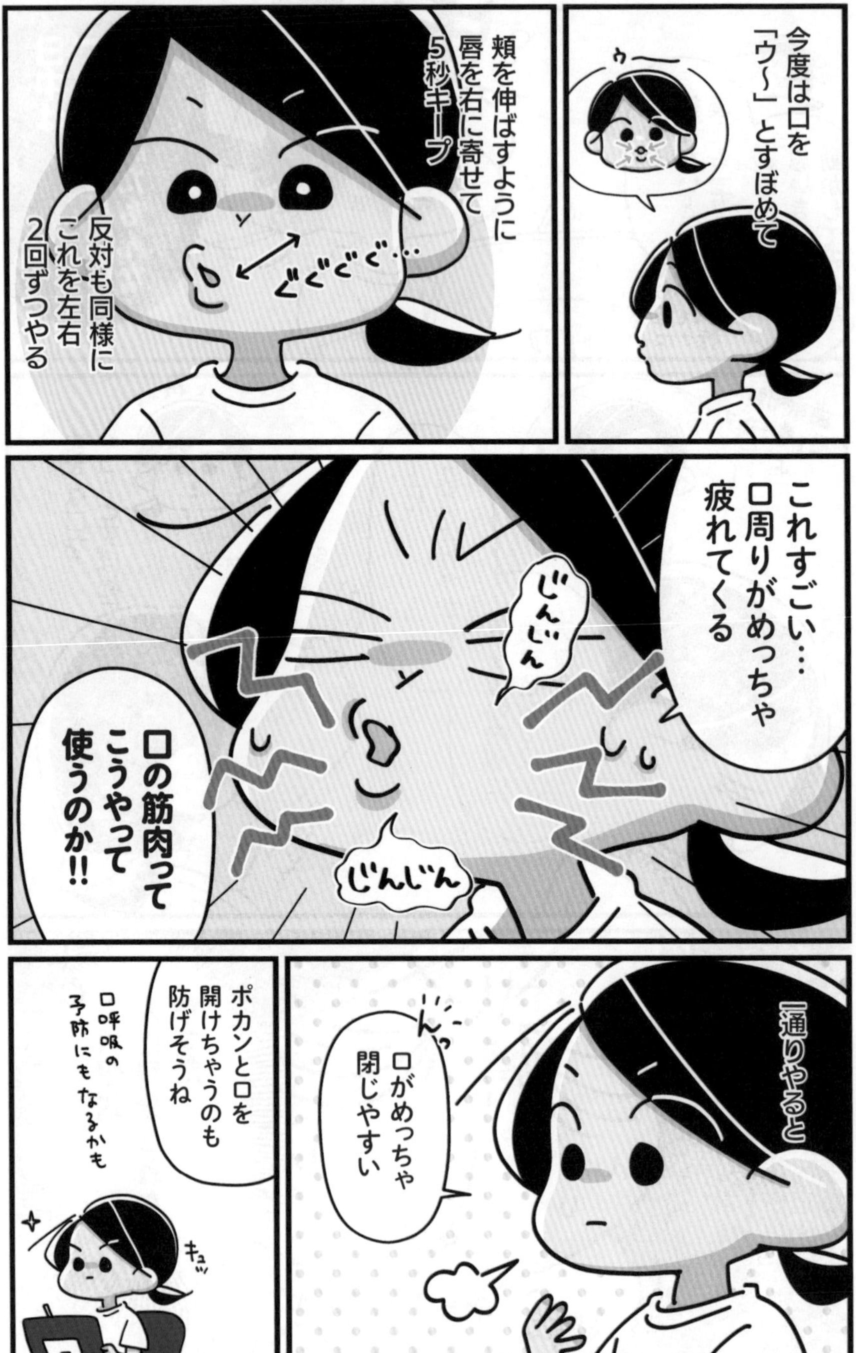

今度は口を「ウ〜」とすぼめて
ウ〜
頬を伸ばすように唇を右に寄せて5秒キープ
ぐぐぐぐ…
反対も同様にこれを左右2回ずつやる
これすごい…口周りがめっちゃ疲れてくる
じんじん
口の筋肉ってこうやって使うのか!!
じんじん
一通りやると
ん
口がめっちゃ閉じやすい
ポカンと口を開けちゃうのも防げそうね
口呼吸の予防にもなるかも
キュッ

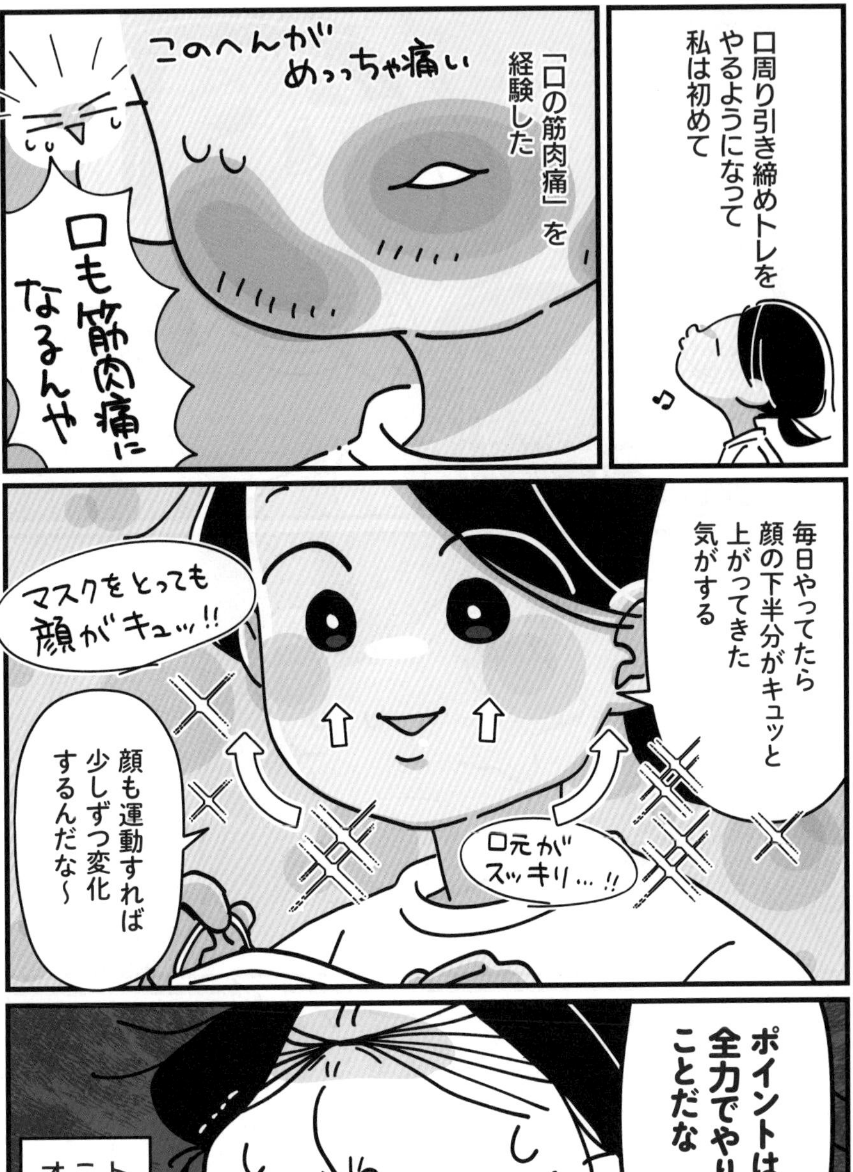
口周り引き締めトレをやるようになって私は初めて
「口の筋肉痛」を経験した
このへんがめっっちゃ痛い
口も筋肉痛になるんや
人生まだまだ知らないことだらけ!!
毎日やってたら顔の下半分がキュッと上がってきた気がする
マスクをとっても顔がキュッ!!
顔も運動すれば少しずつ変化するんだな〜
口元がスッキリ…!!
ポイントは全力でやり切ることだな
人に見せられない顔!!!
トイレやお風呂でこっそりやるのをオススメします

湯船に浸かりながらやるのがお気に入り！ ほうれい線のケアにも。

二重アゴ たぷたぷ二重アゴスッキリ! 舌トレ

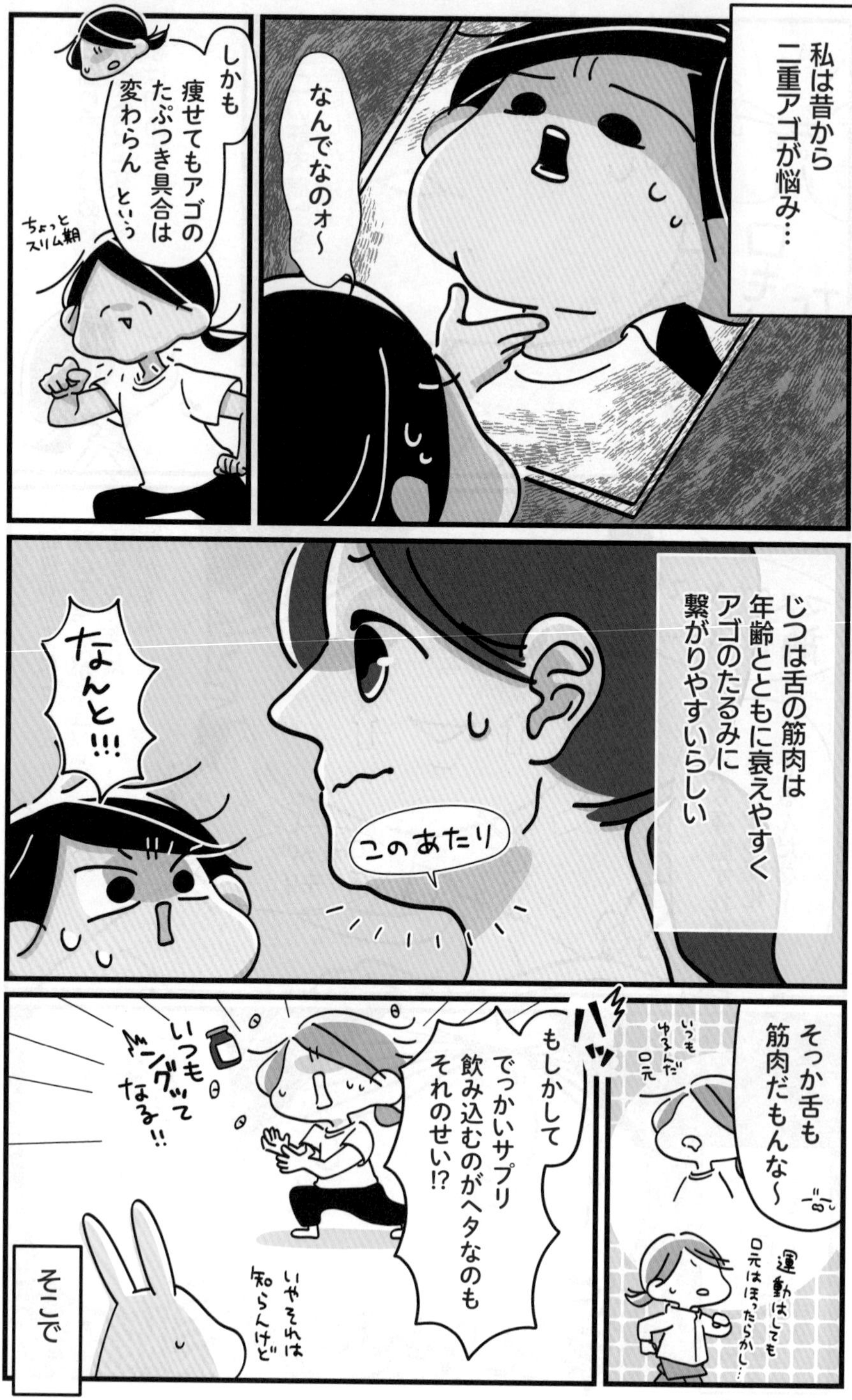
私は昔から二重アゴが悩み…
なんでなのォ〜
しかも痩せてもアゴのたぷつき具合は変わらん という
ちょっとスリム期
じつは舌の筋肉は年齢とともに衰えやすくアゴのたるみに繋がりやすいらしい
このあたり
なんと!!!
そっか舌も筋肉だもんな〜
いつもゆるんだ口元
運動はしても口元はほったらかし…
ハッ
もしかしてでっかいサプリ飲み込むのがヘタなのもそれのせい!?
いつもングッてなる!!
いやそれは知らんけど
そこで

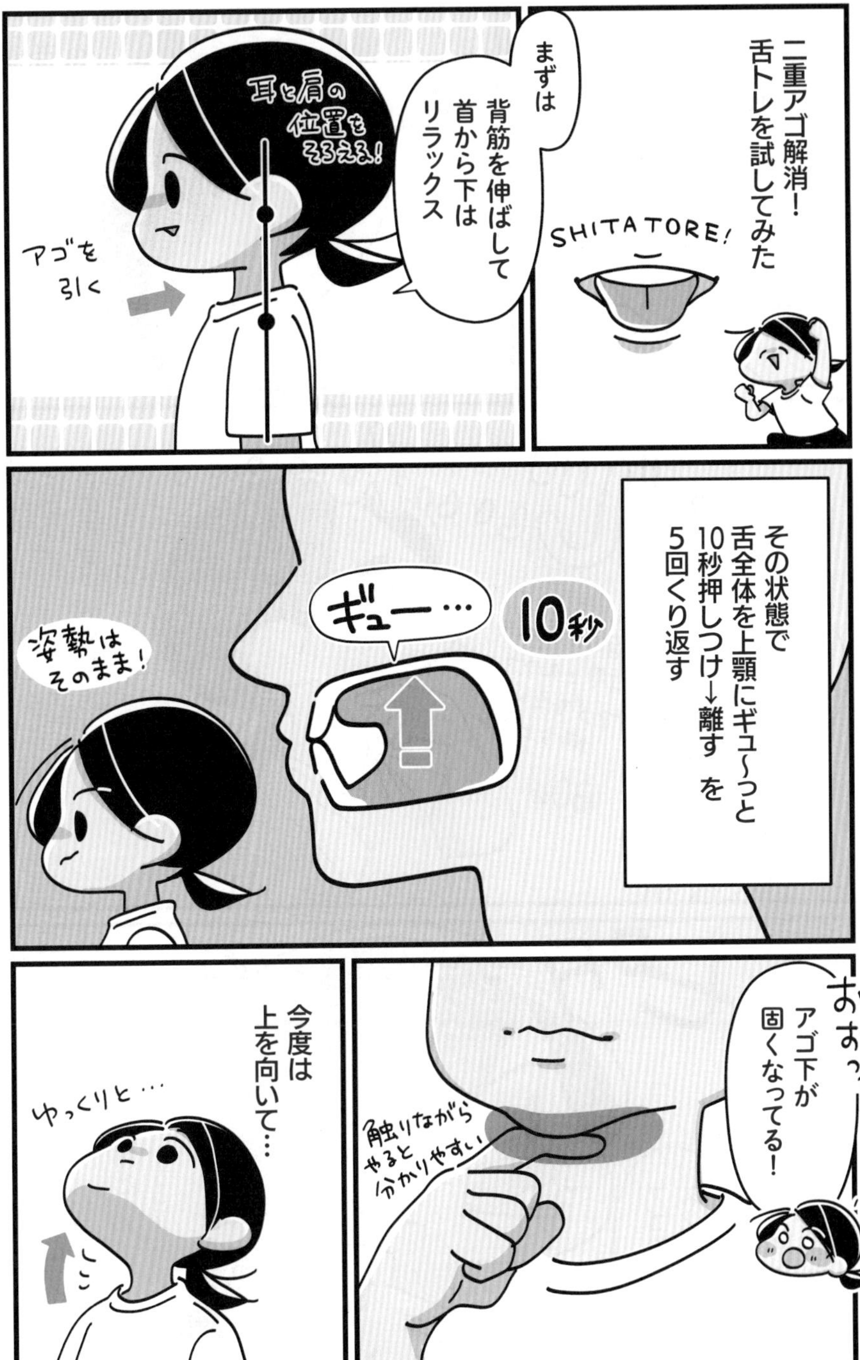
二重アゴ解消！
舌トレを試してみた
SHITATORE!
まずは
背筋を伸ばして
首から下は
リラックス
耳と肩の位置をそろえる！
アゴを引く
その状態で
舌全体を上顎にギュ～っと
10秒押しつけ→離す　を
5回くり返す
10秒
ギュー…
姿勢はそのまま！
おおっ
アゴ下が
固くなってる！
触りながらやると分かりやすい
今度は
上を向いて…
ゆっくりと…

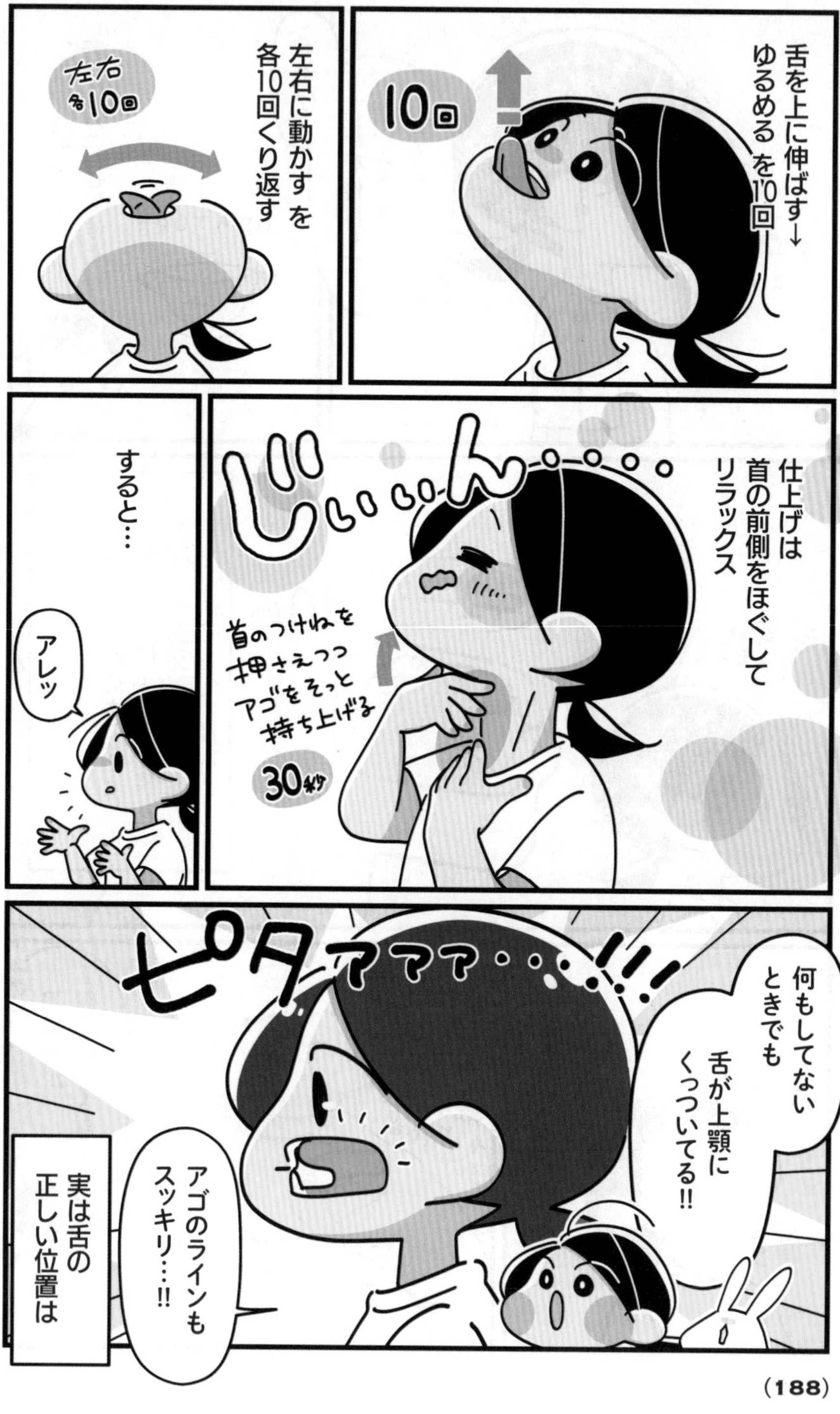

舌を上に伸ばす↓ゆるめる を10回
10回
左右に動かす を各10回くり返す
左右 各10回
仕上げは首の前側をほぐしてリラックス
じぃぃん…
首のつけねを押さえつつアゴをそっと持ち上げる
30秒
すると…
アレッ
ピタァァァ…!!!
何もしてないときでも舌が上顎にくっついてる!!
アゴのラインもスッキリ…!!
実は舌の正しい位置は

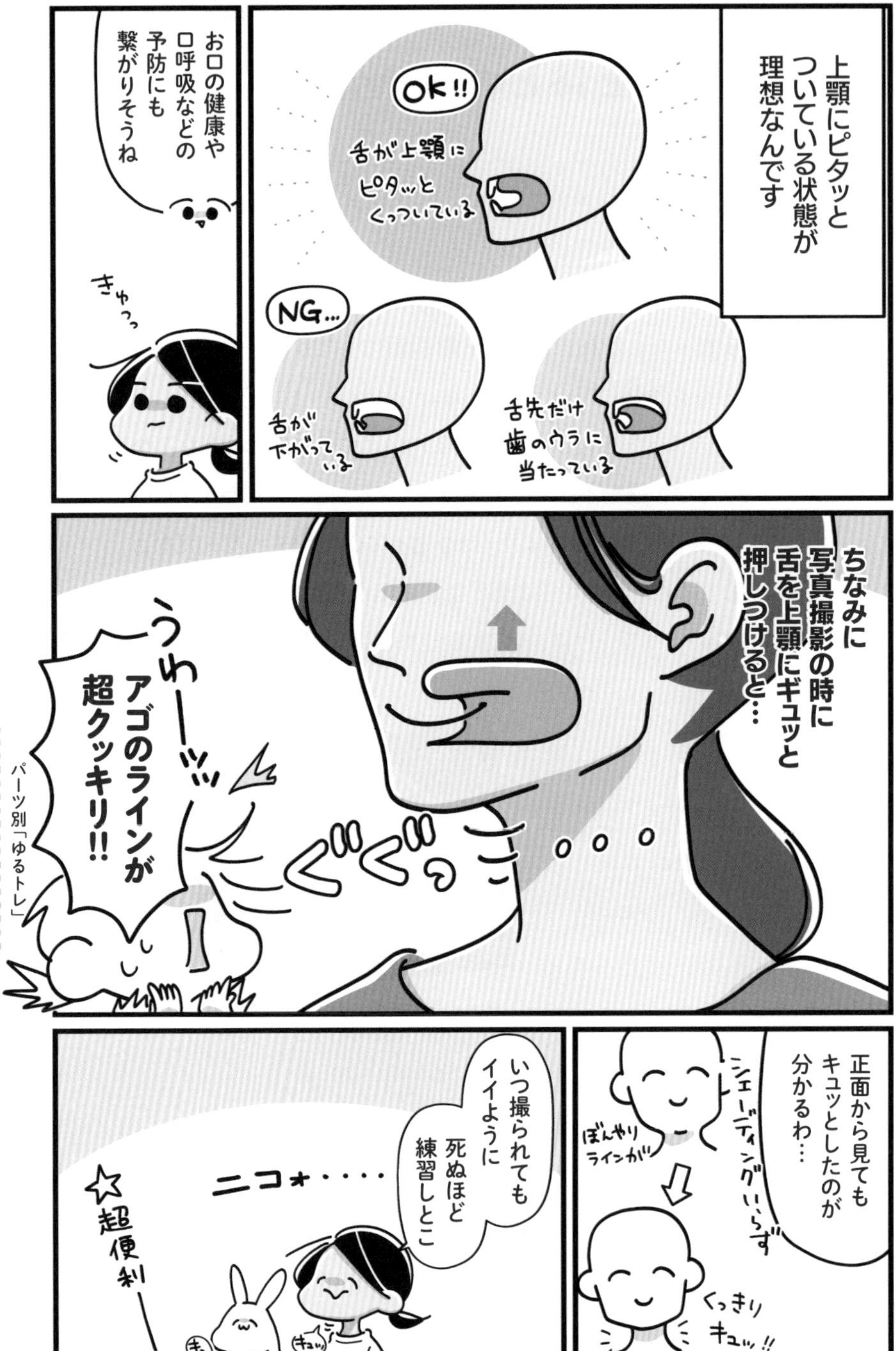
上顎にピタッとついている状態が理想なんです
OK!!
舌が上顎にピタッとくっついている
NG…
舌先だけ歯のウラに当たっている
舌が下がっている
お口の健康や口呼吸などの予防にも繋がりそうね
きゅっっ
ちなみに写真撮影の時に舌を上顎にギュッと押しつけると…
・・・
ぐぐっ
うわーッッ
アゴのラインが超クッキリ!!
正面から見てもキュッとしたのが分かるわ…
シェーディングいらず
ぼんやりラインが
くっきりキュッ!!
いつ撮られてもイイように死ぬほど練習しとこ
ニコォ・・・・
☆超便利ーー!!
キュ
キュッ

コレを始めてから食事中にむせることが減りました！ アゴのたるみ対策もバッチリ○

ひと休みコラム④

数字と体との付き合い方

体重って自分の体の重さでしかないんだよな。当たり前のことにふと気づいて、体重計を隠したことがある。毎日欠かさず体重を量っていた私にとって、「自分をあらわす数字」が分からなくなることはものすごく不安だった。けれど、体重を量らなくなってから、その代わりに鏡で自分をよく観察するようになった。

毎日自分の体と向き合っていると、いろんなことに気づく。なんか調子落ちてるな、運動不足で水分が溜まってるかも。体のラインやハリ・血色や表情…意外と体はサインを送ってくれてるもんなんだなぁと思う。心も体も、数字からは見えない変化が色々ある。自分のことを地道に拾い上げていけば、そこから分かることは案外多いのかも。

最近はたまに体重も量ります。調子がいい日は不思議と同じ重さになる。

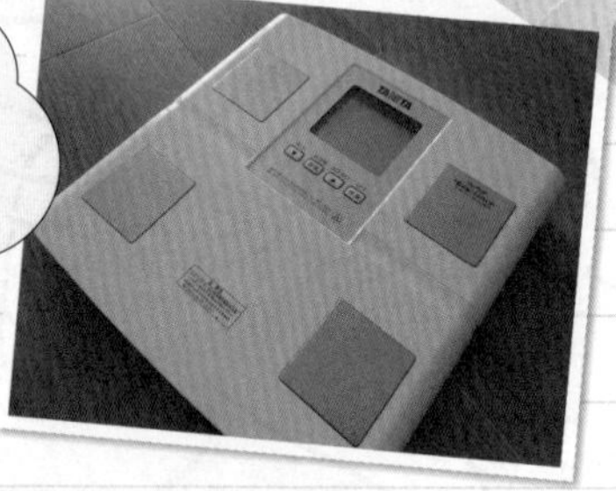

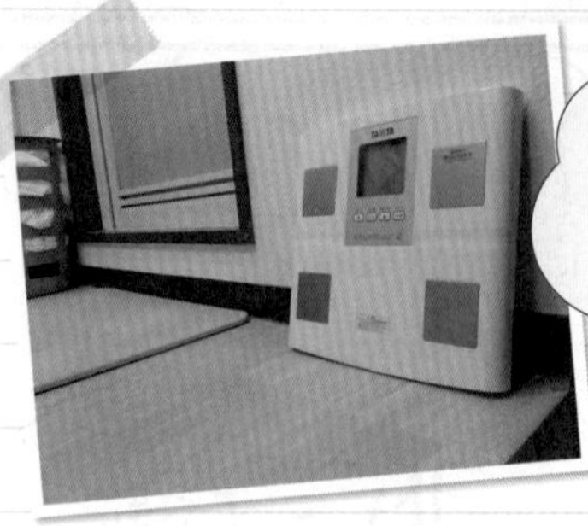

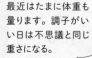

こんな感じで雑に置かれてる体重計。たまには掃除してあげようかな。

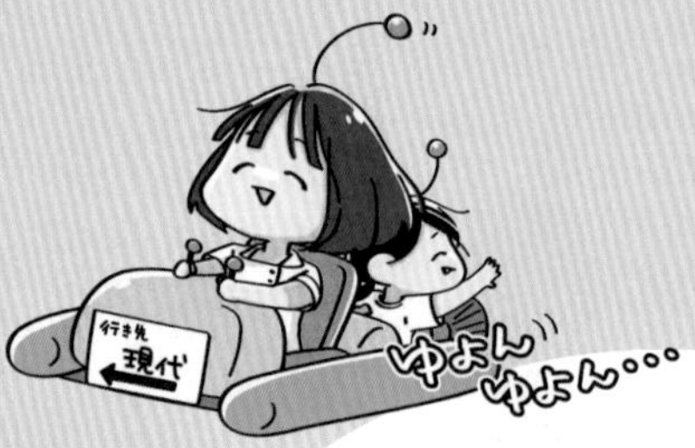

特別編

\ 知っておきたい /

産後の体と心の「トリセツ」

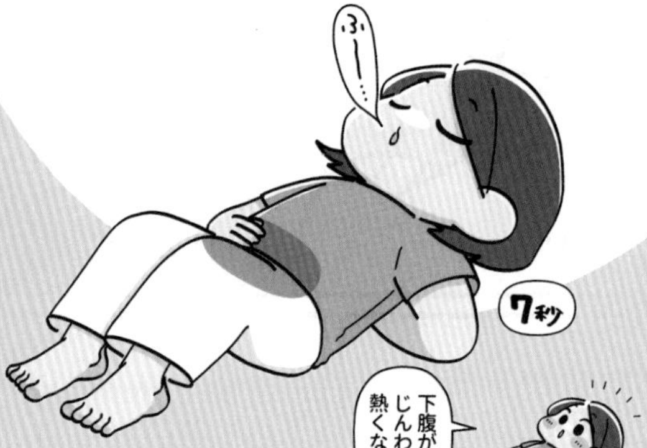

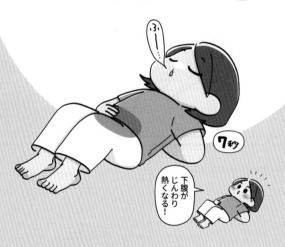

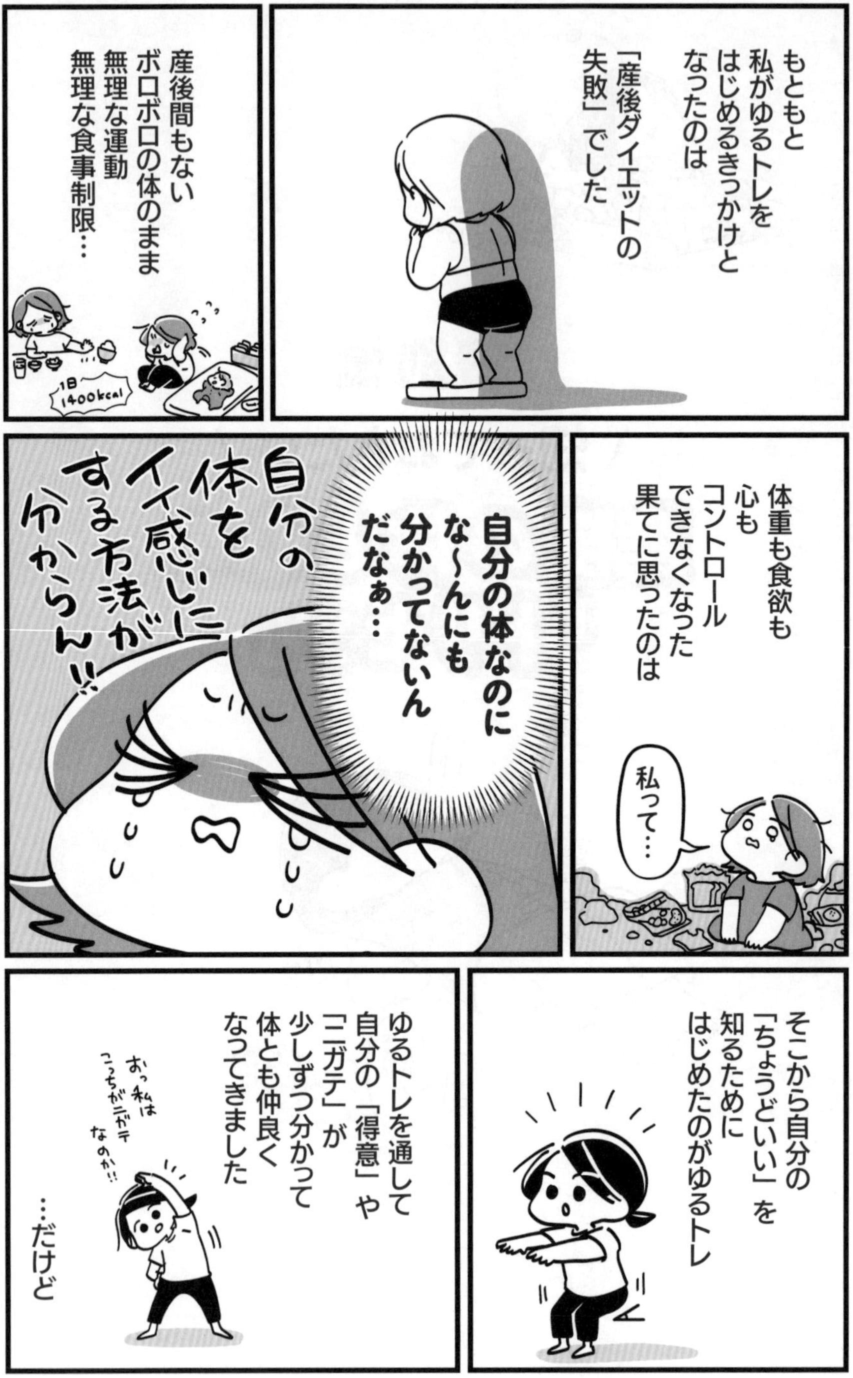

もともと
私がゆるトレを
はじめるきっかけと
なったのは
「産後ダイエットの
失敗」でした
産後間もない
ボロボロの体のまま
無理な運動
無理な食事制限…
1日 1400kcal
体重も食欲も
心も
コントロール
できなくなった
果てに思ったのは
私って…
自分の体なのに
な〜んにも
分かってないん
だなぁ…
自分の体をイイ感じにする方法が分からん!!
そこから自分の
「ちょうどいい」を
知るために
はじめたのがゆるトレ
ゆるトレを通して
自分の「得意」や
「ニガテ」が
少しずつ分かって
体とも仲良く
なってきました
おっ私は こっちがニガテ なのか!!
…だけど

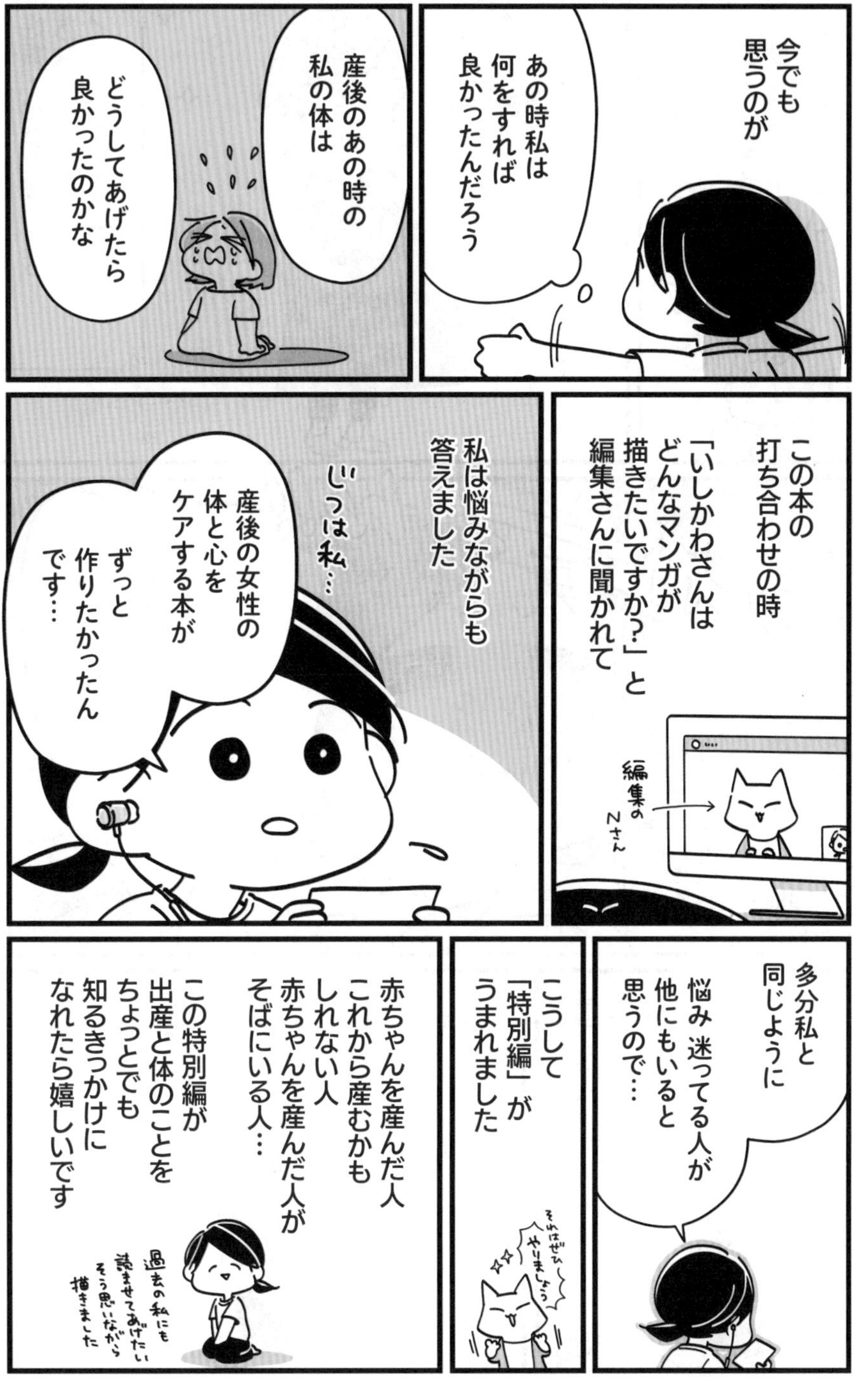
今でも思うのが
あの時私は何をすれば良かったんだろう
産後のあの時の私の体は
どうしてあげたら良かったのかな
この本の打ち合わせの時「いしかわさんはどんなマンガが描きたいですか?」と編集さんに聞かれて
編集のNさん
私は悩みながらも答えました
じつは私…
産後の女性の体と心をケアする本が
ずっと作りたかったんです…
多分私と同じように
悩み 迷ってる人が他にもいると思うので…
こうして「特別編」がうまれました
それはぜひやりましょう
赤ちゃんを産んだ人
これから産むかもしれない人
赤ちゃんを産んだ人がそばにいる人…
この特別編が出産と体のことをちょっとでも知るきっかけになれたら嬉しいです
過去の私にも読ませてあげたい
そう思いながら描きました

「絶対やった方がイイです!」と後押ししてくれたNさん…本当にありがとうございます

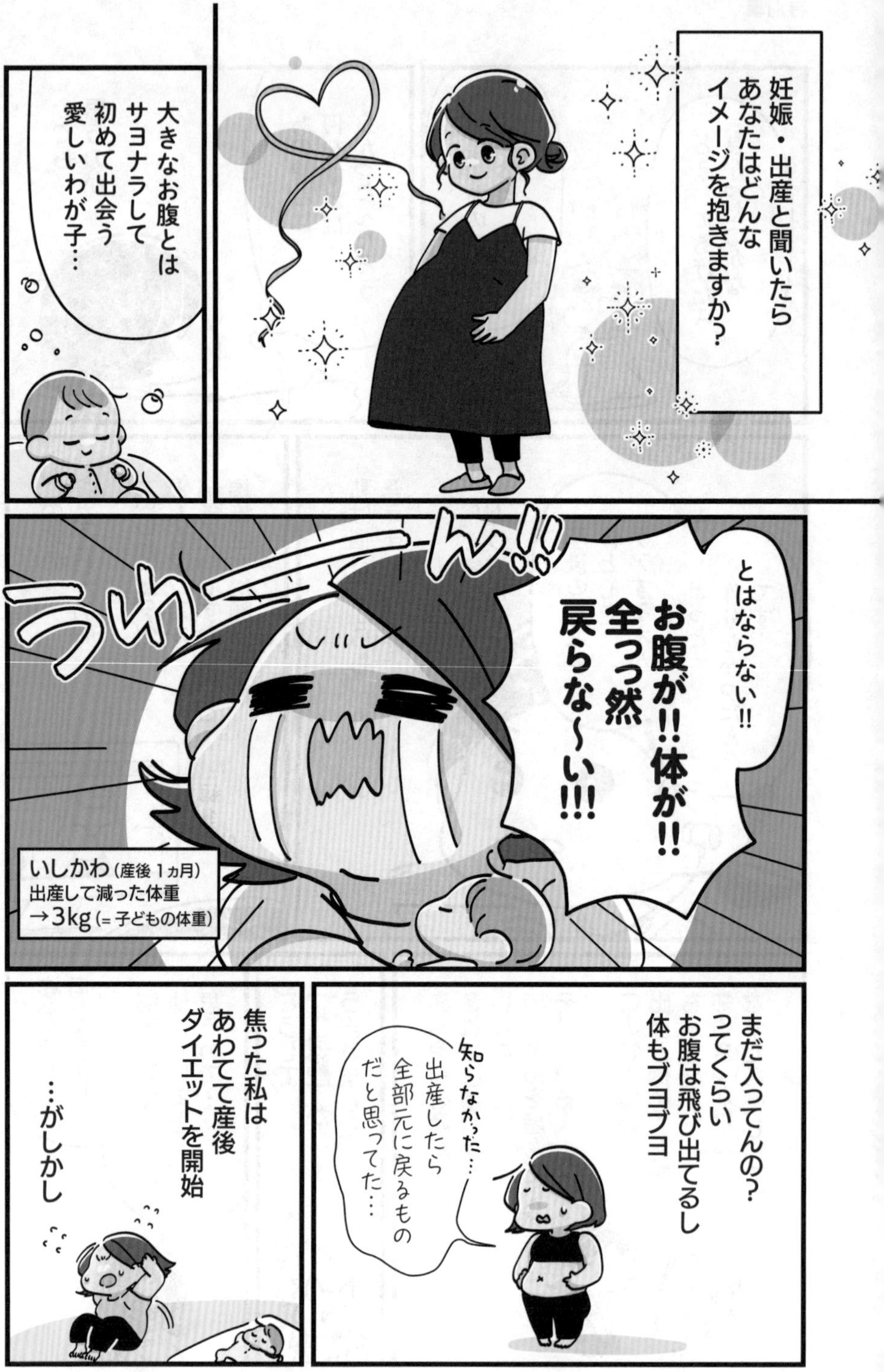
妊娠・出産と聞いたら
あなたはどんな
イメージを抱きますか？
大きなお腹とは
サヨナラして
初めて出会う
愛しいわが子…
うわーーーん!!
とはならない!!
お腹が!!体が!!
全っっ然
戻らな～い!!!
いしかわ（産後 1ヵ月）
出産して減った体重
→3kg（＝子どもの体重）
まだ入ってんの？
ってくらい
お腹は飛び出てるし
体もブヨブヨ
知らなかった…
出産したら
全部元に戻るもの
だと思ってた…
焦った私は
あわてて産後
ダイエットを開始
…がしかし

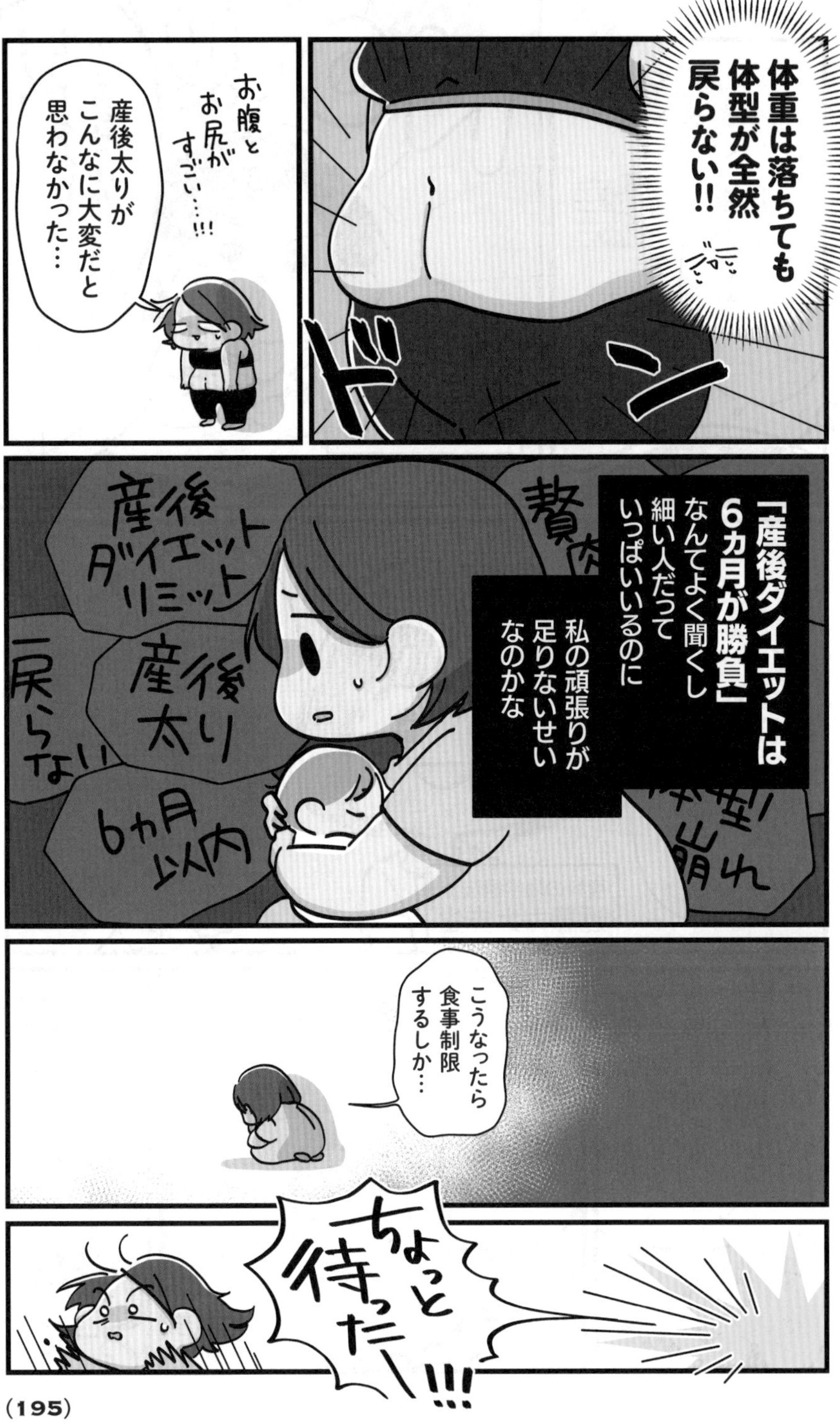
体重は落ちても体型が全然戻らない!!
ドン
お腹とお尻がすごい…!!!
産後太りがこんなに大変だと思わなかった…
「産後ダイエットは6カ月が勝負」なんてよく聞くし細い人だっていっぱいいるのに
私の頑張りが足りないせいなのかな
産後ダイエットリミット
産後太り
戻らない
6ヵ月以内
こうなったら食事制限するしか…
ちょっと待ったー!!!

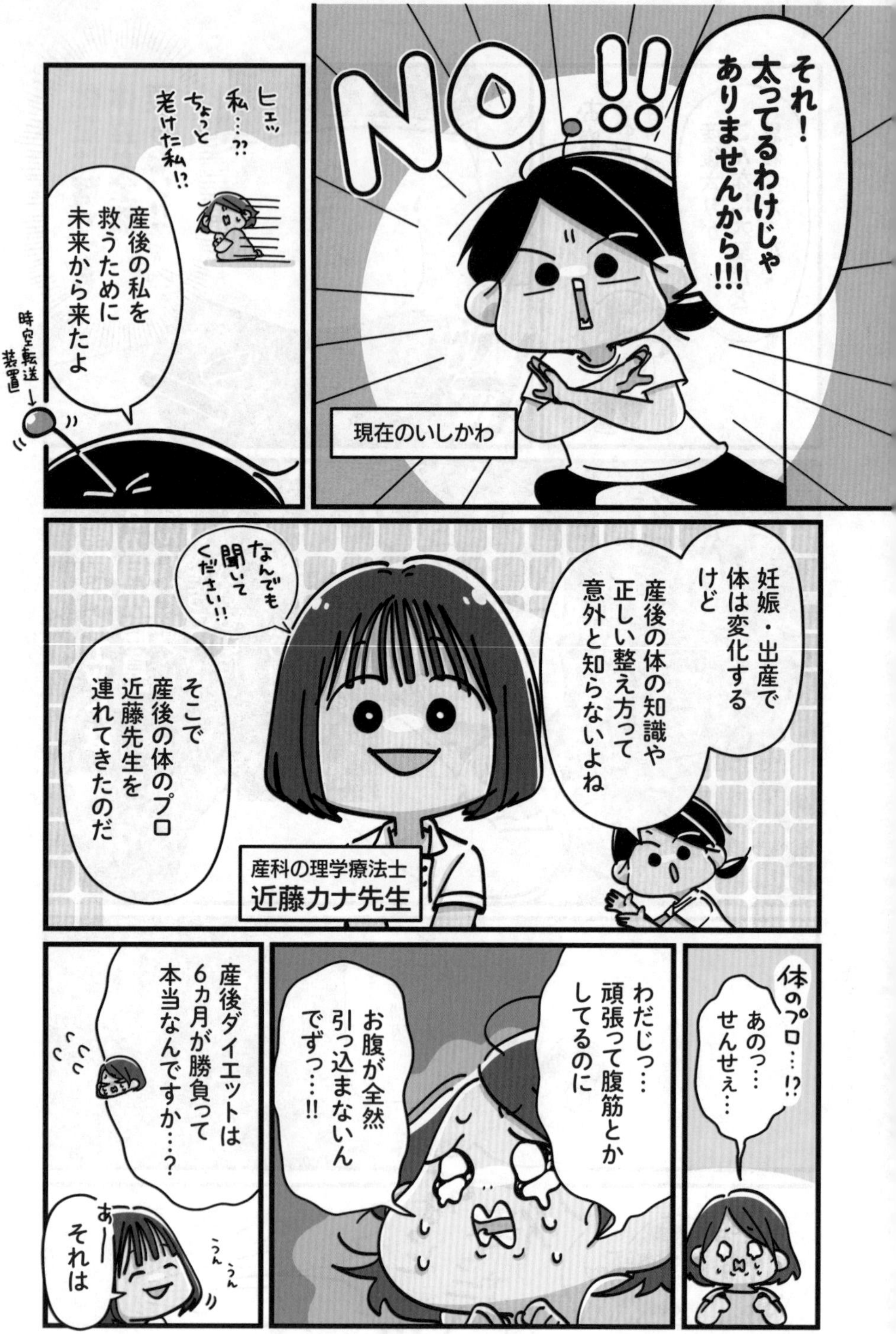
NO!!
それ！太ってるわけじゃありませんから!!!
現在のいしかわ
ヒェッ 私…?? ちょっと老けた私!?
産後の私を救うために未来から来たよ
時空転送装置
妊娠・出産で体は変化するけど
産後の体の知識や正しい整え方って意外と知らないよね
なんでも聞いてください!!
そこで産後の体のプロ近藤先生を連れてきたのだ
産科の理学療法士
近藤カナ先生
体のプロ…!?
あのっ…せんせぇ…
わだじっ…頑張って腹筋とかしてるのに
お腹が全然引っ込まないんですっ…!!
産後ダイエットは6カ月が勝負って本当なんですか…？
うん うん
あー それは

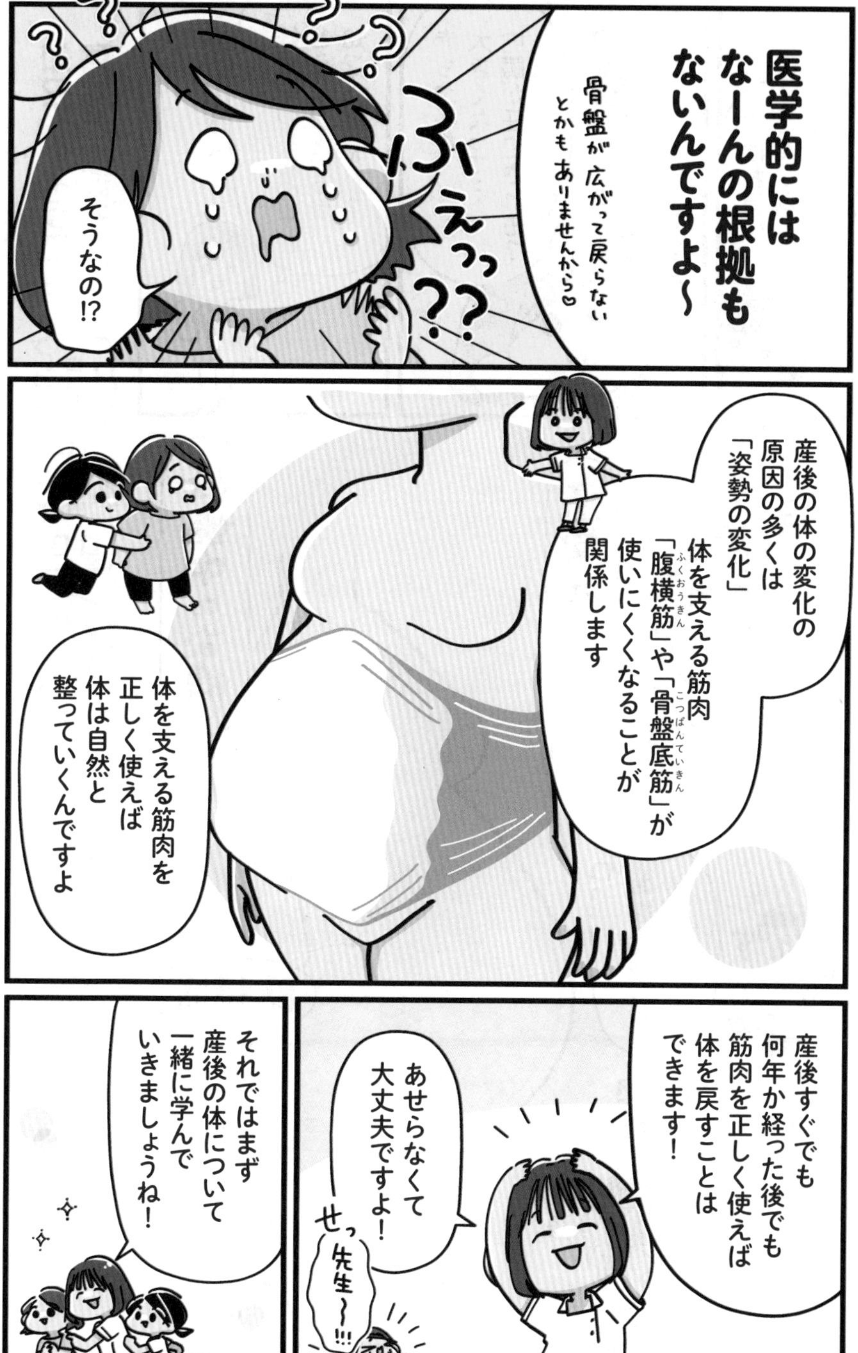
医学的にはなーんの根拠もないんですよ〜
骨盤が広がって戻らないとかもありませんから♡
ふえっっ???
そうなの!?
産後の体の変化の原因の多くは「姿勢の変化」
体を支える筋肉「腹横筋《ふくおうきん》」や「骨盤底筋《こつばんていきん》」が使いにくくなることが関係します
体を支える筋肉を正しく使えば体は自然と整っていくんですよ
産後すぐでも何年か経った後でも筋肉を正しく使えば体を戻すことはできます!
あせらなくて大丈夫ですよ!
せっ先生〜!!!
それではまず産後の体について一緒に学んでいきましょうね!

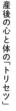

知ってるようで意外と知らない！
妊娠中のお腹はこうなる

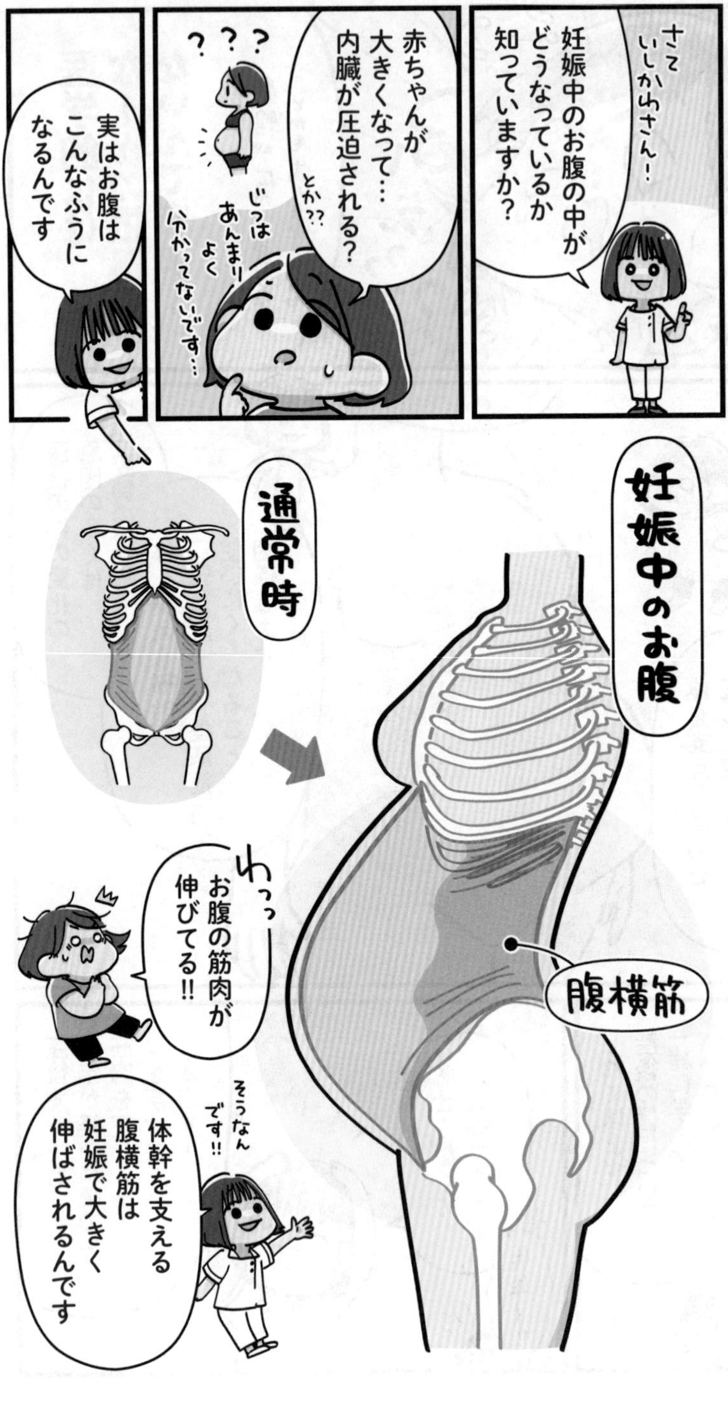

さて いしかわさん！
妊娠中のお腹の中がどうなっているか知っていますか？
？？？
赤ちゃんが大きくなって…内臓が圧迫される？
とか??
じつはあんまりよく分かってないです…
実はお腹はこんなふうになるんです
妊娠中のお腹
通常時
腹横筋
わっ
お腹の筋肉が伸びてる!!
体幹を支える腹横筋は妊娠で大きく伸ばされるんです
そうなんです!!

筋肉の伸びは出産してすぐに戻るわけではなく
時間をかけて少しずつ戻っていきます
伸びきった風船のような感じですね
だから出産した直後はお腹がブヨブヨで戻らなかったのか！
また妊娠中はお腹を支えるような姿勢になりやすいため
腹横筋を使いにくい状態が長く続きます
重いお腹を腰で支える
腹横筋が働きにくくなる
出産後もその姿勢が変わらないと…
さあどうなるでしょう??
ハイッ
腹横筋でお腹を支えられなくなって下腹が出る！
ぽっこりお腹になる!!
そうですね！
それを防ぐためにも腹横筋を意識して使うことが大切なんです

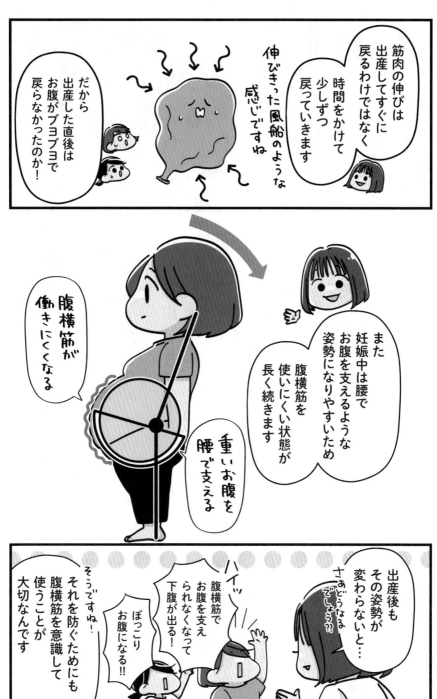

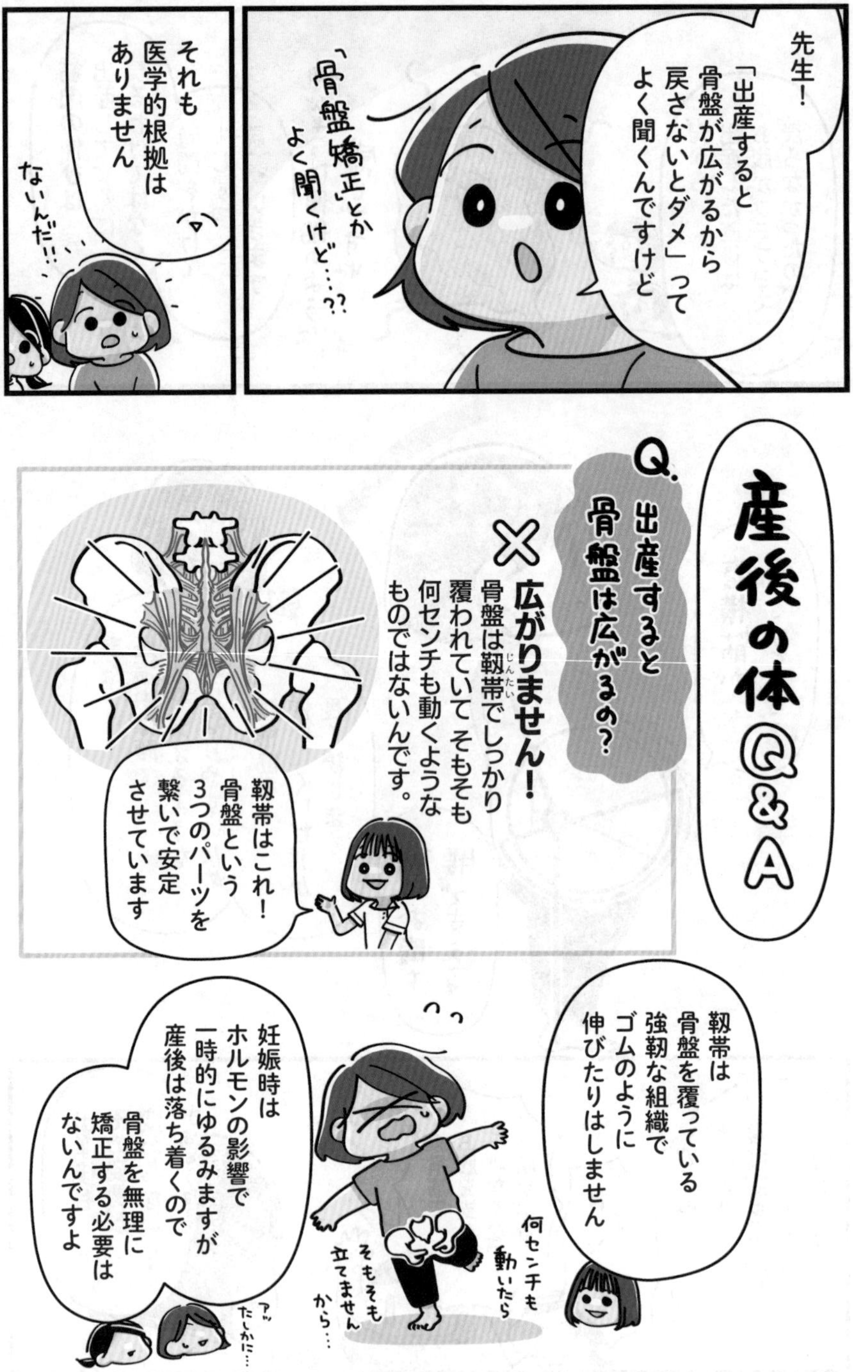
先生！
「出産すると骨盤が広がるから戻さないとダメ」ってよく聞くんですけど
「骨盤矯正」とかよく聞くけど…??
それも医学的根拠はありません
ないんだ!!
産後の体Q&A
Q. 出産すると骨盤は広がるの？
× 広がりません！
骨盤は靭帯《じんたい》でしっかり覆われていて そもそも何センチも動くようなものではないんです。
靭帯はこれ！骨盤という3つのパーツを繋いで安定させています
靭帯は骨盤を覆っている強靭な組織でゴムのように伸びたりはしません
何センチも動いたら
そもそも立てませんから…
妊娠時はホルモンの影響で一時的にゆるみますが産後は落ち着くので骨盤を無理に矯正する必要はないんですよ
アッ たしかに…

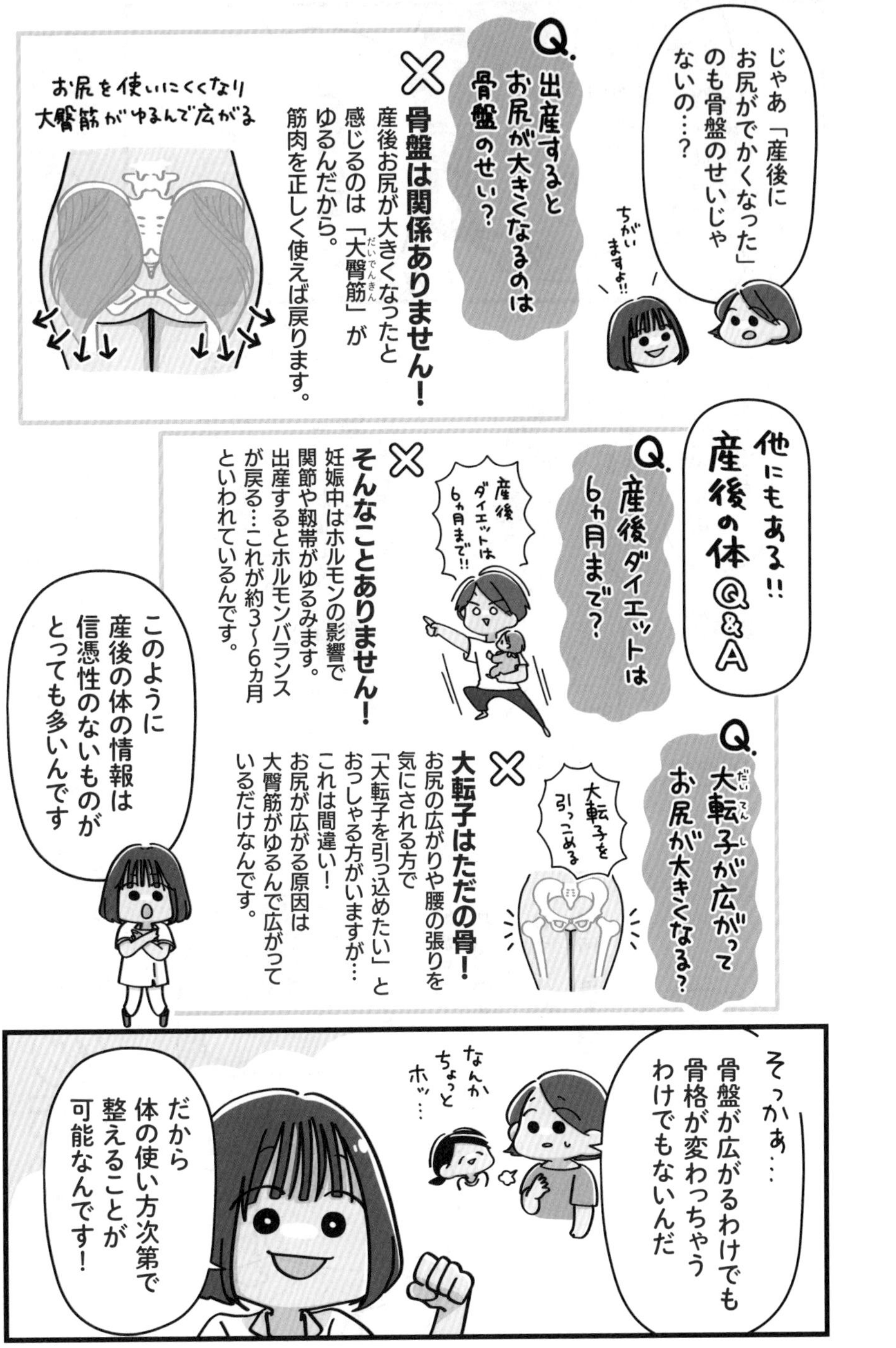
じゃあ「産後にお尻がでかくなった」のも骨盤のせいじゃないの…？
ちがいますよ!!
Q. 出産するとお尻が大きくなるのは骨盤のせい？
× 骨盤は関係ありません！
産後お尻が大きくなったと感じるのは「大臀筋《だいでんきん》」がゆるんだから。
筋肉を正しく使えば戻ります。
お尻を使いにくくなり大臀筋がゆるんで広がる
他にもある!! 産後の体Q&A
Q. 産後ダイエットは6ヵ月まで？
産後ダイエットは6ヵ月まで!!
× そんなことありません！
妊娠中はホルモンの影響で関節や靭帯がゆるみます。出産するとホルモンバランスが戻る…これが約3〜6カ月といわれているんです。
Q. 大《だい》転《てん》子《し》が広がってお尻が大きくなる？
大転子を引っこめる
× 大転子はただの骨！
お尻の広がりや腰の張りを気にされる方で「大転子を引っ込めたい」とおっしゃる方がいますが…これは間違い！
お尻が広がる原因は大臀筋がゆるんで広がっているだけなんです。
このように産後の体の情報は信憑性のないものがとっても多いんです
そっかぁ… 骨盤が広がるわけでも骨格が変わっちゃうわけでもないんだ
なんかちょっとホッ…
だから体の使い方次第で整えることが可能なんです！

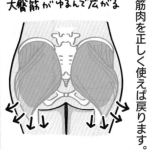

産後の体型が変化する原因はコレ！

妊娠による「姿勢の変化」

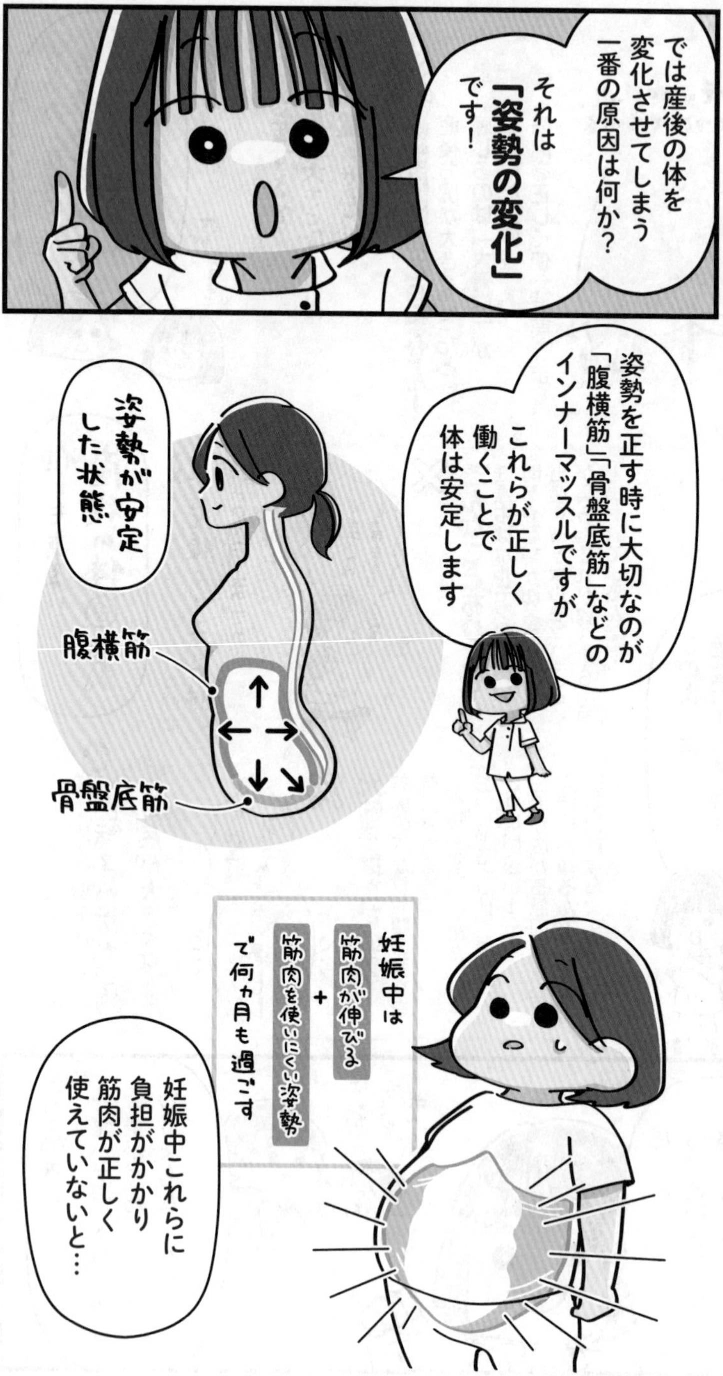
では産後の体を
変化させてしまう
一番の原因は何か？
それは
「姿勢の変化」
です！
姿勢を正す時に大切なのが
「腹横筋」「骨盤底筋」などの
インナーマッスルですが
これらが正しく
働くことで
体は安定します
姿勢が安定
した状態
腹横筋
骨盤底筋
妊娠中は
筋肉が伸びる
＋
筋肉を使いにくい姿勢
で何ヵ月も過ごす
妊娠中これらに
負担がかかり
筋肉が正しく
使えていないと…

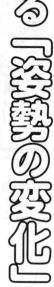

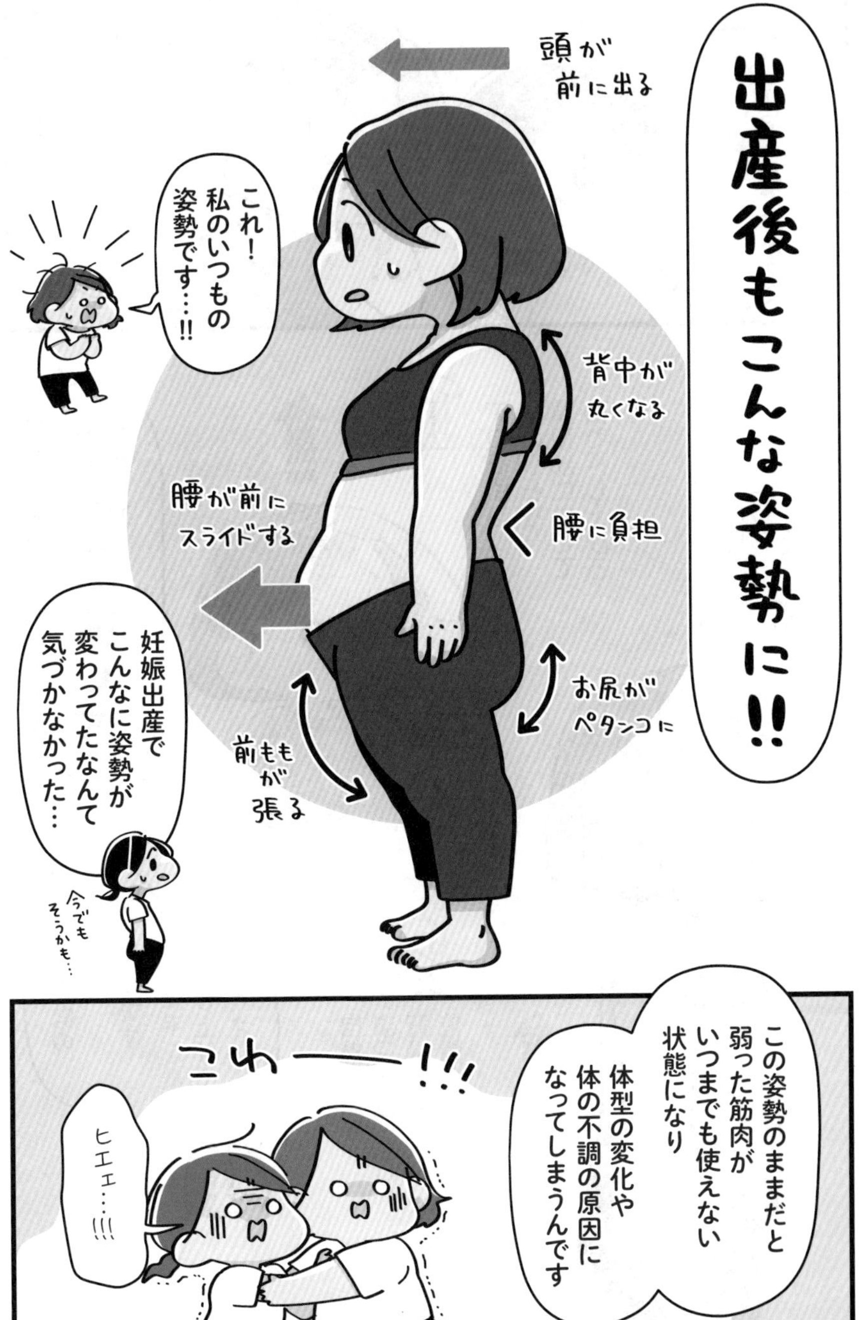
出産後もこんな姿勢に!!
頭が前に出る
背中が丸くなる
腰に負担
お尻がペタンコに
前ももが張る
腰が前にスライドする
これ！私のいつもの姿勢です…!!
妊娠出産でこんなに姿勢が変わってたなんて気づかなかった…
今でもそうかも…
この姿勢のままだと弱った筋肉がいつまでも使えない状態になり
体型の変化や体の不調の原因になってしまうんです
こわーー!!!
ヒエェ…!!!

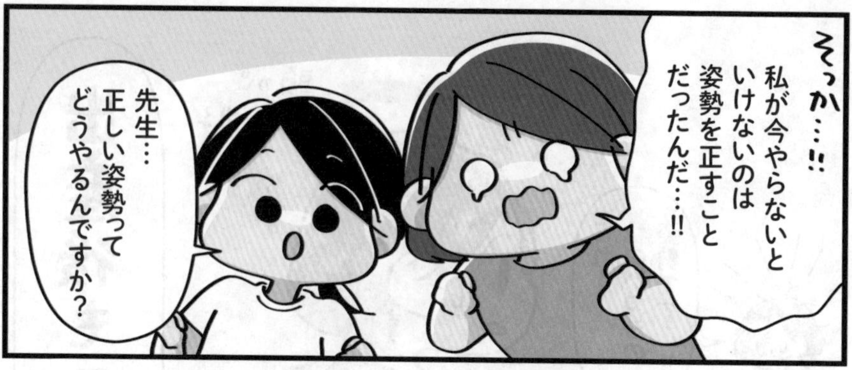
そっか…!! 私が今やらないといけないのは姿勢を正すことだったんだ…!!
先生… 正しい姿勢ってどうやるんですか?

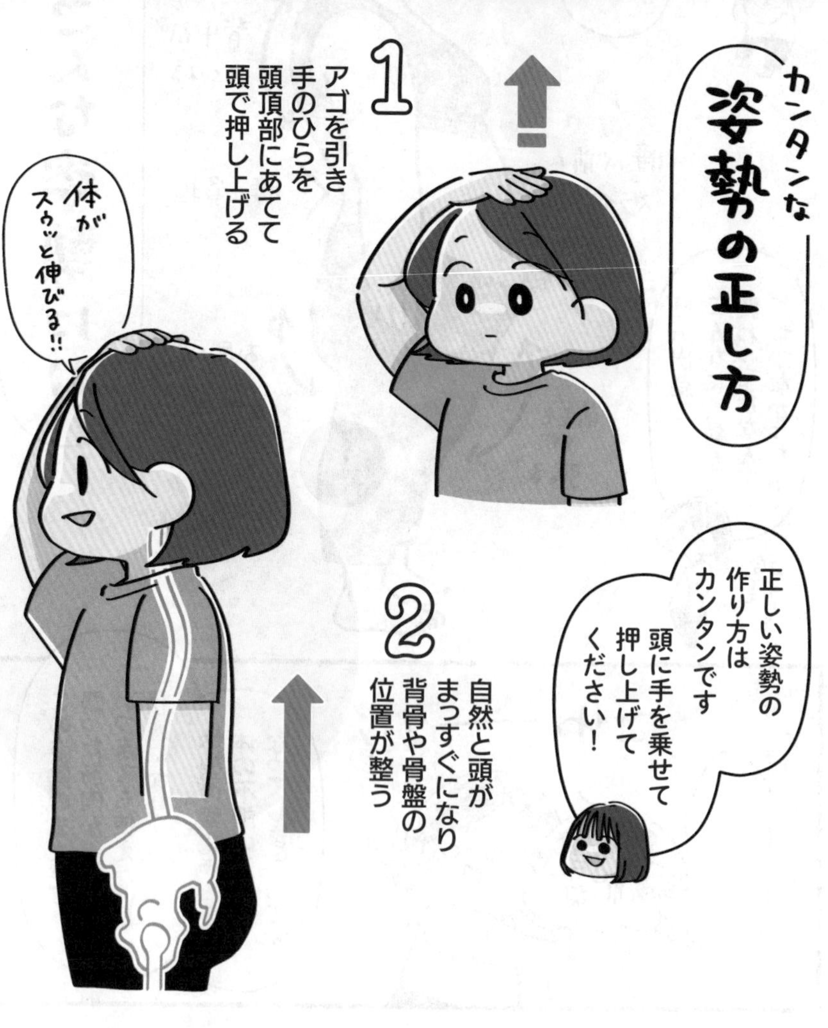
カンタンな 姿勢の正し方
1
アゴを引き 手のひらを頭頂部にあてて 頭で押し上げる
体が スゥッと伸びる!!
正しい姿勢の作り方は カンタンです 頭に手を乗せて 押し上げてください!
2
自然と頭がまっすぐになり 背骨や骨盤の位置が整う

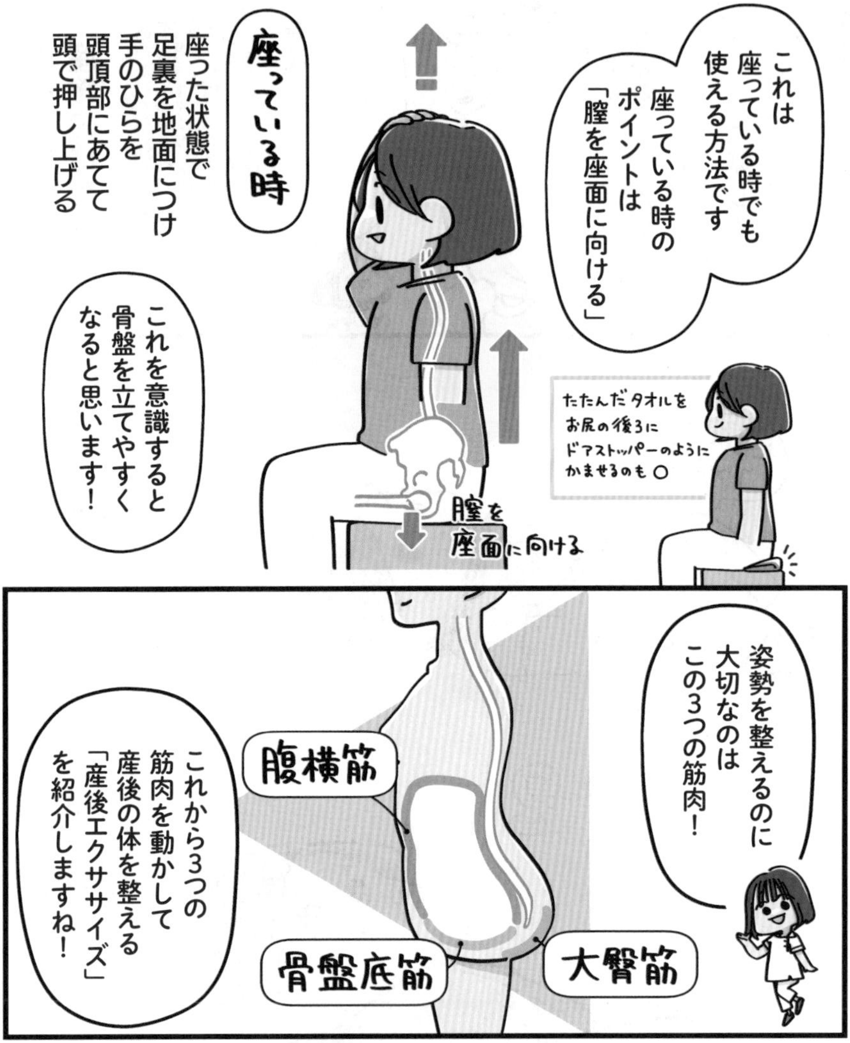
これは
座っている時でも
使える方法です
座っている時の
ポイントは
「膣を座面に向ける」
たたんだタオルを
お尻の後ろに
ドアストッパーのように
かませるのも○
膣を
座面に向ける
座っている時
座った状態で
足裏を地面につけ
手のひらを
頭頂部にあてて
頭で押し上げる
これを意識すると
骨盤を立てやすく
なると思います！
姿勢を整えるのに
大切なのは
この3つの筋肉！
腹横筋
大臀筋
骨盤底筋
これから3つの
筋肉を動かして
産後の体を整える
「産後エクササイズ」
を紹介しますね！
ちなみに…
このエクササイズは
傷や出血などがなく、
子宮の回復状態にも
問題がなければ
※産褥期《さんじょくき》からはじめて
OKです！
私たちも
やるぞ——!!
出産から年数が
経過している方や
妊娠・出産の経験がない
方にも有効なので
ぜひ試してみて
くださいね！

※ 妊娠や分娩によって変化した体が妊娠前の状態に戻るまでの期間。
個人差があるがおよそ6〜8週間といわれています

ポイントは3つの筋肉！
産後の体を整える

産後エクササイズ

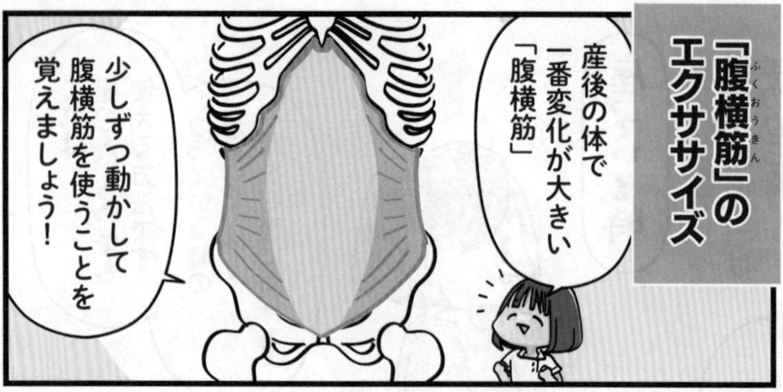
「腹横筋《ふくおうきん》」のエクササイズ
産後の体で一番変化が大きい「腹横筋」
少しずつ動かして腹横筋を使うことを覚えましょう！

1 あおむけの状態でヒザを立て
ヒザの間はこぶし1つ分空ける

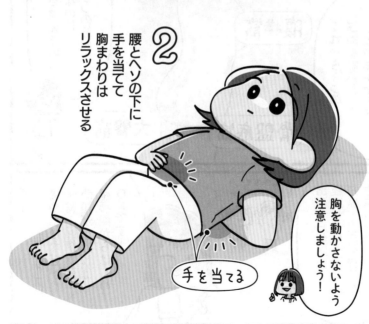

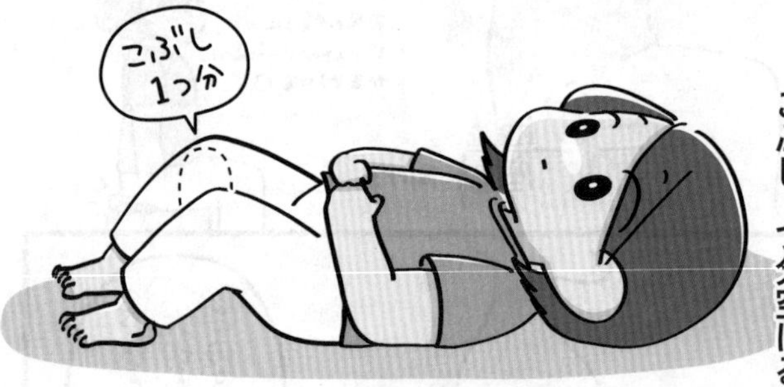
こぶし1つ分

2 腰とヘソの下に手を当てて
胸まわりはリラックスさせる

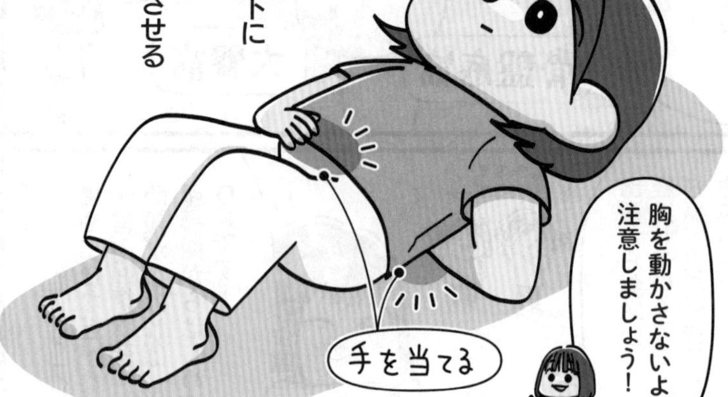
胸を動かさないよう注意しましょう！
手を当てる

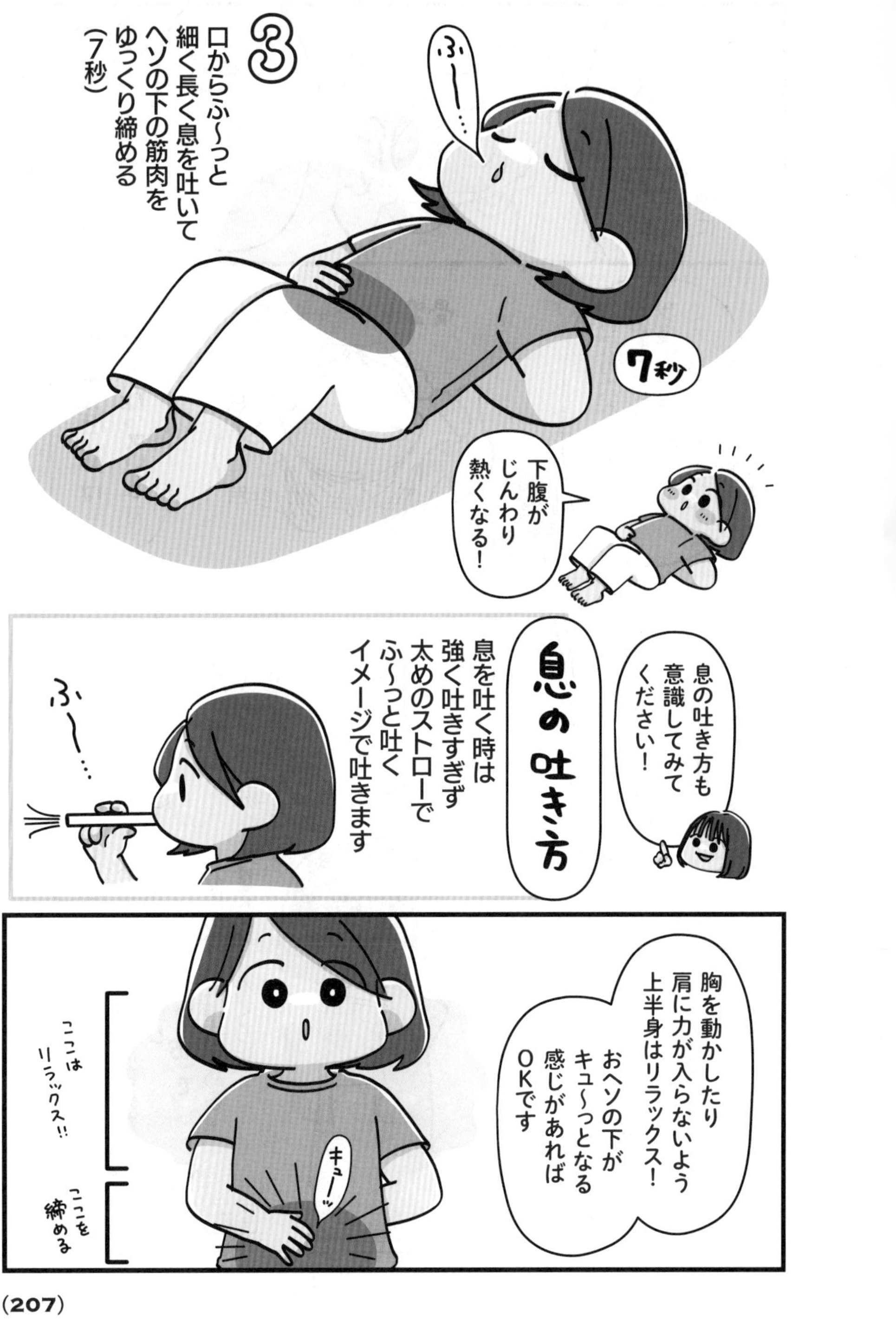
③
口からふ〜っと
細く長く息を吐いて
ヘソの下の筋肉を
ゆっくり締める
（7秒）
ふー…
7秒
下腹がじんわり熱くなる!
息の吐き方も意識してみてください!
息の吐き方
息を吐く時は強く吐きすぎず太めのストローでふ〜っと吐くイメージで吐きます
ふ〜…
胸を動かしたり肩に力が入らないよう上半身はリラックス!
おヘソの下がキュ〜っとなる感じがあればOKです
キュ〜ッ
ここはリラックス!!
ここを締める

「骨盤底筋《こつばんていきん》」のエクササイズ

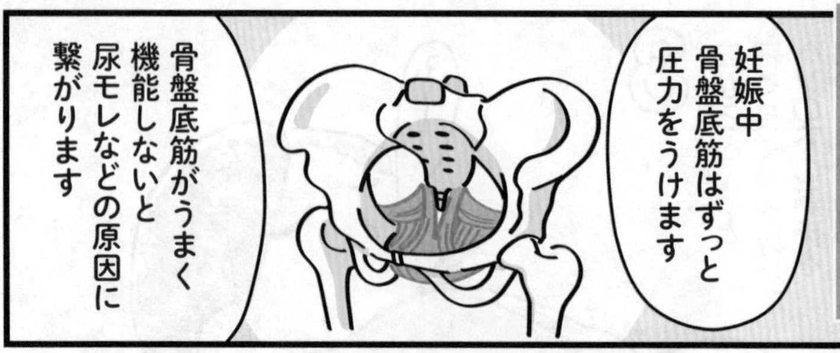
妊娠中
骨盤底筋はずっと
圧力をうけます
骨盤底筋がうまく
機能しないと
尿モレなどの原因に
繋がります

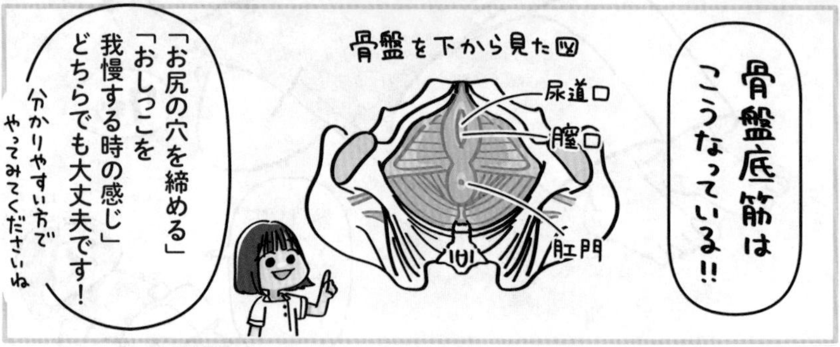
骨盤底筋はこうなっている!!
骨盤を下から見た図
尿道口
膣口
肛門
「お尻の穴を締める」
「おしっこを我慢する時の感じ」
どちらでも大丈夫です!
分かりやすい方でやってみてくださいね

骨盤底筋を動かす練習

1 縦に四つ折りにしたタオルを折り目が三角になるように半分に折り椅子の座面に置く

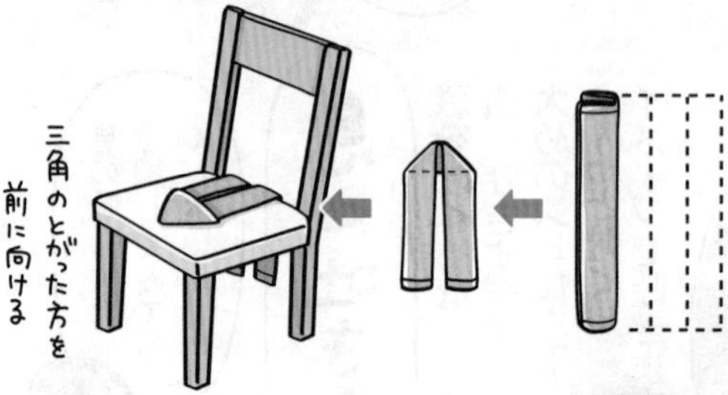
三角のとがった方を前に向ける

2 会陰《えいん》にタオルの三角部分が当たるように座り正しい座り方（P205）でお尻の穴と尿道を締める・ゆるめる…をくり返す

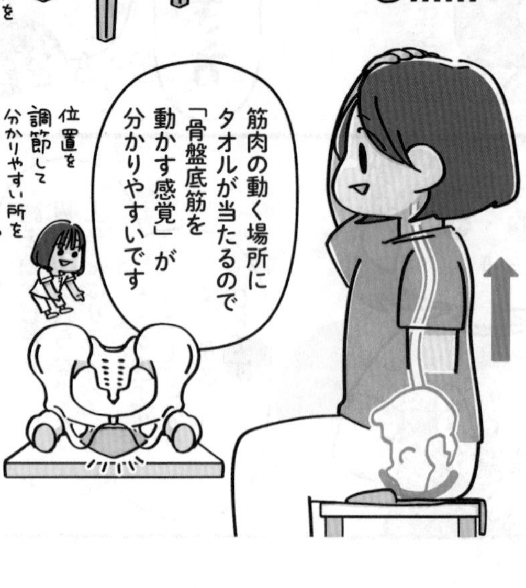
筋肉の動く場所にタオルが当たるので「骨盤底筋を動かす感覚」が分かりやすいです
位置を調節して分かりやすい所をさがしてみてください!!

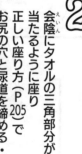

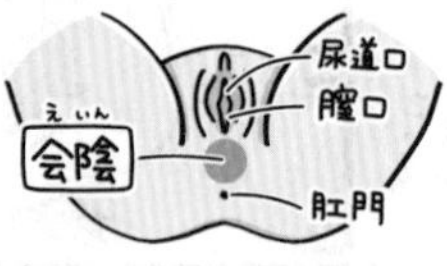
尿道口
膣口
会陰《えいん》
肛門

四つん這いのエクササイズ

1 四つん這いでヒザの間をこぶし1つ分空け肘を床につける上半身はうつ伏せの状態にする

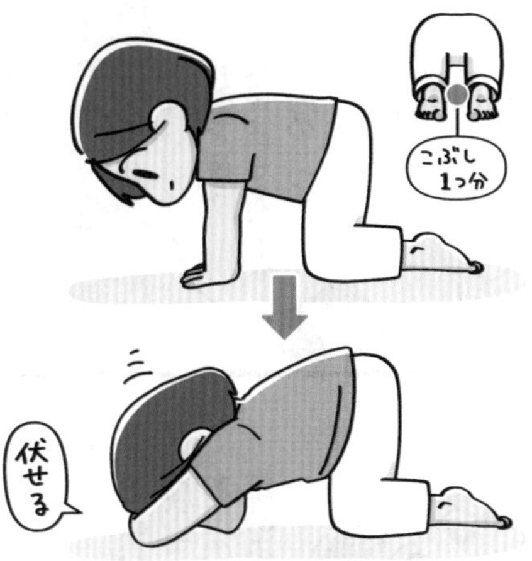
こぶし1つ分
伏せる

2 この状態でお尻の穴と尿道を締める・ゆるめる…をくり返す

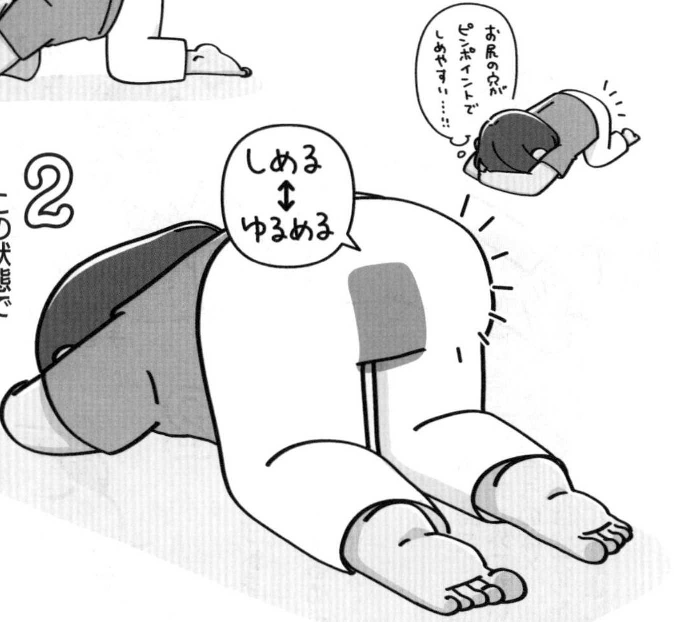
お尻の穴がピンポイントでしめやすい…!!
しめる
↕
ゆるめる

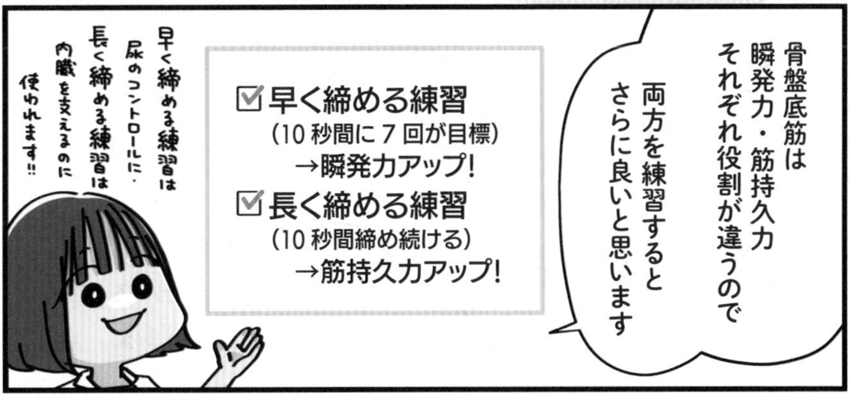
骨盤底筋は瞬発力・筋持久力それぞれ役割が違うので
両方を練習するとさらに良いと思います
☑早く締める練習
(10秒間に7回が目標)
→瞬発力アップ!
☑長く締める練習
(10秒間締め続ける)
→筋持久力アップ!
早く締める練習は尿のコントロールに、長く締める練習は内臓を支えるのに使われます!!

「大臀筋《だいでんきん》」のエクササイズ

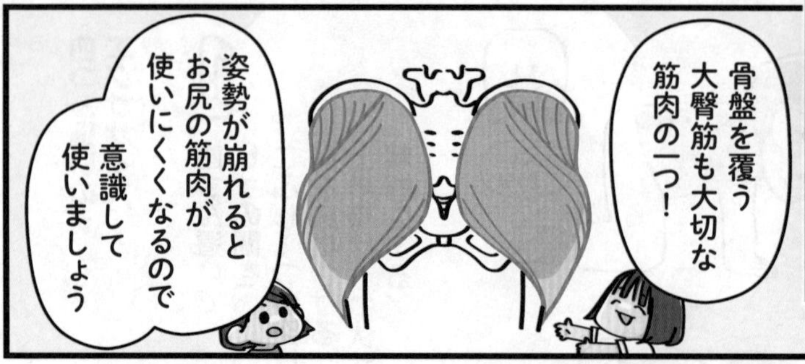
骨盤を覆う大臀筋も大切な筋肉の一つ！
姿勢が崩れるとお尻の筋肉が使いにくくなるので意識して使いましょう

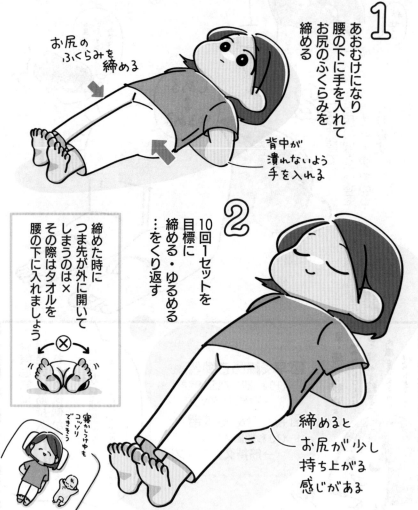

1

あおむけになり腰の下に手を入れてお尻のふくらみを締める

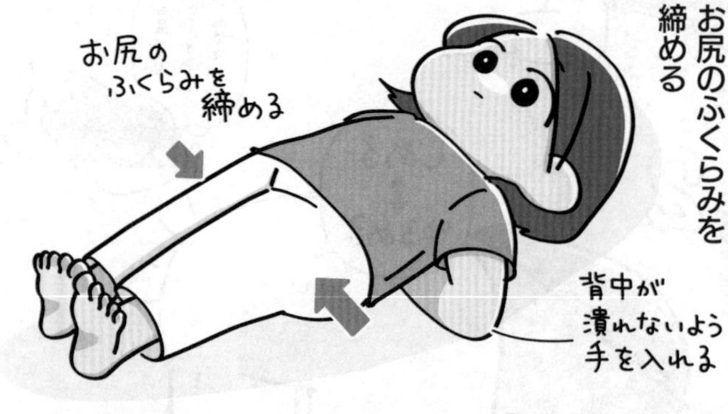
お尻のふくらみを締める
背中が潰れないよう手を入れる

2

10回1セットを目標に締める・ゆるめる…をくり返す

締めた時につま先が外に開いてしまうのは×
その際はタオルを腰の下に入れましょう

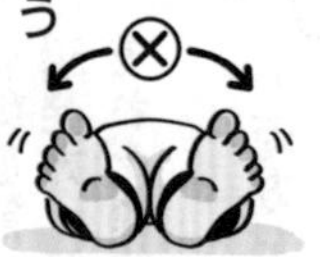
×

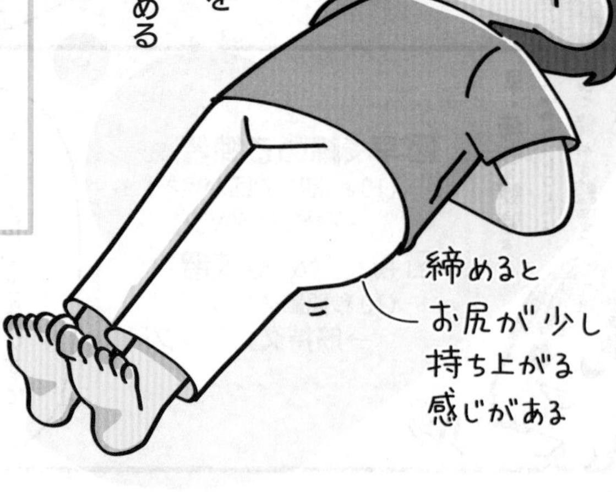
締めるとお尻が少し持ち上がる感じがある

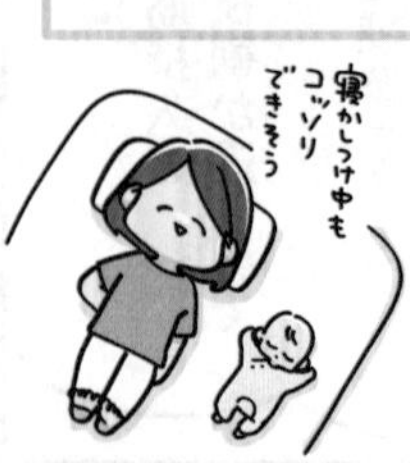
寝かしつけ中もコッソリできそう

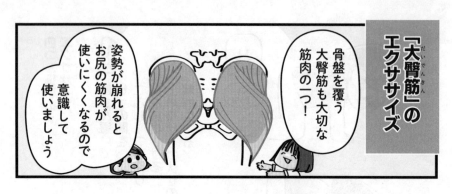

日常生活のポイント

抱っこ

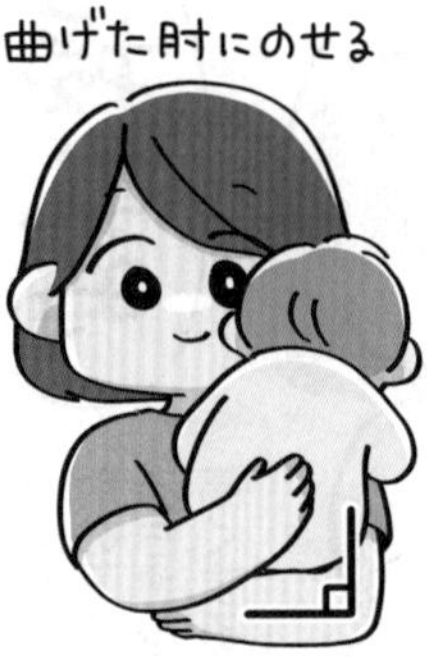
曲げた肘にのせる

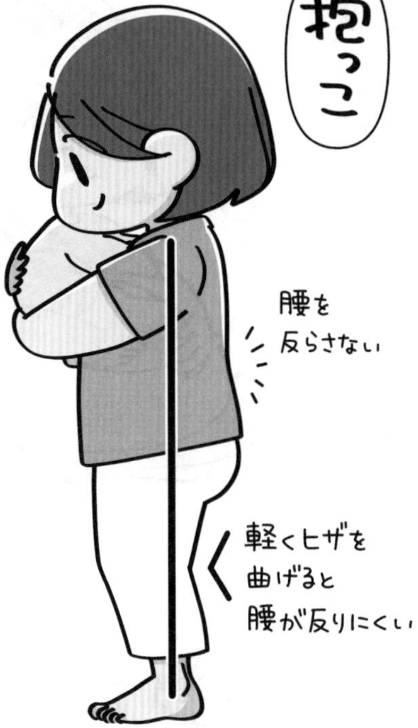
腰を
反らさない
軽くヒザを
曲げると
腰が反りにくい

抱っこの時は90度に
曲げた肘に赤ちゃんを乗せ
腰が反らないよう
赤ちゃんの位置を高く
自分に重心を近づけるように
するとラクになります！

抱っこ紐

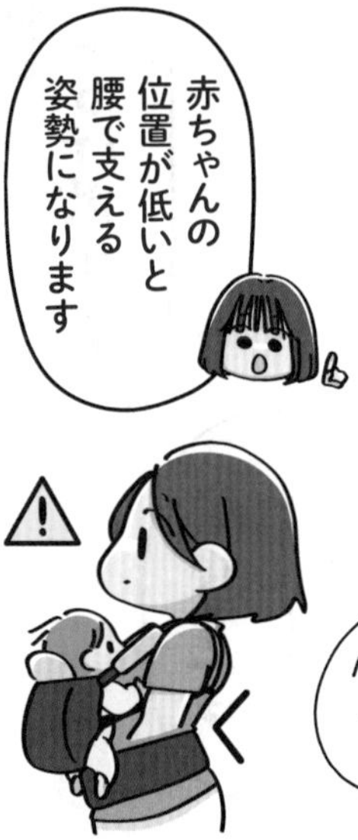
赤ちゃんの
位置が低いと
腰で支える
姿勢になります

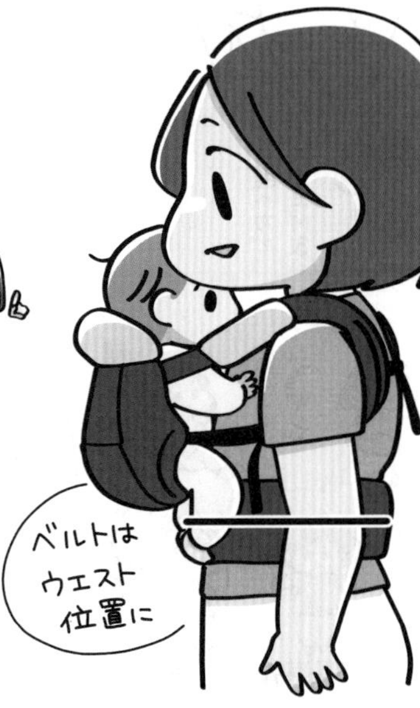
ベルトは
ウエスト
位置に

抱っこ紐は
・ベルトはウエスト位置
・赤ちゃんの重心を高く
自分に密着させる
ようにすると○

授乳時

授乳時は背中が丸まらないように肘の下にタオルを置いて赤ちゃんの位置を高くすると○

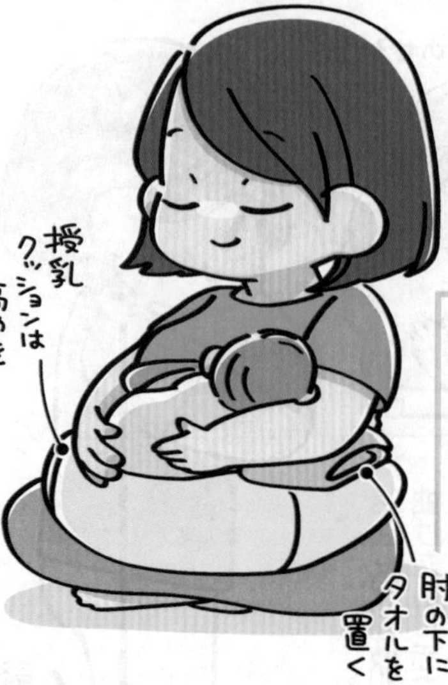
授乳クッションは高めを
肘の下にタオルを置く

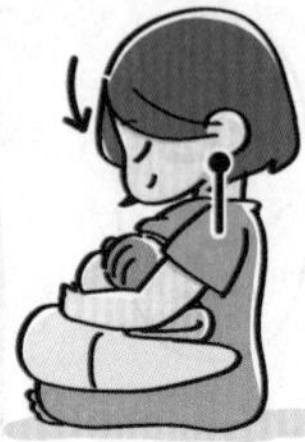
下を向くときは耳のつけ根を支点にすると首がラクに！

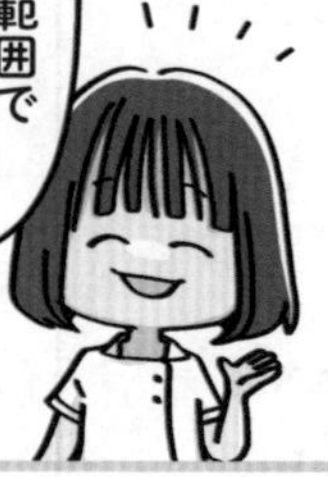
できる範囲で少しずつ取り入れてみてくださいね

産後の体のちょっと気をつけポイント

こんな動きに気をつけると後々のトラブルを防ぐことができます

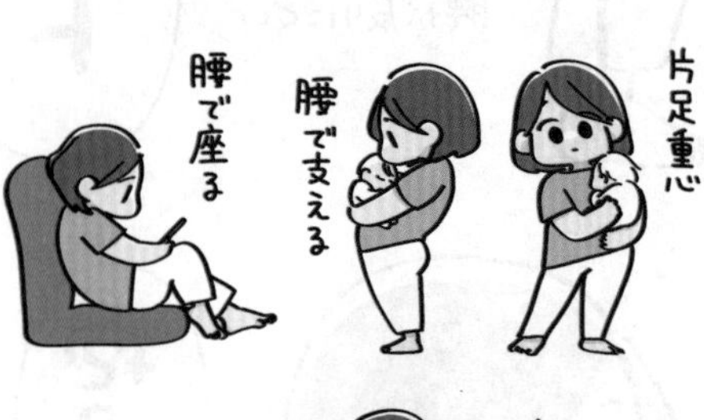
片足重心
腰で支える
腰で座る
お腹の力で起き上がる

産後すぐはひかえたいエクササイズ

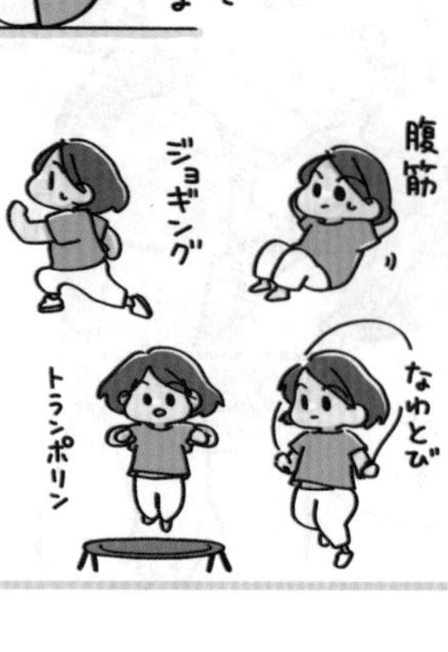
腹筋
ジョギング
なわとび
トランポリン

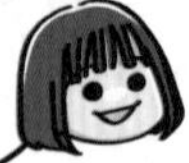
こんな運動は腹横筋などが使えるようになってから少しずつはじめましょう

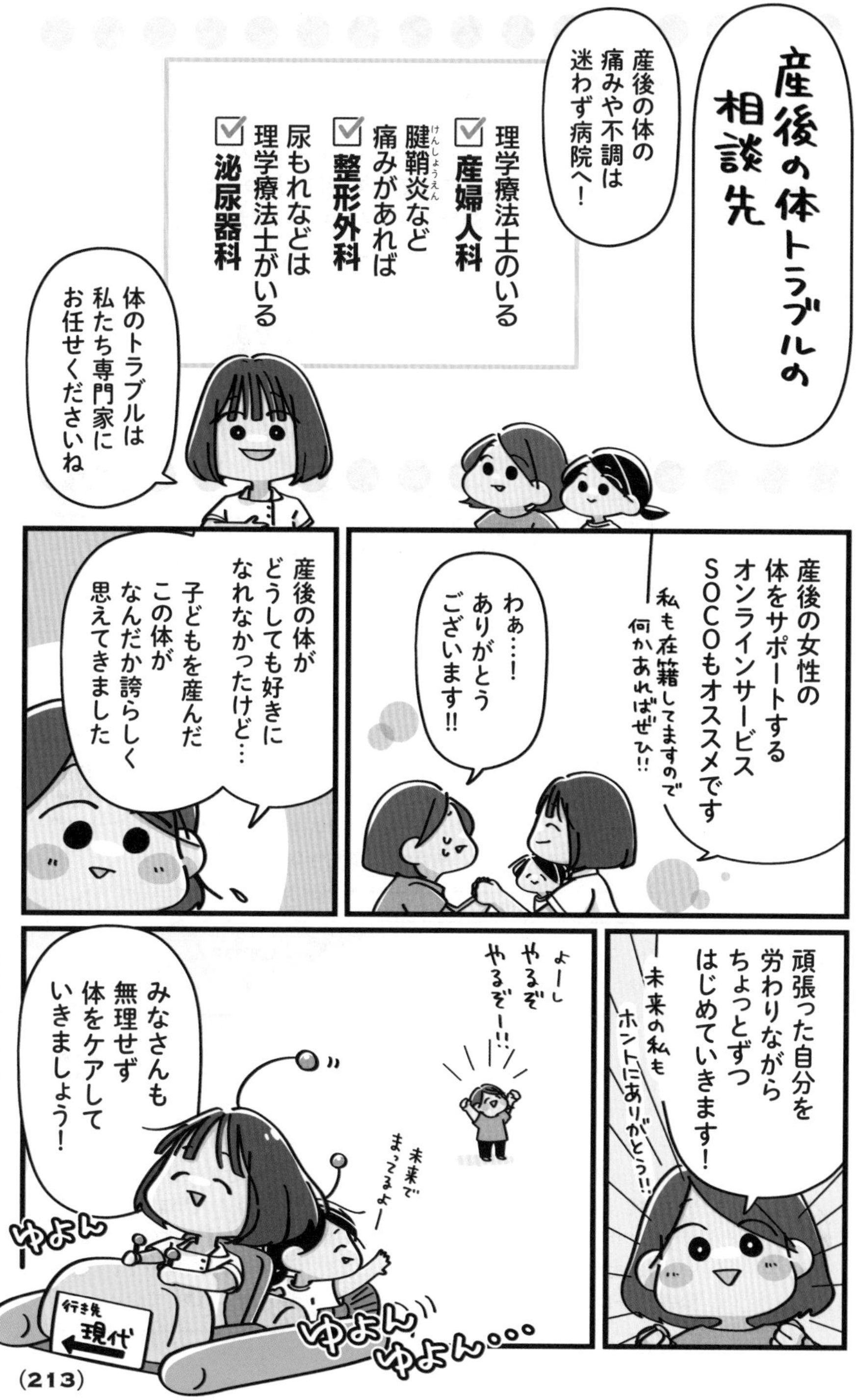

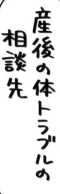

産後の体トラブルの相談先
産後の体の痛みや不調は迷わず病院へ!
理学療法士のいる
☑産婦人科
腱鞘炎《けんしょうえん》など痛みがあれば
☑整形外科
尿もれなどは理学療法士がいる
☑泌尿器科
体のトラブルは私たち専門家にお任せくださいね
産後の女性の体をサポートするオンラインサービスSOCOもオススメです
私も在籍してますので何かあればぜひ!!
わぁ…! ありがとうございます!!
産後の体がどうしても好きになれなかったけど…
子どもを産んだこの体がなんだか誇らしく思えてきました
頑張った自分を労わりながらちょっとずつはじめていきます!
未来の私もホントにありがとう!!
よーし やるぞ やるぞー!!
みなさんも無理せず体をケアしていきましょう!
未来でまってるよー
ゆよん
行き先 現代
ゆよん ゆよん…

どうしたらいい?

産後は十分な心のケアが必要 Q&A

出産後、産後ダイエットにのめり込んでしまい心身のバランスを崩してしまったいしかわ。なぜそこまで体重や体型にこだわってしまったのか、本当はあの時どうしたかったのか。助産師でありメンタル心理カウンセラーでもある、やまがたてるえ先生と振り返ってみました。

先生！私「母親に向いてない」んです

いしかわ
私が出産したのは９年前になるんですが、出産直後は「育児を楽しみながらステキな母親になるぞ！」とやる気に満ちあふれてました。ところが、いざ子どもとの生活がはじまるととにかく寝られないし何もできない。子どもがなぜ泣いてるかも分からない。「私って母親に向いてないんじゃや……」ってなってしまって。

やまがた
そうだったんですね。

いしかわ
赤ちゃんって可愛いもの・母性は自然と生まれてくるものだと思ってたんです。でも、可愛いよりも「この生き物は私が油断すると死んじゃう」っていうプレッシャーの方が強かった。しんどいとか、辛いとか、そんな気持ちでいっぱいで。なんかもう……あの時は本当に自分が嫌いでした。

やまがた
現代のママたちは本当にしんどいと思いますよ。いしかわさんは「産後うつ」という言葉は耳にしたことがありますか?

いしかわ
あれですよね、ホルモンバランスが崩れてなっちゃうやつですよね。

やまがた
以前はそう言われていましたが、近年では「産後うつはホルモンバランスの影響は多少はあるが、環境的な要因も大きい」と考えられています。現代の子育て世代の7割は、育った場所から遠く離れた場所で子育てをしています。それに加えてパートナーの激務などによるワンオペ育児。ひとりでずっと緊張とストレスにさらされて……苦しくなってしまうのも無理はありません。

いしかわ

私の夫も当時激務でした。とにかく孤独で、朝から晩まで子どもとふたりっきりで。1日がすごく長かったのを覚えてます。

昭和の子育て観と現代の子育て観。そのはざまに立つ私たち

やまがた

現代の子育て世代の方たちは特に、自分が子どもだった頃見ていた母親と自身とのギャップに悩まれている方が多いように思いますね。かつての「昭和の子育て」と「現代の子育て」のはざまに立っている世代だと思います。

いしかわ

たしかに。「私は母のようにはなれない」っていう気持ちが強くて苦しかったです。

やまがた

それに加えて、自分たちが子どもだった頃に感じていた「親子関係がなんかしんどかった……」というきもち。そういった葛藤や課題が表にあらわれてしまう、というのもあると思います。

いしかわ

そういえば里帰り中、息子の寝かしつけがうまくいかなくて全然泣き止まないことがあったんです。夜遅い時間になったのに、どれだけあやしてもダメで。そんな時に母が「替わってあげるからお風呂に入っておいで」と言って抱っこを替わってくれたんですが、急いでお風呂から上がると息子は母の腕の中でスヤスヤ眠っていて。母はもともと幼稚園の先生で子どもが大好きな人でした。かたや、私はむかしから小さな子が苦手で、抱っこもぎこちなくて……。なんだか「お前じゃダメだ」と言われているような気がして、そのあたりから母にも心を閉ざしてしまったような気がします。

やまがた

頼りたかった人に思うように頼れず心の距離ができてしまったんですね。

私はままならない日常の中で「自分をコントロールしたかった」のかも

いしかわ

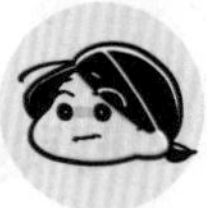

夫に言われた何気ない一言に深く傷ついたこともありました。元々母親としての自信もなかったうえに、「誰からも母親として信用されていない」と思ってしまって。思えば、その深い孤独感と自信喪失から逃げるために、産後ダイエットに走ったのかもしれません。

やまがた

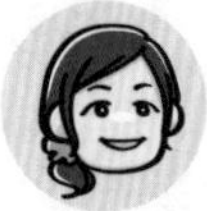

そうだったんですね。

いしかわ

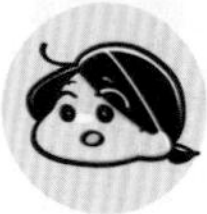

産後ダイエットを始めた当初は楽しかったんです。おもしろいほど体重が落ちて、数字の変化が目に見えるから。毎日決まったものを食べて、数字が減るのを見ると安心できました。もしかしたら、コントロールできない毎日のなかで、自分の体をコントロールすることが支えになっていたのかな。

やまがた

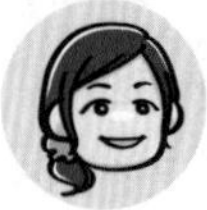

子育てって本当に思い通りにいかないことの連続ですもんね。それを知らされないまま子育ての日々に突入して、苦しんでいらっしゃる方の相談はとても多いです。

いしかわ

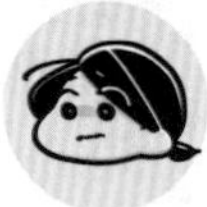

それまではある程度自由に時間やお金を使えていたけれど、突然自分の思い通りにならない生活になった。しかも自分が思い描く母親像と自分自身はかけ離れていて、自分がダメに思えてしまった。体重を減らして体型を変化させることだけが心のよりどころだったんですが……心にも体にも無理をさせた結果、反動で過食が止まらなくなりました。体重も増えて、自分さえもコントロールできなくなって……そこでようやく「折り合いをつけること」「受け入れること」に考えがシフトしていったような気がします。

やまがた

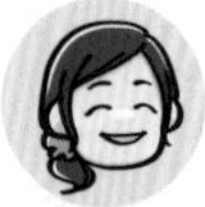

体重ではなく体調に目を向けられるようになっていったんですね。

少しずつ変わっている支援

いしかわ

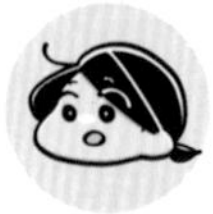

妊娠する前までは、しんどい時も大変なことも無理して気力を振り絞ればなんとかなったんですよね。子育ても産後ダイエットもそうやって、「多少無理してでも頑張ればいい」って思ってました。でも、全然無理！ 気合いだけではどうにもならなくて、自分なりにできる範囲でできることを積み重ねていくしかないんですよね。そもそも、自分が母親に向いてるとか向いてないとか、そういう問題じゃなかった……。

やまがた

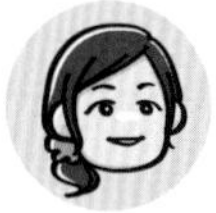

子育ては一個人の問題ではない、と私も支援をしていて思います。私は松戸市の親子広場で子育て相談員を16年務めていますが、日々さまざまな相談を受けます。母乳のことや離乳食、最近では発達やパートナーシップについての相談も多い。ひとりで抱えられることじゃないんですよね。

いしかわ

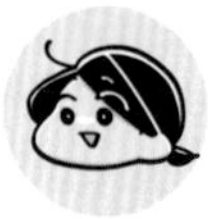

実は私の息子も発達の関係で専門機関に繋いでいただき、日々の困りごとや幼稚園の支援もたくさん相談させていただきました。専門の方からの提案やアドバイスによって、ひとりで抱えていたモヤモヤが一気に楽になったのを覚えています。

やまがた

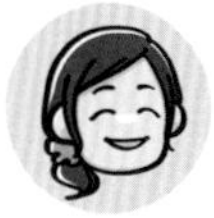

子どもは本当に千差万別で、支援や専門機関といった「実際に目を見てお話しできる場所」だからこそ分かることもあります。子どもによっては早くからのケアや支援がお守りになることも。現代の子育て支援は、本当に少しずつですが良くなってきていると思います。SNS相談などの見えないつながりはもちろん、私たちのこともぜひ頼ってほしいと願っています。

やまがた先生より

産後うつはホルモンバランスや慢性的な寝不足、精神的支えの欠如などさまざまな要因が重なって起こります。症状の重さも人によってさまざまで、中には医学的な治療が必要な方もいらっしゃいます。「ごはんが食べられない」「眠れない」「なにも楽しいと思えない」などの何か症状が気になる場合は、支援センターやメンタルクリニックにご相談くださいね。

ひと休みコラム⑤

変わるけど、変わらない。産後はつづくよどこまでも

「出産した後はずっと〝産後〟なんですよ」。近藤先生が取材の中で言った言葉が印象的だった。出産してしばらくは、私はずっと妊娠前に戻りたかった。体も心も、自由で無敵なあの頃に戻りたいともがいていた。

ご飯を食べるようになって、子どもが温かいと感じるようになって。そこでふと「変わった私が変わらないものって何だろう」と思った。私が手にしたのはペンだった。そこから絵とマンガを描きはじめて今に至る。

絵の中には私が全部いる。授業ノートに挿絵を描いた私もmixi に恥ずかしい日記を書いた私も全部いる。変わるけど、変わらない。変わらないけど、変えられる。出産して9年。

最近やっと、変化を面白がれるようになってきました。

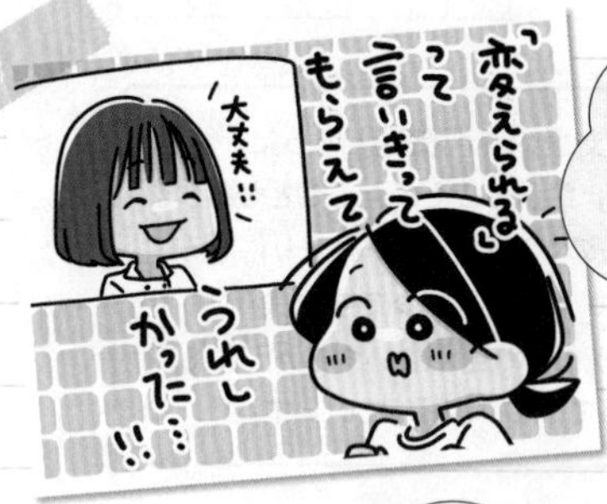
大丈夫!!
「変えられる」って言いきってもらえて
うれしかった…!!

「産後何年経っても体は変わります!」近藤先生の言葉に勇気が出ました。

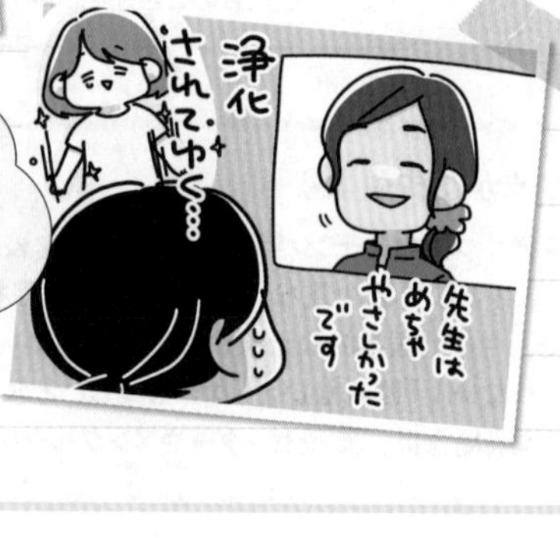
浄化されてゆく…
先生はめちゃやさしかったです

やまがた先生と話しながら過去の自分が浄化されていくのが分かりました。

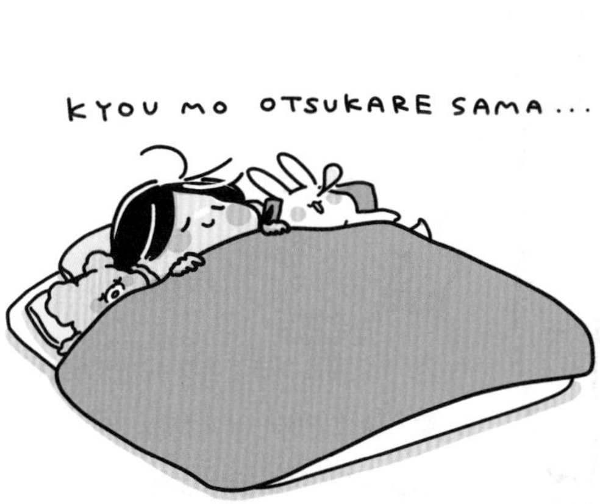
KYOU MO OTSUKARE SAMA...

逆引きテキスト

1・2章

前面

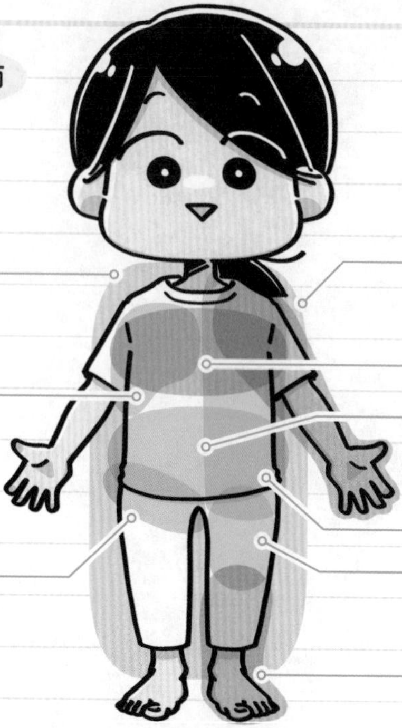

背面

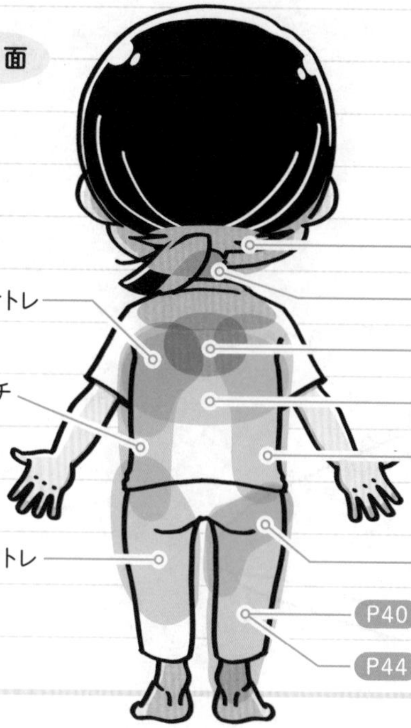

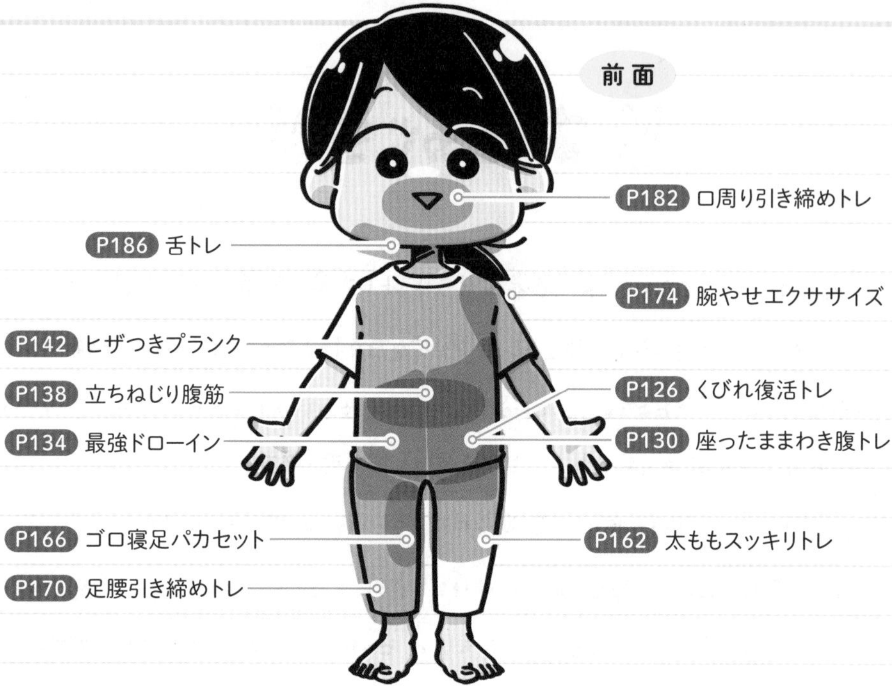
前面
P182 口周り引き締めトレ
P186 舌トレ
P174 腕やせエクササイズ
P142 ヒザつきプランク
P138 立ちねじり腹筋
P126 くびれ復活トレ
P134 最強ドローイン
P130 座ったまままわき腹トレ
P166 ゴロ寝足パカセット
P162 太ももスッキリトレ
P170 足腰引き締めトレ

4章

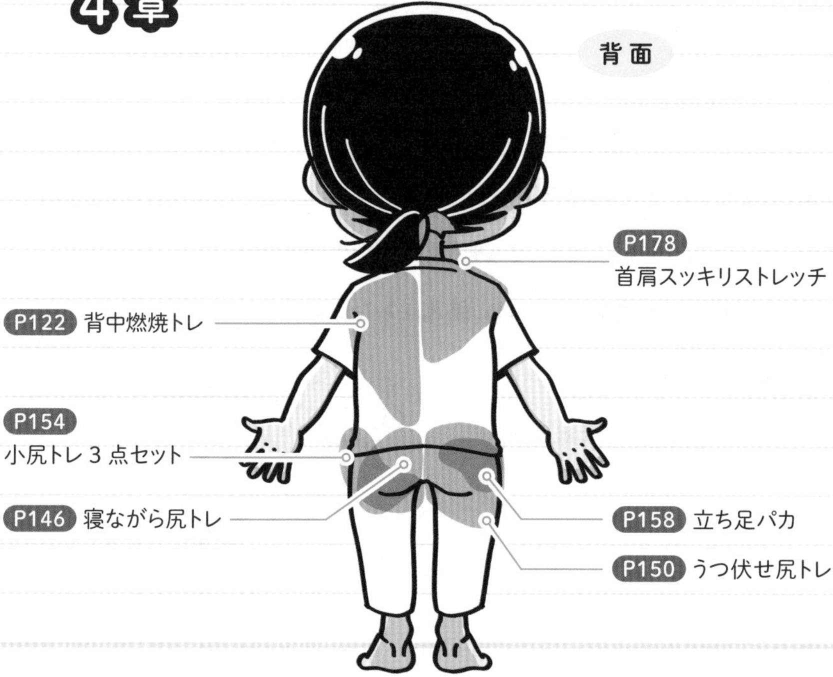
背面
P178
首肩スッキリストレッチ
P122 背中燃焼トレ
P154
小尻トレ 3 点セット
P146 寝ながら尻トレ
P158 立ち足パカ
P150 うつ伏せ尻トレ

あとがき

「疲れた体と心をリセット！限界ズボラ ゆるトレ大全」を最後まで読んでいただきありがとうございました。ゆるトレのマンガを日々描きながら思うのは、「限界なのって体だけじゃなくて心もだよなぁ…」ということ。現代を生きる私たちにとって、毎日をのり切るというのはホントに"ギリギリやっとこさ"のことなんだと思います。

この本はけっして〇キロ痩せる！美ボディになる！というものではありません。

けれど、毎日しんどい、なんとかしたいけどどうにもならん。そんな方の「ちょっとやってみようかな」「これならできるかも」のヒントになれば とっても嬉しいです。

どうか無理せず、ぼちぼち生きましょうね。

最後に。

この本をひとつのカタチにするため、二人三脚で(爆速で)駆け抜けてくれた

編集の中川さんをはじめとするKADOKAWAのみなさん。

監修してくださった しもぞの先生、紫先生、近藤先生、やまがた先生。

そしてマンガを読んで実践してくれた 読者のみなさま。

本当にありがとうございました!!

深く深く…感謝申し上げます。

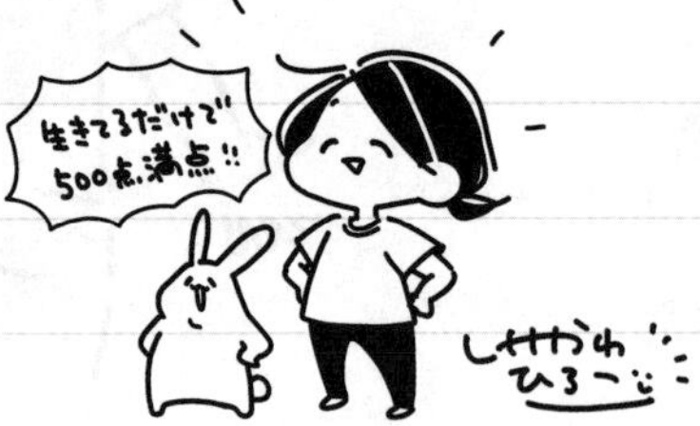

【STAFF】

ブックデザイン
坂野弘美

DTP
辻野祥子

校正
向山美紗子

営業
後藤歩里

編集長
山﨑 旬

編集担当
中川寛子

【監修協力】

下薗賢吾
（理学療法士）

柴 雅仁
（鍼灸師・パーソナルトレーナー）

近藤カナ
（理学療法士）

やまがたてるえ
（助産師・メンタル心理カウンセラー）

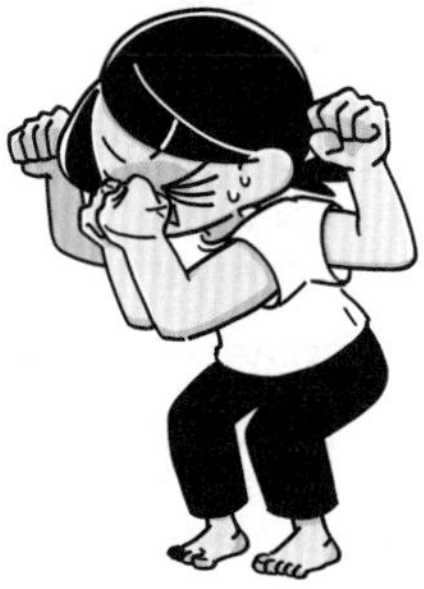

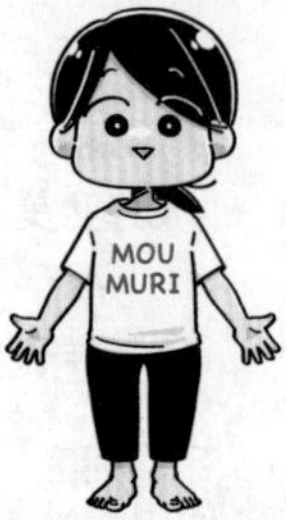

疲《つか》れた体《からだ》と心《こころ》をリセット!

限界《げんかい》ズボラゆるトレ大全《たいぜん》

2023年12月14日　初版発行

著 者
いしかわひろこ

発行者
山下直久

発行　株式会社KADOKAWA
〒102-8177　東京都千代田区富士見2-13-3
電話 0570-002-301(ナビダイヤル)

印刷・製本
図書印刷株式会社

●お問い合わせ
https://www.kadokawa.co.jp/(「お問い合わせ」へお進みください)
※内容によっては、お答えできない場合があります。
※サポートは日本国内のみとさせていただきます。
※Japanese text only

定価はカバーに表示してあります。

Printed in Japan
ISBN 978-4-04-682830-9　C0077

GENKAI ZUBORA YURU-TRAINING TAIZEN